呼吸与心血管疾病

段胜利 刘 正 刘 慧 曹文辉 李红燕 张铭华 主编

吉林科学技术出版社

图书在版编目（CIP）数据

呼吸与心血管疾病 / 段胜利等主编. -- 长春 ：吉
林科学技术出版社，2022.4
ISBN 978-7-5578-9469-6

Ⅰ．①呼… Ⅱ．①段… Ⅲ．①呼吸系统疾病－诊疗②
心脏血管疾病－诊疗 Ⅳ．①R56②R54

中国版本图书馆 CIP 数据核字(2022)第 115990 号

呼吸与心血管疾病

主　　　编　段胜利等
出 版 人　宛　霞
责任编辑　李　征
封面设计　金熙腾达
制　　　版　金熙腾达
幅面尺寸　185 mm×260mm
开　　　本　16
字　　　数　475 千字
印　　　张　20.75
版　　　次　2022 年 4 月第 1 版
印　　　次　2023 年 3 月第 1 次印刷
出　　　版　吉林科学技术出版社
发　　　行　吉林科学技术出版社
地　　　址　长春市福祉大路 5788 号
邮　　　编　130118
发行部电话/传真　0431-81629529　81629530　81629531
　　　　　　　　　　81629532　81629533　81629534

储运部电话　0431-86059116

编辑部电话　0431-81629518
印　　　刷　三河市嵩川印刷有限公司

书　　　号　ISBN 978-7-5578-9469-6
定　　　价　158.00 元

前 言

　　呼吸系统疾病是我国严重危害人民健康的常见病和多发病，近年来，呼吸系统疾病导致的高发病率、高致残率、高病残率、高社会经济负担已引起了全社会的广泛关注。随着现代分子生物学、免疫学、影像学及介入医学的发展，对呼吸系统疾病的病因及发病机制的探索，诊断方法、治疗手段、预防措施的研究已取得了长足的进步。呼吸治疗专业已经更加成熟，呼吸科医师的知识体系也更加系统和规范。

　　随着人们生活水平的提高，心血管疾病的发病率也在逐年增加，严重危害着人们的身心健康。近年来，随着对心血管疾病研究的不断深入，传统的诊断技术不断被完善，全新的设备陆续被引进，各种新的诊断思维应运而生。心血管疾病的诊疗技术不断提高，可谓"日新月异"。心血管疾病治疗学发生了革命性的变革。

　　本书分为两大部分，第一部分介绍了呼吸系统疾病的诊疗，首先简要介绍了呼吸内科疾病的相关检查及常见症状等基础理论，然后详细讲述了呼吸内科常见疾病的病因、病理、临床表现、诊疗方法及护理。第二部分介绍了心血管疾病的诊疗，涵盖了心血管系统疾病的重点内容，包括心血管疾病病理生理等基础内容介绍、心血管疾病的诊断方法、心脏常见疾病的诊断与治疗以及心血管疾病常见症状护理等。本书紧扣临床，简明实用，内容丰富，资料新颖，适用于临床相关科室的医护人员。

　　本书在撰写过程中，参考了很多专家学者的著作和研究成果，在此表示深深的感谢。由于作者知识水平和工作视野所限，难免存在疏漏和不足，恳请各位读者和同行提出宝贵意见。

目 录

🔒 第一章 呼吸系统常见症状

在日常生活中，我们对呼吸系统疾病并不陌生，作为一种常见的多发病，其严重影响人们的正常生活与工作。呼吸系统疾病患者在疾病早期，呼吸会受到影响，出现轻微的咳嗽与胸痛，在中后期会出现严重的呼吸困难，从而出现缺氧，威胁人体健康。当前受吸烟和年龄增长等个人因素、大气污染等外部环境因素及其他因素的影响，各类呼吸系统疾病的发病率在逐年上升。

第一节　发热

人体内部的温度称体温。保持恒定的体温，是保证新陈代谢和生命活动正常进行的必要条件。体温是物质代谢的产物。三大营养物质在氧化过程中释放的能量，其中 50% 左右的能量变为体热以维持体温，并以热能的形式不断散发于体外；另有 45% 的能量转移到三磷腺苷（ATP）的高能磷酸键中，供机体利用。机体利用的最终结果仍转化为热能散出体外。这就是产生体温的由来。正常人的体温是相对恒定的，它通过大脑和丘脑下部的体温调节中枢调节神经体液的作用，使产热和散热保持动态平衡。在正常生理状态下，体温升高时，机体通过减少产热和增加散热以维持体温的相对恒定；反之，当体温下降时，则产热增加而散热减少，使体温仍维持在正常水平。人体正常体温有一个较稳定的范围，但并不是恒定不变的。正常人口腔温度（又称口温）为 36.2~37.2 ℃，腋窝温度较口腔温度低 0.2~0.5 ℃，直肠温度（又称肛温）较口腔温度高 0.2~0.6 ℃。一天之中，2：00~5：00 体温最低，17：00~19：00 最高，但一天之内温差应 <0.8 ℃。另外，女子体温一般较男子高 0.35 ℃左右。女子体温在经期亦有些许变化。

发热指在激活物的作用下，使体温调节中枢的调定点上移而引起调节性体温升高，当体温升高超过正常值 0.5 ℃时，称为发热。从这个概念来看，发热有 3 个关键要素：①病因：发热要有致热原的作用。②作用部位：在体温调节中枢（就是机体主动要求体温升高）。③作用结果：调定点上移，体温升高>0.5 ℃。尽管发热在临床上非常常见，但发热不是独立的疾病，而是多种疾病所共有的病理过程和临床表现。发热反应是机体对疾病的一组复杂的病理生理反应，包括体温的升高，内分泌、免疫和诸多生理功能的广泛激活，以及急性期反应物的生成等。许多疾病常由于早期出现发热而被察觉，因而它是疾病的重要信号，甚至是潜在恶性病灶（肿瘤）的信号。在整个病程中，体温曲线变化往往反映病情变化，对判断病情、评价疗效和估计预后，均有重要的参考价值。作为许多疾病的共同表现之一，发热的病因十分复杂，它包括了感染性疾病、血液病、自身免疫性疾病、药物热、实体肿瘤、理化损伤、神经源性发热、甲状腺功能亢进、内脏血管梗死及组织坏死等。

一、病因和临床表现

（一）发热的原因

1. 发热激活物

凡能激活体内内生致热原细胞产生和释放内生致热原，进而引起体温升高的物质称发热激活物。包括外致热原和某些体内产物。

2. 外致热原

来自体外的发热激活物称外致热原。主要包括革兰阴性菌、革兰阳性菌、病毒、其他微生物等。另外，微生物在体内繁殖引起相应的抗原表达或细胞自身抗原的变异，启动免疫反应，也是它们引起发热的可能机制之一。

3. 体内产物

引起发热的体内产物常见以下 3 种：①抗原-抗体复合物：许多自身免疫性疾病都有顽固的发热，如系统性红斑狼疮、类风湿等，循环中持续存在的抗原-抗体复合物可能是其主要的发热激活物。②致炎物和渗出物（非感染性致炎刺激物）：有些致炎物如硅酸盐、尿酸结晶等，在体内不但可引起炎症反应，还可激活内生致热原的细胞，引起无菌性发热。所以，对发热的患者不是用抗生素都有效的，炎性渗出物中同样含有激活物。③致热性类固醇：体内某些类固醇代谢产物对人体有致热性。给人肌内注射睾酮的中间代谢产物本胆烷醇酮可引起发热。将其与人白细胞共同孵育，可诱生内生致热原（Endogenous pyrogen，EP），即在发热激活物的作用下，体内某些细胞产生和释放的能引起体温升高的物质。可产生 EP 的细胞包括单核细胞、巨噬细胞、内皮细胞、淋巴细胞、神经胶质细胞、肾小球膜细胞以及肿瘤细胞等。最早，人们是在白细胞中发现内生致热原的，它是一类蛋白质，可引起发热。因此，学者们一直认为内生致热原就是白细胞致热原（leucocytic pyrogen，LP），但近来研究发现 LP 主要是指 IL-1（白细胞介素-1）。此外，还有其他一些可引起发热的 EP，如肿瘤坏死因子（TNF）、干扰素、IL-6、巨噬细胞炎症蛋白-1 等，而最重要的就是 IL-1。此外，还有巨噬细胞炎症蛋白-1（MIP-1）、IL-8、内皮素等细胞因子都是 EP，具有致热性。

（二）发热的临床表现

1. 发热时相及其热代谢特点

发热可分为 3 个时期：体温上升期、高温持续期、体温下降期。

体温上升期（寒战期）：由于体温调定点上移，中心体温低于调定点水平，体温成为冷刺激，体温中枢发出升温指令，机体通过引起骨骼肌不随意周期性收缩，患者表现出寒战（患者虽然感畏寒，但体温是升高的，只是低于调定点水平），产热增多；同时交感神经传出冲动引起皮肤竖毛肌收缩而出现鸡皮疙瘩；皮肤血管收缩而出现皮肤苍白，散热减少，这个时期的热代谢特点是：产热增多，散热减少，产热>散热，体温上升。随着中心体温逐渐上升到调定点新水平，就进入第二期。

高温持续期（高热稽留期）：此期由于中心体温已达到调定点新水平，产热与散热达到新的平衡。此时患者皮肤血管由收缩转为舒张，血流增多而皮肤发红，散热增多，产生酷热感，蒸发水分较多，皮肤、口唇比较干燥。此期热代谢特点：在体温调定点上移后的高水平上，产热≈散热。若发热激活物在体内被控制或消失，EP 及增多的中枢发热介质也被清除（机制不清，但主要是通过肾脏清除），体温调定点回降到正常水平，中心体温又高于调定点水平。此时，体温中枢发出降温指令，散热增加，产热减少，散热>产热，引起大量出汗，皮肤潮湿（体液丧失过多，可引起低血容量性休克，因此，降温不可过快），进入了第三期。

体温下降期（出汗期）：此期热代谢特点是散热>产热。

2. 发热时生理功能及代谢变化

（1）心血管功能改变，体温上升 1 ℃，心率平均每分钟增加 18 次；体温上升期，血压可上升；体温下降期，血压可下降。

（2）呼吸加快：上升的血温和 H^+ 增多刺激呼吸中枢，提高呼吸中枢对 CO_2 敏感性，时间过长，则抑制呼吸中枢对 CO_2 的敏感性，出现浅、慢呼吸。

（3）消化不良：纳差、腹胀（由消化液减少所致）。

（4）中枢神经系统：头痛、幻觉，6个月~4岁的小儿发热可引起热惊厥（成年人不常见，这与小儿大脑发育不成熟有关。不要害怕，体温退下来，就会恢复），持续发热，中枢神经系统可由兴奋转变为抑制，而出现昏睡、昏迷。

总的来说是分解代谢加强，体温每上升1℃，基础代谢率上升13%，蛋白质分解增强，可出现负氮平衡。糖代谢加强，糖原分解增多，酵解增强，乳酸增多。脂肪分解也显著加强（酮体增多）。

3. 防御功能改变

（1）抗感染能力的改变：内生致热原可增强吞噬细胞的杀菌活性，如IL-1是淋巴细胞活化因子，IL-6是B细胞分化因子，IFN是抗病毒体液因子。

（2）对肿瘤细胞的影响：EP具有抑制或杀伤肿瘤细胞的作用，如TNF、IFN可增强NK细胞活性。

（3）急性期反应：蛋白质合成增多，机体抵抗力增强（特别是HSP）。

不能一概而论说发热有害（任何事物都有两面性），发热是有一定的生物学意义的，可产生急性期蛋白，增强机体抵抗力；有助于对疾病的诊断。一般性的发热，利多于弊；高热，则弊多于利。

4. 热型发热

常出现于许多疾病的早期且容易被患者察觉，因此可以把发热看作是许多疾病的重要信号。大多数发热性疾病体温升高与体内病变存在一定的依赖关系。临床上观察患者体温升降的速度、幅度、高温持续时间，绘制成体温曲线。在一定时间内体温曲线的形态称为热型。它常是医生分析病情、做出诊断的重要指标。不同的热型可能与致病微生物的特异性和机体反应性有关。临床上常见以下几种典型的热型。

（1）稽留热：体温持续在39~40℃，一天内波动<1℃。常见于伤寒、大叶性肺炎。

（2）弛张热：体温大于39℃，但一天以内波动很大，超过2℃。常见于风湿热、败血症、脓毒血症、肝脓肿等。

（3）间歇热：发热与无热交替出现，有隔天发热，隔2天发热。主要见于疟疾（间日疟、三日疟），也可见于肾盂肾炎。

（4）波状热：体温逐渐升高，大于39℃，数天后又逐渐下降，如此反复，主要见于布鲁菌病。

（5）回归热：体温骤然升高，大于39℃，持续数天后又骤然下降至正常水平；高热期与无热期各持续若干天，即规律性相互交替。主要见于霍奇金病。

（6）不规则热：主要见于结核、风湿热、癌性发热。

体温升高小于等于38 ℃为低热；38~39 ℃为中等热；39~40 ℃为高热；大于41 ℃为过高热。

5. 发热的伴随症状

（1）寒战：病程中只有一次寒战，见于肺炎球菌肺炎；病程中反复于发热前出现寒战，见于疟疾、败血症、急性胆囊炎、感染性心内膜炎、钩端螺旋体病和恶性淋巴瘤。

（2）出血：见于肾综合征出血热、某些血液病（如急性白血病、恶性组织细胞病、急性再生障碍性贫血）、钩端螺旋体病、炭疽、鼠疫等。

（3）明显头痛：见于颅内感染、颅内出血等。

（4）胸痛：常见于肺炎球菌肺炎、胸膜炎、肺脓肿等，也可见于心包炎、心肌炎、急性心肌梗死。

（5）腹痛：见于各种原因的消化道感染，如急性细菌性痢疾、急性胆囊炎、急性阑尾炎、肠结核、肠系膜淋巴结结核、肝脓肿、急性病毒性肝炎、急性腹膜炎，以及腹部恶性实体肿瘤和恶性淋巴瘤。

（6）尿痛、尿频、尿急：见于急性和慢性肾盂肾炎、急性膀胱炎、肾结核等。

（7）明显肌肉痛：见于多发性肌炎、皮肌炎、旋毛虫病、军团菌病、钩端螺旋体病等。

（8）皮疹：见于发疹性传染病，包括水痘、猩红热、麻疹、斑疹伤寒、伤寒、幼儿急疹等。发热和皮疹出现的时间常常相对固定，以及非传染性疾病，常见于风湿热、药物热、系统性红斑狼疮、败血症等。

（9）黄疸：常见于病毒性肝炎、恶性组织细胞病、胆囊炎、化脓性胆管炎、钩端螺旋体病、败血症和其他严重感染、急性溶血等。

（三）发热的病因

1. 感染性疾病

感染性疾病是发热最常见的原因，各种病原体如细菌、真菌、病毒、衣原体、支原体以及寄生虫均可引起发热。近年来结核病有增多趋势，尤其是老年人，临床表现多种多样，很不典型。结核病，特别是肺外结核如深部淋巴结结核、肝结核、脾结核、泌尿生殖系统结核、血型播散性结核及脊柱结核临床表现复杂，在发热中占相当比重，应予重视。

详细询问病史和全面细致的体格检查可能提供一定线索，抓住可疑阳性线索，一查到底是明确诊断的关键。伤寒、感染性心内膜炎、膈下脓肿或肝脓肿也是发热的常见病因。病毒性疾病一般病程自限，EB 病毒和 R 细胞病毒感染可作为发热的病因，诊断主要依据为分离到病毒，或血清学相应抗原或特异性 IgM 抗体检测。AIDS 患者并发机会感染时也可表现为发热，重视病史并检测 HIV 抗体有助诊断。此外，对于长期应用广谱抗生素或免疫抑制剂的患者若出现不明原因长期发热时应除外深部真菌病，如并发黏膜念珠菌病时更应注意检查心脏和肺部，根据相关临床症状采集痰、尿或血标本做真菌培养以助诊断。

2. 非感染性疾病

包括血液系统疾病、变态反应及结缔组织病、肿瘤、理化损伤、神经源性发热等。

二、发热的诊断方法

不同原因导致的发热，诊断方法各异。总的原则为把握常见病的"非特征"表现，注意发现"定位"线索，对可疑诊断做出初步分类。对发热进行诊断时应注意以下三个方面：

（一）采集病史与体格检查

应谨记有的放矢及重复的原则。询问病史和查体时，带有明确的目的性，以"我希望发现什么，哪里可能有线索会帮助我明确诊断"为中心进行病史询问，剔除无用的信息。在入院初期，询问病史和检查时不可避免地会有所遗漏，包括医生遗漏、忽视或患者遗忘、忽视，甚至隐瞒等，通过反复的询问及确认可以获得详尽且精确的病史，为诊断提供有力的参考和依据。首先应注意患者起病情况，一般感染性疾病起病较急，尤其是细菌、病毒感染，但典型伤寒、结核等除外，非感染性疾病发病相对较慢，但恶性组织、淋巴瘤、噬血细胞综合征等可以表现为急骤起病，且病情凶险，因此发病情况可以提供一定的诊断参考，但注意不能以发病的急缓作为重要的鉴别诊断依据。大多数病例发热的高低、热型和间歇时间与诊断无关，动态观察热型的变化可能对诊断更有帮助，因此体温单和医嘱记录单中往往隐藏着重要的诊断线索。注意不要滥用退热药，影响热型表现，给诊断带来困难。需注意的是许多患者常常在病程中曾经使用过不止一种抗生素，此时详细了解用药时间与体温曲线变化情况可能发现重要的诊断线索。还应该注意伴随症状，如发热伴寒战以某些细菌感染和疟疾最为常见，而结核病、伤寒、立克次体病、病毒感染、风湿热的这种情况比较罕见，同时还需将感染性疾病引起的寒战与输液反应相鉴别。发热伴口唇疱疹，多见于大叶性肺炎、间日疟、流行性脑膜炎等；一般不见于小叶性肺炎、干酪性肺炎、恶性疟和结核性脑膜炎。发热可伴有皮疹，一些特征性皮疹可作为诊断的参考依据，如莱姆病的慢性移行性红斑、皮肌炎的淡紫色眼睑、结节性脂膜炎的特征性皮下结节等。发热可伴有淋巴结肿大。全身性淋巴结肿大可见于传染性单核细胞增多症、结核病、兔热病、弓形虫病、HIV 感染，以及白血病、恶性淋巴瘤、结缔组织病等；而局部淋巴结肿大主要见于局限性感染、恶性淋巴瘤、恶性肿瘤的转移等。对疑诊结缔组织病者，应特别注意了解皮肤、关节、肌肉等部位的表现。详细的流行病学史对诊断也有参考意义，特别是一些感染性疾病，接触史有时可提供有力的诊断依据。

（二）诊断性治疗

在发热的患者中有 15%~20%虽然经过反复检查仍未能明确诊断的，可以考虑进行诊断性治疗。诊断性治疗的适应证为通过治疗印证未能证实的假设诊断，或患者病情严重不能延误治疗，此时可考虑进行诊断性治疗。在进行诊断性治疗时也需要有一定的诊断依据，而且所选药物作用范围应集中，疗程要充足，否则就失去了诊断性治疗的意义。当然诊断性治疗也存在风险，如可能降低诊断性培养的检出率、改变感染形式而非治愈及治疗不良反应等，特别是应用激素进行诊断性治疗时可降低免疫学试验阳性率或诱发感染而无炎症征象，因此在进行诊断性治疗前需要征得患者家属的知情同意，而且要注意以下几点：一是不能单纯根据治疗结果来肯定或排除所怀疑的疾病；就诊断价值而言，一般否定的意义较肯定的意义为大。二是要符合治疗方案要求：①药物特异性强、疗效确切、安全性高。②剂量充足并完成整个疗程。③使用糖皮质激素时应该避免无原则或在未经严格观察的情况下应用于无明确适应证的发热患者；选用抗生素时应尽量选用针对所怀疑的病原菌有特效的药物，注意兼顾厌氧菌。

第二节　咳嗽

咳嗽是机体的防御反射，有利于清除呼吸道的分泌物、吸入的有害物质和异物，但频繁剧烈的咳嗽对患者的工作、生活和社会活动会造成严重影响。临床上，咳嗽是呼吸内科就诊患者最常见的症状，患者经常会担心咳嗽的病因而焦虑，如担心咳嗽是否具有传染性，是否患有肺癌；还有患者因为咳嗽的并发症如肋间肌的疼痛，甚至是肋骨骨折的剧痛来就诊；此外，还有患者因为咳嗽所致的大小便失禁而困扰。很多患者长期被误诊为"咽喉炎"或"支气管炎"，长期使用抗生素治疗无效，或者因诊断不明确反复进行各种检查，不仅增加了患者的痛苦，也加重了患者的经济负担。

一、发病机制

引起咳嗽的感觉神经末梢主要分布于咽部和第二级气管之间的气管和支气管黏膜。其他尚有鼻部、鼻窦、咽部、肺组织、心包、胸膜甚至外耳道。分布于上呼吸道的神经末梢对异物敏感，属于机械感受器；分布于较小气道内的神经末梢对化学物质敏感，属于化学感受器。分布于气管、支气管树中的神经上皮细胞可以延伸至细支气管和肺泡，但一般认为肺泡中分布的神经感受器不会引起咳嗽。当肺泡中产生的分泌物到达较小的支气管时才引起咳嗽。引起咳嗽的神经传导通路：刺激源→迷走神经、舌咽神经、三叉神经等传入延髓的咳嗽中枢→激动后→通过舌下神经、膈神经和脊神经下传，其中喉返神经引起声门闭合，膈神经和脊神经引起膈肌及其他呼吸肌的收缩，产生肺内高压，相互配合引起咳嗽的产生。咳嗽的经典过程：吸气→声门紧闭→呼吸机快速强烈的收缩产生肺内高压→声门突然开放气体快速从气道中爆发性呼出。通过此过程可带出气道内的物质。

咳嗽可以是有意识的也可以是无意识的，当患者试图控制无意识的咳嗽时，这两种情况可以同时存在。通常无意识咳嗽的刺激因素可以分为 3 类：机械性的、炎症性的和心理性的。吸入刺激性的烟雾或粉尘以及由于肺纤维化或者肺不张所导致的气道变形是引起咳嗽的化学性和机械性因素。吸烟者因为存在慢性咽喉、气管支气管炎症，当吸入刺激性的颗粒或气体时更容易引起咳嗽。通常情况下，咳嗽是器质性疾病的表现。但在偶然情况下焦虑等精神性因素也可以引起干咳，此外，精神因素也可加重器质性疾病所致的咳嗽症状。

二、临床表现

根据有无痰液可以分为干性咳嗽和湿性咳嗽。干性咳嗽往往是上、下呼吸道感染的早期，也可以见于刺激性物质的吸入。比较有意义的干咳见于咽炎、咳嗽变异性哮喘、支气管内结核及肿瘤、肺淤血、ACEI 类降压药物、鼻后滴漏综合征等。咳嗽伴有咳痰为湿性咳嗽，脓痰往往是气管、支气管、肺部感染的可靠证据。铁锈色痰见于肺炎链球菌肺炎；砖红色胶冻样痰见于肺炎克雷伯杆菌感染；带有臭味的脓痰常提示厌氧菌感染；慢支为黏液性、白色痰，并发感染时多出现黄绿色痰；粉红色泡沫样痰见于急性左心衰竭；大量白色泡沫痰、日咳数百毫升的是一种少见的但有特征性的现象，称为支气管黏液溢，见于肺泡癌；黄绿色或翠绿色痰见于铜绿假单胞菌（绿脓杆菌）感染；大量稀薄浆液性痰中含有粉皮样物见于包虫病；痰液静置分层现象上层为泡沫、二层为浆液、三层为脓性物、四层为坏死物质，常见于支气管扩张（支扩）、肺脓肿、支气管胸膜瘘；痰液牵拉成丝见于真菌感染。但由于抗生素的普遍广泛应用及病情等原因，临床上上述情况有时不典型出现。

根据咳嗽的病程，可分为急性、亚急性、慢性咳嗽。急性咳嗽时间<3周，亚急性咳嗽为3~8周，慢性咳嗽>8周。急性咳嗽的病因相对简单，普通感冒、急性气管-支气管炎、气管异物是急性咳嗽常见的病，亚急性咳嗽最常见的原因是感染后咳嗽，其次为上气道咳嗽综合征（Upper Airway Cough Syndrome，UACS）、咳嗽变异性哮喘（Cough Variant Asthma，CVA）等。慢性咳嗽病因较多，通常根据胸部X线检查有无异常分为两类：一类为X线检查有明确病变者，如肺炎、肺结核、支气管扩张、支气管肺癌等；另一类为X线检查无明显异常，以咳嗽为主或唯一症状者，即通常所说的不明原因慢性咳嗽（简称慢性咳嗽）。慢性咳嗽的常见病因包括：变异性哮喘（CVA）、鼻后滴漏综合征（Postnasal drip Syndrome，PNDS）、嗜酸粒细胞性支气管炎（Eosinophilic Bronchitis，EB）和胃食管反流性咳嗽（GERC），这些病因占呼吸内科门诊慢性咳嗽病因的70%~95%。此外，服用ACEI类降压药物，发生率在10%-30%，占慢性咳嗽病因的1%~3%。停药4周后咳嗽消失或明显减轻。

从咳嗽的伴随症状及体征往往可以提示咳嗽的病因和病变部位。例如，急性支气管炎所致的咳嗽常常伴有胸骨后的烧灼感；急性咽喉炎往往是咽喉肿痛、声音嘶哑伴咳嗽；犬吠样或鸡鸣样咳嗽常见于会厌、喉头疾病或气管受压；咳嗽音低常见于重度肺气肿、呼吸肌麻痹、寂静胸、极度衰竭或声带麻痹；咳嗽伴发热见于急性上、下呼吸道感染及肺结核、胸膜炎等；咳嗽伴胸痛见于肺炎、胸膜炎、肿瘤、肺梗死、肺栓塞、自发性气胸等；咳嗽伴呼吸困难见于喉头水肿、喉癌、哮喘、肺癌、重症肺炎、肺淤血、肺水肿、支气管异物等；咳嗽伴喘鸣见于哮喘、喘吸性支气管炎（喘支）、弥漫性泛细支气管炎、气管异物；咳嗽伴脓痰见于支扩、肺脓肿、肺囊肿、支气管胸膜瘘等；咳嗽伴杵状指见于慢性疾病如支扩、肺脓肿、肺癌等；咳嗽呈现金属音常提示纵隔肿瘤、主动脉瘤或支气管癌等直接压迫气管所致；咳嗽伴咯血见于干性支扩、肺结核、二尖瓣狭窄、支气管结石、肺含铁血黄素沉着症等。

类似叹气样的咳嗽及清嗓往往见于神经官能症、咽易感症等心理疾患。应当注意的是当疾病的病理进程发生改变时，例如肺炎或肺部肿瘤，咳嗽的特点也会发生改变。

三、诊断

（一）病史

咳嗽的诊断，询问病史非常重要。明确咳嗽的临床意义很大程度上依赖于对患者咳嗽特点的掌握。采集病史要注意询问咳嗽是急性还是慢性、持续时间、是否伴有咳痰、痰的性状、咳嗽出现的时间、患者身体一般状况如何、咳嗽的诱因、身体其他伴随症状，是否服用 ACEI 类降压药物，以及既往病史及吸烟史。例如一个急性起病的阵发性干咳伴有流涕、打喷嚏、咽喉痛、乏力、发热、出汗通常提示患者为病毒性上呼吸道感染；患者有冠心病、心肌梗死病史，夜间平卧睡眠时发生咳嗽，伴白色泡沫样痰往往提示肺淤血。长期吸烟史不但有助于慢性支气管炎的诊断，还应注意排除肺癌的可能性。有过敏性疾病史和家族史者应注意排除过敏性鼻炎和哮喘相关的咳嗽。

（二）体格检查

包括鼻、咽、气管、肺部等，如气管的位置、颈静脉充盈、咽喉鼻腔情况，双肺呼吸音及有无哮鸣音和爆裂音。查体如闻及呼气期哮鸣音，提示支气管哮喘；如闻及吸气期哮鸣音，要警惕中心性肺癌或支气管结核，同时也要注意心界是否扩大、瓣膜区有无器质性杂音等心脏体征。

（三）辅助检查

1. 诱导痰检查：最早用于支气管肺癌的脱落细胞学诊断。诱导痰检查嗜酸粒细胞增高是诊断嗜酸粒细胞性支气管炎（Eosinophilic Bronchitis，EB）的主要指标，常采用超声雾化吸入高渗盐水的方法进行痰液的诱导。

2. 影像学检查：建议将 X 线胸片作为慢性咳嗽的常规检查，如发现明显病变，根据病变特征选择相关检查。X 线胸片如无明显病变，则按慢性咳嗽诊断程序进行检查。胸部 CT 检查有助于发现纵隔前后肺部病变、肺内小结节、纵隔肿大淋巴结，特别是胸部 X 线检查不易发现的病变，对一些少见的慢性咳嗽病因，如支气管结石、支气管异物等具有重要诊断价值。高分辨率 CT 有助于诊断早期间质性肺疾病和非典型支气管扩张。

3. 肺功能检查：通气功能和支气管舒张试验可帮助诊断和鉴别气道阻塞性疾病，如支气管哮喘、慢性阻塞性肺疾病和大气道肿瘤等。支气管激发试验是诊断 CVA（咳嗽变异性哮喘）的关键方法。

4. 纤维支气管镜检查：可有效诊断气管腔内的病变，如支气管肺癌、异物、结核等。

5. 24h 食管 pH 值监测：这是目前判断胃食管反流的最常用和最有效的方法，但不能检测非酸性反流。非酸性反流采用食管腔内阻抗或胆红素监测。

6. 咳嗽敏感性检查：通过雾化方式使受试者吸入一定量的刺激物气雾溶胶颗粒，刺激相应的咳嗽感受器而诱发咳嗽，并以吸入物浓度作为咳嗽敏感性的指标。常用辣椒素吸入进行咳嗽激发试验、咳嗽敏感性增高常见于变应性咳嗽（Atopic Cough，AC）、感染后咳嗽（Post Infectious Cough，PIC）、胃食管反流性咳嗽（GERC）等。

7. 其他检查：外周血检查嗜酸粒细胞增高提示寄生虫感染及变应性疾病。变应原皮试和血清特异性 IgE 测定有助于诊断变应性疾病和确定变应原类型。

四、治疗

（一）病因治疗

根据不同的病因采取相应的治疗措施，如 CVA 吸入小剂量糖皮质激素联合支气管舒张剂（β_2-受体激动剂或氨茶碱等），必要时可短期口服小剂量糖皮质激素治疗。GERC 选用质子泵抑制剂（如奥美拉唑、兰索拉唑、雷贝拉唑及埃索美拉唑等）或 H_2-受体拮抗剂（雷尼替丁或其他类似药物），同时加用促胃动力药多潘立酮。

（二）对症治疗

干性咳嗽者可给予镇咳药。如患者咳嗽有痰且严重影响睡眠或易并发其他病症的时候也可以考虑适当镇咳。

1. 镇咳药

用于干咳或严重咳嗽痰较少者。

中枢性镇咳药：①依赖性镇咳药，代表药物可待因，另有羟蒂巴酚（羟甲吗啡）、福尔可定、二氢可待因。②非依赖性镇咳药，有右美沙芬、二甲吗喃、喷托维林（咳必清）、咳平等。

外周性镇咳药：退咳、那可定、苯丙哌林、普诺地嗪、甘草流浸膏、镇咳药的复方制剂、奥亭糖浆、菲迪克糖浆、棕色合剂等。

2. 祛痰药

祛痰治疗可提高咳嗽对气道分泌物的清除率。常见祛痰药物如下：①愈创醋睡木酚甘油醚。②氨溴索和溴己新。③稀化黏素。④乙酰半胱氨酸。⑤羧甲司坦、厄多司坦。⑥其他如高渗盐水及甘露醇可提高气道黏液分泌的水合作用，改善黏液的生物流变学，从而促进黏液清除。联合应用支气管舒张剂可提高部分患者的咳嗽清除能力。

第三节　咯血

咯血是指肺、气管-支气管或喉部的出血，经口腔排出者。通过详细的病史询问可以判断咯血的量，并鉴别咯血、假性咯血和呕血。咯血的量可以少至痰中带少量血丝，多至咳出大量鲜血。咯血量的判断对于咯血的治疗至关重要，大量咯血，可危及患者生命，需要立即给予评估和治疗。诊断方面，支气管镜和高分辨CT是最重要的两种检查手段。

患者主诉咳出血液时，首先，需要鉴别是咯血还是呕血，即出血来自呼吸道还是消化道。血样物质的外观有助于鉴别咯血和呕血：呼吸道来源的血液通常为鲜红色，混有泡沫痰，呈碱性，含有含铁血黄素沉积的肺泡巨噬细胞；而消化道来源的血液通常为暗红色，呈酸性，含有食物颗粒，常发生于有长期腹部症状的患者。其次，需鉴别咯血和假性咯血，即出血来源于肺及下呼吸道还是来自其他部位。呼吸道任何部位均可能是出血的来源，包括肺、气管-支气管、喉、咽、鼻。有时口腔、鼻、咽部的出血会被患者吸入后再咳出，引起假性咯血。可通过伴随症状（鼻出血、刷牙时牙龈出血等）及鼻咽镜检查协助判断。

肺的血供由肺动脉系统和支气管动脉系统两部分构成，肺动脉系统压力较低，而支气管动脉系统压力较高。由于其高灌注压，支气管动脉来源的出血量常较多，严重时可能危及生命。例如，支扩患者由于支气管动脉扭曲而易破裂致大咯血。

一、咯血的病因

下呼吸道感染和异物吸入是儿童咯血最常见的原因。支气管炎、支气管肺癌、肺炎是成人咯血最常见的原因。即使经过详细问诊及检查，仍有7%~34%的患者咯血原因不明。

（一）感染

感染是咯血最常见的原因，占所有病例的60%~70%。呼吸道任何部位的严重感染均可伴有咯血。通常普通细菌、病毒感染多不伴有咯血。而肿瘤引起的阻塞性肺炎，金黄色葡萄球菌、肺炎克雷伯杆菌、流感病毒等感染引起的肺炎常常伴有咯血。

感染可导致呼吸道浅表黏膜的炎症和水肿，进而导致浅表血管的破裂。一项回顾性研究显示，咯血患者中26%由支气管炎引起，10%为肺炎，8%为结核。侵袭性细菌（如金黄色葡萄球菌、铜绿假单胞菌）和真菌（如曲霉）是引起感染性咯血的最常见的病原体。流感病毒亦可引起大量咯血。HIV感染者患肺卡波西肉瘤同样可引起咯血。

感染的病原体和病理改变很大程度上影响了咯出物的外观和组分。肺炎链球菌大叶性肺炎患者的痰在起病阶段常呈铁锈色。金黄色葡萄球菌肺炎患者血痰中常混有脓液。克雷伯菌肺炎患者血痰常呈砖红色胶冻样。肺脓肿伴活动性出血较常见，血中常混有大量污臭的脓液。肺坏疽患者血痰中常有坏死的肺组织。

支气管扩张症出血较为常见。由于其出血通常源自支气管动脉，因而出血常较为活跃。尽管多数情况下出血可自发停止，但易于再发和威胁生命。

真菌感染可引起咯血。与结核病相似，真菌感染引起的咯血是导致坏死和溃疡的持续性炎症过程的结果，或是支气管扩张的结果。最常见的引起咯血的真菌性疾病是位于陈旧的结核灶、支气管扩张区域，或结节病的囊性残留病灶中的"真菌球"。曲霉是常见的病原体，其他真菌（如毛霉菌）亦可致病。

在结核病中，过去最常见的咯血来源是活动性结核空洞。但目前作为咯血的原因，结核性肺炎比活动性空洞更常见。近年来，尽管结核的患病率逐渐增长，但基于有效的抗结核治疗，咯血已不太常见，一旦结核进展到广泛纤维化和干酪样的程度，或伴发支气管扩张，咯血可能呈持续性并较难治愈；Rasmussen动脉瘤系中小肺动脉被附近的结核空洞侵蚀所形成的假性动脉瘤，其破裂引起的咯血可表现为反复少量咯血或突发大量咯血。

右中叶综合征常伴有咯血。这是由于右中肺支气管部分或完全阻塞，导致右中肺不张及肺炎。阻塞多由瘢痕、炎症引起，少数由肿大的淋巴结压迫所致。咯血的病因多为感染，包括结核。

在某些地区流行阿米巴病，咯血通常由于阿米巴肺脓肿穿孔破入气道，痰呈咖啡色果酱样。

（二）肿瘤

研究显示，肺原发性肿瘤占咯血病因的23%，其中以支气管肺癌为主。肿瘤导致咯血的发生率在吸烟人群中明显升高。咯血发生的基础是病灶必须与气道相通。多数情况下，出血是生长迅速的肿瘤发生溃疡的结果，有时是由于肿瘤阻塞引起的肺炎或脓肿所致。同时，出血可继发于肿瘤侵犯浅表黏膜，侵蚀血管；或继发于严重的血管病变。支气管肺癌引起的咯血量一般不大，但少数情况可引起大量咯血，例如肿瘤侵蚀大血管。

乳腺癌、肾癌和结肠癌易发生肺转移，但咯血很少见于肺转移性肿瘤，因为通常这些肿瘤只有在终末期才侵犯气道。

除恶性肿瘤外，良性肿瘤亦可导致出血，典型的例子是支气管类癌，常引起难以控制的出血。

（三）心血管疾病

心血管疾病引起的肺静脉高压和肺动脉栓塞可导致咯血。最常见的是左心室收缩性心力衰竭，此外还有重度二尖瓣狭窄等。

左心功能不全引起肺淤血和肺泡性肺水肿，有时可产生淡血色痰，严重时痰常为粉红色泡沫样、继发于左心衰竭或二尖瓣疾病的慢性肺淤血，痰中的肺泡巨噬细胞常有含铁血黄素沉积，称为心衰细胞。

严重的二尖瓣狭窄可首发表现为难以控制的活动性鲜红色咯血。出血的来源是大量增生的黏膜下支气管静脉。二尖瓣狭窄引起的大量咯血是医学急症，有手术干预缓解二尖瓣梗阻的指征。

肺血栓栓塞症伴有梗死可引起咯血。由于肺梗死位于外周部，肺梗死的咯血常伴有胸膜疼痛和少量胸腔积液。

其他循环系统疾病引起的咯血比较少见。偶有主动脉瘤破入气管、支气管树，导致失血和窒息死亡。极少见的情况有动静脉瘘与小气道交通，导致极难控制的出血。

（四）创伤

多种胸部创伤可引起咯血。刺伤或枪伤常撕裂肺或气道，包括骨折的肋骨刺入肺脏。胸部严重钝器伤可引起肺挫伤。撞车时胸部撞击方向盘引起的钝器伤可导致气管、支气管树撕裂或破裂。有时剧烈咳嗽致黏膜撕裂可引起咯血。吸入气体或烟雾致气管-支气管内膜坏死可引起咯血。

全肺切除或肺叶切除术后早期，偶有大量血胸并从气道排出，往往提示预后不良，发作性咳嗽后咯出血色痰是其前兆。血胸必须立即进行评估，并手术修复。全肺切除术后数周或数月发生的咯血则有不同的意义，如肿瘤复发等。立即进行支气管镜检查对于准确评估病情非常必要。

（五）其他

咯血的其他原因有很多，其严重程度、紧急程度、预后都不尽相同。有时，病因是隐匿的，正如某种少见的咯血与月经伴行，即经期咯血，是由于气管-支气管或肺实质的子宫内膜异位症引起。吸入的异物可撞击损伤黏膜造成出血，如果异物保持原位不动，可造成支气管扩张而引起出血。肺内位于肺实质或淋巴结的钙化灶，有时会破溃进入支气管引起咯血。

血液系统疾病，尤其是血小板减少性紫癜和血友病，以及抗凝药物的使用，有时可引起咯血。

肺出血肾炎综合征和特发性肺含铁血黄素沉着症引起的咯血是致命性的，需要积极的治疗措施，包括血浆置换和免疫抑制剂。

咯血也可以是医源性的，例如肺活检术后，骨髓移植前化疗诱发的弥漫性肺泡出血等。

有部分咯血患者（7%~34%）经过全面检查仍原因不明，称为特发性咯血，其预后通常较好，多数患者 6 个月内出血吸收。研究显示，大于 40 岁吸烟的特发性咯血患者肺癌的发生率较高，提示这部分患者需要密切随访。

二、病史询问

病史线索对于鉴别咯血和呕血、咯血和假性咯血，判断出血的解剖部位，缩小鉴别诊断范围均有重要意义。此外，年龄、营养状况、并存疾病等可帮助诊断和治疗。

一旦确定咯血，检查就集中于呼吸系统。支气管树下部的出血通常会引起咳嗽，而鼻出血或无咳嗽的咯血可能与上呼吸道来源有关。

临床上对咯血量的判断比较困难，失血量通常会被患者和医生高估。评估出血量和速度的方法包括观察患者症状体征变化和使用有刻度的容器测量。

既往咯血史以及既往检查结果对于诊断有所帮助。吸烟是咯血重要的危险因素，患有慢性支气管炎间断合并急性支气管炎的吸烟者，常见反复自发的轻度咯血；吸烟者是肺癌的高危人群，而支气管肺癌是咯血的常见病因。慢性阻塞性肺病也是咯血的独立危险因素。

支气管腺瘤尽管是恶性的，但因生长缓慢，可表现为偶发出血。恶性肿瘤，尤其是腺癌，可导致高凝状态，增加肺栓塞风险。慢性脓痰和频发肺炎，包括结核感染，可能提示支气管扩张症。与月经有关的咯血（经期咯血）可能是胸腔内子宫内膜异位症。石棉、砷、铬、镍及某些醚类的环境暴露增加咯血的风险。

旅游史也有助于提供诊断线索。某些疾病可在特定疫区流行，例如寄生虫病、结核等。在某些饮用泉水的地区，有病例报道蚂蟥吸附于上呼吸道黏膜引起咯血。此外，鼠疫也可导致咯血。

三、体格检查

病史线索可缩小鉴别诊断范围，并帮助集中体格检查关注点。医生需要记录生命体征，包括脉搏和氧饱和度，记录发热、心动过速、呼吸过速、体重变化、低氧情况。体质征象如恶病质、窘迫情况也需要注意。观察皮肤和黏膜，注意是否有发绀、苍白、瘀斑、毛细血管扩张、齿龈炎，以及口腔或鼻黏膜出血的证据。

淋巴结大的检查必须包括颈部、锁骨上区域、腋窝。心血管检查包括颈静脉怒张、腹部心音、水肿。检查胸部和肺，是否有实变、哮鸣音、啰音，以及创伤。腹部检查需要关注肝淤血或肿块，观察四肢是否有水肿、发绀、杵状指（趾）。

四、辅助检查

仔细询问病史和查体后，可先进行胸片检查。如果诊断仍不明确，进一步行 CT 或支气管镜检查。影像学检查正常的高危患者需要行支气管镜检查以排除恶性肿瘤。相关危险因素包括男性，年龄大于 40 岁，吸烟史大于 400 支/年，咯血持续 1 周以上。

纤维支气管镜适用于疑似肿瘤的诊断，对于近端支气管内病变诊断具有重要价值。可直视出血部位，还可行组织活检，支气管肺泡灌洗，刷检病理诊断。对于持续出血的病例，纤维支气管镜可以提供直接的治疗。硬质支气管镜有更好的吸引和气道维持特性，适用于大量出血。

高分辨 CT 在咯血的初始评估中越来越重要，尤其在怀疑肺实质病变时。高分辨 CT 和支气管镜的互补应用大大提高了病变的阳性检出率，对高危患者恶性肿瘤的排除具有重要价值。

反复咯血或无法解释的咯血患者需要进一步实验室检查以明确病因。

五、治疗

咯血治疗的总体原则：止血、防止窒息、治疗原发病。第一步是评估"ABCs"，即气道（airway）、呼吸（breathing）、循环（circulation）。

最常见的病例是支气管炎引起的急性少量咯血。低危患者胸片正常，可门诊治疗，密切随访，适当给予口服抗生素。若咯血持续存在或原因无法解释，则需要进一步评估。

咯血的具体治疗如下：

（一）病因治疗

如原发疾病或病因明确，应积极给予相应治疗。影响凝血的药物如阿司匹林、华法林等应停用。

（二）一般治疗

如咯血量较大，应严格卧床休息，可取患侧卧位，保持气道开放。排出肺泡及气道内的血液，咳嗽是最有效的方法。必须鼓励患者咳嗽，并指导患者在咳嗽前稍稍延长声门关闭时间以轻柔地清除分泌物。温水蒸气或雾化吸入有助于减少喉部刺激，便于防止突然爆破性咳嗽。如果出血速度很快，体位引流可能有益，应鼓励患者轻柔地移动，使出血一侧位于下方。监测休克指标，如有早期休克征象，应积极抗休克治疗，必要时予输血治疗。

可适当给予吸氧，加强护理，保持大便通畅。尽可能消除患者恐惧、焦虑、紧张心理。少量咯血可适当应用止咳、镇静药物。但大咯血一般不用镇咳药和强镇静剂，因其抑制咳嗽反射，可导致血液不能及时咳出而发生窒息。

（三）止血药物应用

1. 垂体后叶素：垂体后叶素 5~10 U 加于 20~30 mL 生理盐水或葡萄糖溶液中缓慢静脉推注（15~20 min），然后以 10~20 U 加于 5% 葡萄糖溶液 500 mL 中静脉滴注。该药含两种不同的激素，即缩宫素和加压素，前者能刺激子宫平滑肌收缩，后者能直接收缩小动脉及毛细血管，尤其对内脏血管，可降低门静脉压和肺循环压力，有利于血管破裂处血栓形成而止血。故高血压病、冠心病及妊娠患者忌用。注射过快可引起恶心、胃肠不适、心悸等不良反应。

2. 酚妥拉明：10~20 mg 加于 5% 葡萄糖溶液 500 mL 中缓慢静脉滴注。支气管静脉一部分汇入上腔静脉，入右心房；另一部分回流入肺静脉，入左心房。酚妥拉明为肾上腺能 α 受体阻滞剂，有直接舒张血管平滑肌作用，它的止血作用可能在于舒张血管，降低肺动脉、肺静脉压力，从而降低肺内支气管静脉压，它也降低主动脉压，从而降低支气管动脉压，进而使咯血停止或减少。

3. 普鲁卡因：在应用垂体后叶素治疗无效、患者不能耐受，以及有禁忌时可选用普鲁卡因。0.5%普鲁卡因10 mL（50 mg），用生理盐水或葡萄糖溶液40 mL稀释后缓慢静脉推注，每日1~2次。或以150~300 mg溶于5%葡萄糖溶液500 mL中静脉滴注。普鲁卡因能抑制血管运动中枢，兴奋迷走神经中枢，扩张外周血管，减少肺循环血量，降低肺动脉压及肺楔压；同时体循环血管阻力下降，回心血量减少，肺内血液分流到其他内脏和四肢循环中，结果使肺动脉和支气管动脉的压力同时下降，达到止血的目的。普鲁卡因还具有镇静、麻醉作用，可消除咯血患者的紧张情绪及减轻其刺激性咳嗽。用药前应行皮试，有该药过敏者禁用。用药量不宜过大，输注速度不宜过快，否则可引起颜面潮红、谵妄、兴奋、惊厥。如出现惊厥可用异戊巴比妥或苯巴比妥钠解救。

4. 糖皮质激素：经一般治疗及应用垂体后叶素无效者可加用糖皮质激素，对浸润性肺结核、肺炎所致咯血效果较好。但必须结合有效的抗结核、抗感染等对因治疗。糖皮质激素具有抗非特异性炎症、稳定细胞膜、降低体内肝素水平、缩短凝血时间等作用。如无禁忌证，可用泼尼松每日30 mg口服，见效后减量，疗程一般不超过2周。

5. 其他药物：巴曲酶（立止血）、卡巴克络（安络血）、酚磺乙胺（止血敏）、氨甲苯酸、维生素K、口服凝血酶、口服云南白药等主要适用于因凝血功能障碍所致的咯血，对其他病因引起的咯血亦可应用，但疗效不确切。

（四）局部治疗

大量咯血药物治疗效果不佳者，在积极支持治疗的同时，可考虑应用支气管镜止血，可局部用肾上腺素或去甲肾上腺素滴注，或用冰生理盐水灌洗，或用支气管镜放置气囊导管堵塞出血部位止血。位于支气管近端的肿瘤引起的咯血可用激光止血治疗，但可能复发。如发生支气管被血块阻塞，或有肺不张迹象，或由于血凝块的阀门作用导致进行性过度充气，应立即经支气管镜清除血凝块及分泌物，以保持气道通畅。

（五）手术治疗

反复大量咯血经内科方法治疗无效者，可行手术治疗。源自支气管动脉的大量咯血可选择性支气管动脉造影行动脉栓塞止血治疗。如患者允许，可在明确出血部位情况下考虑行肺叶、肺段切除术。

（六）抗感染治疗

应用抗感染药物以防治肺部感染，并防止感染播散，特别是针对结核病。如果怀疑结核病是出血的原因，应立即开始给予包括至少两种有效药物（包括异烟肼和利福平）的抗结核治疗，如果怀疑吸入性肺脓肿，应立即给予有效抗生素，如青霉素、克林霉素等。

（七）大量咯血的治疗

大量咯血的死亡率取决于出血的速度和病因。24 h 内出血>1 000 mL，并存在恶性肿瘤，其死亡率约80%。因此大量出血需要更加积极和及时的治疗措施。供氧、液体复苏非常重要。

治疗致命性咯血患者的首要原则是保护气道和预防窒息。立即行气管插管，考虑选择性单肺插管以防止血液从另一侧肺溢入。如果出血点已知，可将患侧肺置于低位以保护健侧肺。应立即行支气管镜检查以明确病因。支气管镜可以同时进行干预，如置入气囊导管以隔离受累节段，冰生理盐水灌洗，局部应用肾上腺素。支气管镜定位亦可帮助指导血管造影栓塞止血治疗。如果上述手段均无效，可能需要手术探查，但急诊手术死亡率较高。上述方法均未进行严格验证，其选择常常取决于紧急程度、医生经验以及支气管镜是否可用。

第四节　胸痛

胸痛是指胸部的疼痛感，主要由胸部疾病引起。胸廓或胸壁疾病以及胸腔内脏器病变均可引起胸痛，此外，少数其他部位的病变，如腹部病变等也可引起胸痛。各种病变和理化因素，如炎症、缺氧、肌张力改变、异物、肿瘤和外伤等刺激了分布在该部位的感觉神经纤维产生痛觉冲动，并传导至大脑皮质的痛觉中枢，从而引起胸痛。有时脏器与体表某一部位由进入脊髓同一节段的传入神经支配，故来自内脏的刺激在大脑皮质可产生相应体表区域的痛感，即放射痛。因痛阈个体差异性大，胸痛的程度与原发疾病的病情严重程度并不完全一致。

一、病因和临床表现

胸痛不仅见于呼吸系统、心血管系统疾病，也可见于神经系统、消化系统以及胸壁组织的病变。不同脏器、器官的疾病引起胸痛的性质、程度、持续时间及伴随症状不尽相同。

（一）心血管疾病

1. 心肌缺血：由于高血压病、高血脂、糖尿病、吸烟、炎症、精神高度紧张等原因可造成供应心脏本身血液的冠状动脉粥样硬化，致使冠状动脉管腔狭窄，心肌缺血缺氧，局部产生的代谢致痛物质刺激心脏感受器，引发痛觉神经冲动，产生疼痛。疼痛部位一般位于胸骨后、心前区，疼痛性质为压痛、闷痛、隐痛、绞榨样痛等，疼痛程度轻重不一，轻者仅稍感疼痛，重者疼痛难忍，可放射至背部、左上肢内侧、颈部等处，持续时间数分钟不等，诱因为劳累、饱餐、运动、情绪激动等。多数经休息或口服（舌下含）硝酸甘油等硝酸酯类药物能迅速缓解。冠状动脉粥样硬化发展到严重阶段则引起急性心肌梗死，心肌梗死时的表现为疼痛部位和心绞痛相似，但疼痛程度较重，时间较长，超过半小时，硝酸甘油效果欠佳，有的患者疼痛时大汗淋漓，有的尚伴有恶心、呕吐。另外一些患者由于在冠状动脉狭窄的基础上，发生血管痉挛，引起变异型心绞痛，也会引起胸痛。

2. 心包炎：急性心包炎为心包脏层和壁层的急性炎症，病因大多继发于全身性疾病，临床上以非特异性、结核性、风湿性，以及心肌梗死、尿毒症和肿瘤等引起者较为多见。非特异性心包炎的病因尚不十分清楚，病毒感染及感染后发生过敏反应可能是病因之一。一般多见于青壮年，男性多于女性，起病前常有上呼吸道感染，起病急骤，最突出的症状为心前区胸骨后剧烈疼痛，咳嗽，呼吸时加剧，疼痛可持续数天，伴有发热、心包摩擦音、心包积液等。另外，结核性、风湿性、肿瘤性、系统性红斑狼疮性心包炎均可有胸痛发作。

3. 主动脉壁夹层分离：主动脉夹层常为动脉内壁长段不规则的剥离，病变初常由于主动脉内壁破口，血流从破口冲击中间层隙，使之分离，形成血肿，又称主动脉夹层动脉瘤。急性主动脉夹层对生命威胁较大，特别是当撕裂口位于升主动脉，容易并发心包填塞、主动脉反流及心肌梗死等并发症而死亡。其最常见的病因是高血压病。胸痛为高血压病开始时最常见的症状，见于85%的患者。疼痛剧烈，为持续性撕裂样疼痛，多位于前胸部靠近胸骨并扩展到背部，特别是两肩胛间区域，沿着夹层的方向可到头部、腹部或下肢。

（二）肺脏疾病

1. 气胸：各种原因导致肺组织及脏层胸膜突然破裂而引起的胸腔积气，分为创伤性气胸和自发性气胸。自发性气胸又包括特发性和继发性两种，常由于胸膜下气肿泡破裂引起，也见于胸膜下病灶或空洞破溃，胸膜粘连带撕裂等原因引起。胸膜下气肿泡可为先天性，也可继发于慢性支气管炎、肺结核、肺炎、肺脓肿、肺癌等，在咳嗽或肺内压增高时破裂（如突然用力、排便或打喷嚏等，剧烈动作使气管内压力突然增高所致）。其典型症状表现为突发胸痛，继有胸闷或呼吸困难，刺激性咳嗽，张力性气胸时有气促、窒息感、烦躁不安、发绀、出汗、休克等，X线检查可确诊。

2. 肺栓塞：各种栓子阻塞肺动脉或其分支引起肺循环障碍所致一组疾病和临床综合征的总称，包括肺血栓栓塞症、脂肪栓塞综合征、羊水栓塞、空气栓塞等。其中，肺血栓栓塞症为最常见类型，引起肺血栓栓塞症的血栓主要来源于深静脉血栓形成。下肢血管静脉炎、静脉曲张、房颤伴心力衰竭可形成血栓，长期卧床患者、怀孕妇女均为危险因素。症状和栓塞面积大小有关，可有胸痛、气短、咯血、呼吸困难、发绀、晕厥、多汗，甚至猝死。

3. 肺炎：肺部细菌、真菌或病毒感染，由于病变累及壁层胸膜而发生胸痛，常伴有发热、咳嗽、咳痰等。胸透或胸片即可明确诊断。

4. 肺癌：肿瘤侵犯支气管壁或壁层胸膜可引起持续性和进行性胸痛，胸片或胸部CT可确诊。

5. 其他：气管-支气管炎、肺动脉高压、哮喘等也可引起胸痛。

（三）胸膜疾病

1. 胸膜炎症：如结核性胸膜炎等，炎症波及脏层与壁层胸膜发生摩擦而致胸痛，病初起时常为刺激性剧痛，剧烈尖锐如针刺，咳嗽和深呼吸时加剧，待胸腔积液较多时胸痛即消失，可伴有发热、盗汗、消瘦、纳差等症状。

2. 胸膜间皮瘤：为原发于胸膜间皮组织或胸膜下间质组织的一种少见肿瘤，分为局限性及弥漫性两类。早期多无明显症状，肿瘤增大或伴有胸腔积液则有胸部持续钝痛、气促、咳嗽、乏力、消瘦、发热等症状。

（四）胸壁疾病

主要由胸壁肌肉、肋骨和肋间神经的病变引起。其疼痛特点为固定于病变部位，且局部多有明显压痛。如肋骨骨折引起的胸痛，有明显的外伤史或长期剧烈咳嗽的病史，疼痛局部有明显压痛，挤压时更明显；肋软骨炎多位于第3、4肋骨与肋软骨交界处，呈针刺样或持续性急痛，局部可见轻微隆起并有压痛，发作持续时间长短不等，大多在 3~4 周自行消失，但可反复发作；肋间神经痛则为沿肋间神经走向的阵发性灼痛或刺痛，咳嗽、呼吸时均会加重；带状疱疹引起的胸痛相当剧烈，局部可以出现多个疱疹，并可融合成片，胸痛与呼吸、咳嗽关系一般不大。

（五）消化系统疾病

1. 反流性食管炎：因胃食管反流所致反流物（胃酸、胃蛋白酶、胆汁、胰液）进入食管引起的食管黏膜炎症。临床上主要表现为位于胸骨后的烧灼样不适或疼痛，可向剑突下、肩胛区或颈、耳部放射，有时放射至臂，常伴有吞咽困难。症状多发生于餐后，尤其取平卧位、弯腰俯拾位时，服用制酸剂后多可缓解或消失。

2. 胆囊炎、胆石症：胆囊炎、胆石症引起的胸痛以右下胸或右背、胸、腹为主，疼痛性质以绞痛为多见，伴有恶心、呕吐和腹胀、腹痛。

3. 急性胰腺炎：可引起心窝部、左胸壁、上腹及腰部疼痛，伴消化道症状。疼痛剧烈呈持续钝痛、钻痛、刀割痛或绞痛，可向腰背部呈带状放射，取弯腰屈腿体位疼痛可减轻。

4. 胃和十二指肠疾病：可引起前胸下部疼痛，但一般均有胃肠道症状，如嗳气、反酸、恶心、呕吐等。

5. 其他：食管裂孔疝、食管癌等的胸痛表现为胸骨后烧灼样痛，与进食关系密切而与体力活动关系不大，应用硝酸酯类药物多无效。食管裂孔疝可伴有反胃、咽下困难或消化道出血，胸痛多发生于饱餐后、平卧位，坐起或行走时疼痛可缓解。食管癌可有渐进性吞咽困难、异物感等。另外，食管-贲门失弛缓症等亦可引起胸痛。

二、诊断方法

询问病史对胸痛的病因诊断具有重要作用，能缩小胸痛的诊断范围。问诊时应注意患者发病年龄、起病缓急、胸痛部位、胸痛范围和有无放射痛，以及胸痛性质、轻重及持续时间、发生疼痛的诱因、加重与缓解的方式和伴随症状等。胸壁疾病的疼痛部位多局限伴有局部压痛；心绞痛和心肌梗死的疼痛多在心前区、胸骨后或剑突下并放射到左肩臂处或左颈部与颊部；带状疱疹引起的胸痛则常沿一侧肋间神经分布并可见成簇水疱；而自发性气胸、胸膜炎和肺栓塞的胸痛多位于患侧腋前线与腋中线附近，若累及肺底、膈胸膜，则疼痛也可放射到同侧肩部等。胸痛的性质及程度表现多样，带状疱疹呈刀割样痛或灼痛；

食管炎则为烧灼痛；心绞痛呈绞榨样并有重压窒息感；心肌梗死则疼痛更为剧烈并有恐惧感、濒死感；干性胸膜炎常呈尖锐刺痛或撕裂痛等。胸痛阵发性常为平滑肌痉挛或血管狭窄缺血所致；炎症、肿瘤、栓塞所致疼痛常呈持续性。胸痛患者伴吞咽困难，提示食管疾病；伴呼吸困难者，多见于大叶性肺炎、自发性气胸、渗出性胸膜炎和肺栓塞等；伴苍白、大汗、血压下降或休克时，多考虑心肌梗死、主动脉夹层动脉瘤、破裂和大块肺栓塞等。

第五节 呼吸困难

呼吸困难指主观上所经历的各种各样的呼吸不适感，不同于体格检查时所发现的客观体征，如呼吸频率增快等。这种主观感觉的性质和强度可不同，受生理、心理、社会和环境诸多因素的影响，呼吸困难只是临床术语，患者可用"气短""气不够用""胸部发闷、窒息感""胸部紧缩感""呼吸费力及呼吸闭塞感"等多种语言来描述，这些不适成为促使患者主动就诊的主要原因之一，当呼吸困难在一定低水平的劳力下发生时具有显著的临床意义。

一、发生机制

人体存在精细的呼吸自我调节功能，有许多感受器参与调节，如气道、肺、胸壁的机械感受器；中枢或周围化学感受器以及一些迷走神经感受器，如肺牵张感受器；支气管上皮细胞周围的易激惹感受器；肺间质里的J-感受器以及呼吸肌中的本体感受器都参与呼吸的自我调节功能。来自这些感受器的传入信息传递到脑干呼吸调节中枢从而调节呼吸，使机体产生恰当的通气量，以维持机体氧、二氧化碳分压以及酸碱的平衡，同时还将呼吸驱动命令传递到大脑感觉皮质产生呼吸感觉。呼吸困难是种模糊的内脏感觉，没有共同的周边感受器受刺激类型，真正发生机制还不清楚。较为一致的理论有"神经-机械"或"传入-传出不一致"理论。当来自各种感受器的传入信息和脑干呼吸中枢产生的呼吸驱动命令不一致，或呼吸驱动力和实际达到的通气量不匹配即可发生呼吸困难，这时呼吸中枢往往被激活。

（一）呼吸力学的改变

通气时要克服胸壁和肺组织的弹性阻力和呼吸道气流摩擦阻力为主的非弹性阻力。呼吸系统疾病常使弹性阻力或非弹性阻力增加，为了克服这些阻力达到一定的通气量，呼吸中枢驱动力输出增加，呼吸肌做功增加，当呼吸消耗的呼吸做功与最终的通气不匹配时就会发生呼吸困难。

1. 弹性阻力：弹性阻力可用肺的顺应性表示，顺应性小表示弹性阻力大；顺应性大表示弹性阻力小。临床上常见的是肺顺应性减弱，如在肺间质纤维化、广泛炎症、肺充血、肺水肿等，肺组织变硬，弹性阻力增大，顺应性减低，吸气时用力增加，出现吸气呼吸困难。肥胖、胸廓畸形、腹压增加等都可因胸廓的顺应性下降而产生呼吸困难。

2. 非弹性阻力：主要包括气道摩擦阻力和在呼吸运动中呼吸器官变形遇到的黏性阻力。呼吸运动速度越快，非弹性阻力越大。非弹性阻力所消耗的呼吸能量约占总能量消耗的30%，其中主要是呼吸道的气流阻力部分。如哮喘、慢性阻塞性肺疾病（COPD）气道非弹性阻力增加，患者表现为深慢的呼吸，以减少非弹性阻力。

（二）化学感受器反射

动脉血氧分压降低、二氧化碳分压增高和 pH 值降低都可通过化学感受器反射作用刺激呼吸中枢，加强呼吸运动、增加通气量、呼吸运动加强是机体的代偿机制，但超过一定程度就可出现呼吸困难。动脉血氧分压过低时，颈动脉体和主动脉体外周化学感受器的传入神经末梢即发生兴奋，冲动传入呼吸中枢，反射地增强呼吸运动，增加通气量从而增加氧的摄入。动脉血二氧化碳分压过高也可刺激外周化学感受器，但主要通过延髓的中枢化学感受器反射加强呼吸运动。中枢化学感受器对缺氧不产生兴奋反射。

（三）肺内感受器的反射

肺扩张时引起肺牵张感受器刺激，通过迷走神经传导至大脑，使机体从吸气转向呼气。在任何肺顺应性下降的病理状态下，如肺炎、肺水肿等，肺牵张感受器刺激增强，减弱吸气深度，加快呼吸频率出现呼吸困难。呼吸肌负荷增加使本体感受器肌梭的传入冲动增加，呼吸肌活动增强，超过一定程度可出现呼吸困难。肺间质水肿时的呼吸困难可能是激活间质里的 J-感受器所致。

（四）呼吸肌功能障碍

影响呼吸肌做功的神经肌肉疾病和呼吸肌疲劳、机械效率低的患者也存在呼吸中枢动力输出和相应获得的通气不匹配而发生呼吸困难。例如 COPD 患者肺过度充气，导致功能残气量增加，吸气肌缩短。根据长度-张力曲线，吸气肌的缩短可使产生的张力减低，通气量减少而发生呼吸困难，肺减容术后呼吸困难的缓解至少一部分可由胸廓大小和形状的改变，吸气肌的长度增加来解释。

（五）呼吸困难与心理情感因素

两者相互影响。一方面焦虑、生气、悲观、绝望能增加呼吸困难的症状，且和心肺功能不成比例。另一方面有呼吸困难的慢性心肺疾病患者经常表现为焦虑、悲观和失望。呼吸时受大脑皮质和皮质下中枢控制，呼吸困难的性质和强度受患者的经历、期望值、行为方式、情感状态影响，焦虑、生气、绝望可能使中枢驱动增加，呼吸困难加重，这可以部分解释呼吸困难与肺功能损失程度不一致的关系。对通气负荷已适应、独立性强的患者，则呼吸困难的症状相对较轻；焦虑和依赖性强的患者则和他们的健康状况不一致，即使通气阻力只有少量的增加，也可能出现严重的呼吸困难。

二、呼吸困难的诊断

呼吸困难作为常见症状，寻找其原因对下一步的治疗十分重要。首先要全面详细地询问病史，包括呼吸困难的特征、起病时间、持续时间、诱发因素、加重或恶化因素（活动、体位、接触史、饮食史等）、缓解因素（药物、体位、活动等）以及伴随症状、过去史等等，再进行体格检查和恰当的辅助检查，这些检查通常可为诊断提供线索。一般先根据起病的急缓将呼吸困难分为急性和慢性呼吸困难。

（一）急性呼吸困难

急性呼吸困难起病突然，往往可危及生命，需要立即诊断和处理。病史询问中要注意几个问题：患者是否在休息状态下就有呼吸困难，如有，说明生理功能已受损；是否伴胸痛及疼痛的部位，如胸骨下胸痛，提示可能有缺血性心脏病或心肌梗死，它们引起肺间质水肿从而导致呼吸困难；呼吸困难起病之前有无蚊虫的叮咬、过敏原的接触，吃的食物和药物等可能引起对此过敏患者喉头水肿、支气管痉挛，导致急性呼吸困难；长期卧床，手术后患者易出现血栓性静脉炎，进一步导致肺栓塞。过去史的询问，例如哮喘史提示可能有支气管痉挛；COPD 史提示可能有气胸从而导致急性呼吸困难；精神病史或最近遭受过情感上的打击可能存在高频通气综合征。这些病史可使诊断线索范围缩小，加上体格检查及心电图和 X 线检查可基本明确病因。临床上急性呼吸困难的常见原因是心肺疾病。

1. 心脏病：许多心脏病可引起急性呼吸困难，最常见的是心律失常和可导致左心室功能不全的急性冠状动脉缺血。此时询问是否有心脏病病史是十分重要的。体格检查注意胸部和心脏的听诊，颈静脉压和肝颈反流征，做心电图和胸部 X 线检查对诊断十分有帮助的。

2. 呼吸系统原因：主要见于上、下呼吸道的阻塞和肺泡出血、高通气、吸入性肺损伤、肺炎、气胸、肺栓塞和外伤。

（二）慢性呼吸困难

慢性呼吸困难开始往往被患者忽视，等发展到影响日常活动时才来就诊，通常通过病史、体格检查和实验室检查可寻找出诊断线索。

1. 原因

（1）气道阻塞性疾病：从胸腔外气道到周边小气道都可阻塞。胸腔外气道阻塞如异物的气道阻塞、肿瘤外压性狭窄、肿瘤的气道阻塞、气管切开和长期气管内插管等引起的气管纤维性狭窄可使呼吸困难慢性发作。间断性发作伴有喘鸣常见于哮喘，患者通常主诉胸部紧缩、发闷感。伴有咳嗽、咳痰者常见于慢性支气管炎和支气管扩张，并发感染时咳嗽加重、痰量增加、呼吸困难加重。轻者在体力活动时由于需氧增加才出现呼吸困难，发展到肺气肿时在静息状态下也会出现呼吸困难等症状。

（2）肺脏疾病：是最常见的呼吸困难的原因。慢性阻塞性肺气肿、各种肺炎、重症肺结核、支气管扩张、呼吸窘迫综合征、肺水肿及各种肺间质疾病等都会影响呼吸力学或通过化学感受器的反射机制而引起呼吸困难。

（3）胸膜疾病：大量胸腔积液、胸膜广泛增厚压迫肺组织可引起呼吸困难，良性胸膜肿瘤少见且呼吸困难也少发生，恶性胸膜肿瘤以间皮瘤多见，可引起大量胸腔积液和广泛胸膜增厚而致呼吸困难。转移性胸膜肿瘤也可产生大量胸腔积液发生呼吸困难。

（4）纵隔疾病：纵隔炎症、气肿、肿瘤等可压迫气管引起呼吸困难。

（5）影响呼吸运动的疾病：脊柱后侧突、强直性脊柱炎、膈肌麻痹、重症肌无力、重度腹胀、大量腹水、腹部巨大肿瘤、膈下脓肿等使胸廓呼吸运动受限。

（6）心脏疾病：呼吸困难是心功能不全的重要症状之一。心脏瓣膜病、高血压性心脏病、冠状动脉性心脏病、心肌病、肺心病、心包积液、缩窄性心包炎、先天性心脏病等均可有呼吸困难症状。左心室功能障碍导致肺毛细血管压增加，肺血管床流体静压增加则液体进入间质，肺的顺应性下降，间质里 J 受体刺激可使者感到呼吸困难。端坐呼吸和夜间阵发性呼吸困难是心力衰竭较明显的表现。卧位时重力改变使胸腔内血容量增加，肺静脉和毛细血管压进一步增加，一般情况下已经熟睡的患者可较好地耐受，只有发展至急性肺水肿出现窒息感和喘息性呼吸时才被惊醒，坐起后回心血量下降，肺淤血减轻，膈肌下降，呼吸困难随之好转。除上述机制外，还有肺泡弥散功能的严重下降造成显著的低氧血症也加重呼吸困难。

（7）神经疾病：脑肿瘤、脑炎、脑血管意外、颅脑损伤以及睡眠呼吸暂停综合征、原发性肺泡低通气征等可影响呼吸中枢的调节而出现呼吸困难。

（8）结缔组织疾病：类风湿关节炎、系统性红斑狼疮、硬皮病、皮肌炎、干燥综合征、结节性多动脉炎、韦格纳肉芽肿等都会累及肺组织而出现呼吸困难。

（9）神经官能症：如在急性呼吸困难中的高通气综合征。

（10）其他：移植肺指肾移植后受肾者出现的一种综合征。一般在手术后 40～100 天发病，表现为突然发热、咳嗽、呼吸困难、发绀，肺功能以弥散为主，X 线胸片呈现广泛的片状至结节状阴影。本病与免疫机制有关，血冷凝试验和嗜异性抗体阳性。

2. 病史

询问病史时应包括症状持续时间及其变化、加重或恶化因素（活动、体位、接触史、饮食等）、缓解因素（药物、活动、体位等）。例如间断性呼吸困难可能是由于可逆性疾病引起，如哮喘、心力衰竭、胸腔积液、高通气综合征等，而持续性或进行性更可能是慢性疾病，如 COPD、间质纤维化、慢性肺栓塞、膈肌或胸壁功能障碍。夜间呼吸困难可能由哮喘、心力衰竭、胃食管反流或鼻腔阻塞引起。卧位性呼吸困难通常与左心衰竭有关，但有可能与腹部疾病，如腹水或膈肌功能障碍有关。活动时通常加重有病理基础疾病的呼吸困难，当呼吸困难不依赖于生理活动量，可能是由于化学性即胃食管反流、精神问题引起。肥胖因为代谢需求增加和胸壁运动负荷使呼吸困难加重。恶病质患者呼吸肌衰弱使呼吸困难加重。尽管人的情感状态可影响任何原因引起的呼吸困难，当呼吸困难是以小时或天发生变化，且与劳累无关时，则应怀疑精神性呼吸困难。家族史、职业、爱好都对诊断有帮助。

三、呼吸困难的康复治疗

呼吸困难是呼吸系统疾病最常见的症状，是影响患者生活质量的重要因素。目前许多治疗仍以生理指标如肺功能来评价，而忽视对患者生活质量的提高。治疗原发病及其并发症后，呼吸困难可有效缓解。但有时尽管积极治疗原发病，呼吸困难仍持续存在，这时治疗的目的主要是改善症状和提高活动耐量，而不仅仅是治疗原发病改善肺功能。

（一）减低呼吸做功和提高呼吸肌功能

缓慢行走减少能量消耗可降低生理做功。呼吸方式如吸唇式呼吸或可通过减慢呼吸、降低过度充气、改善氧饱和度从而减轻呼吸不适感。如果通气功能下降限制患者的活动，增加呼吸肌肌力的呼吸训练可改善吸气肌的力量，增加最大通气量和活动量，从而改善呼吸困难，尽管一项 Meta 分析指出，对于呼吸肌肌力弱的患者进行吸气训练会改善呼吸困难，但是对于呼吸肌肌力的训练仍存有争议。尽管没有得到临床疗效的验证，恶病质患者充分营养支持治疗或许能提高呼吸肌肌力，改善呼吸困难。目前越来越多的证据支持通过机械通气让慢性疲劳的呼吸肌得到休息以减轻患者的呼吸困难。

（二）减低呼吸驱动

因为呼吸困难和呼吸驱动密切相关，减低呼吸驱动应当能改善呼吸困难。辅助性氧疗能减低颈动脉体的刺激，降低运动时的通气需要和减少过度充气，从而改善呼吸困难。其他的获益可能包括改善呼吸肌功能、刺激左心室收缩和降低肺动脉的压力。氧气吸入量应该以维持血氧饱和度不低于90%为佳。目前氧疗是肺康复治疗内容之一。

（三）改变中枢的认知

呼吸困难受许多因素的影响，包括教育文化背景、知识水平、情感状况、职业和以前的经历。通过帮助患者了解他们的疾病，鼓励他们经常相互沟通，从而养成主观克服疾病的心理，这些或许能降低呼吸困难的强度。

第二章 呼吸内科疾病常用治疗技术

呼吸系统疾病是严重危害人民身体健康的常见病、多发病。临床医学科技工作者对呼吸系统疾病的诊断技术进一步精确和简化，治疗方法更加多样化。

第一节 氧气疗法

氧疗是各种原因引起的急性低氧血症患者常规和必不可少的治疗，有着纠正缺氧、缓解呼吸困难、保护重要生命器官的功能，有利于疾病痊愈。

低氧血症是肺源性心脏病发生和发展的一个重要影响因素，如果长期的低氧血症得不到纠正，持续的肺血管痉挛和肺动脉高压可使肺小动脉肌层肥厚、内膜纤维增生、管腔狭窄，加上肺毛细血管床大大减少，肺循环阻力增加，肺动脉压力持续和显著升高，右心负荷增加，最终导致右心衰竭。

夜间氧疗试验（NOTT）和医学研究协会（MRC）的研究结果显示：长期氧疗（LTOT）是影响慢性阻塞性肺疾病（COPD）发展最重要的因素之一。持续家庭氧疗可延长 COPD 患者的寿命，所延长寿命的时间与每日吸氧时间相关。其他长期氧疗的效果包括可减少红细胞增多的发生（与降低碳氧血红蛋白水平有关，而不是改善动脉血氧饱和度的结果）、降低肺动脉压力、改善呼吸困难、改善睡眠、减少夜间心律失常的发生。氧疗增加运动耐力，其主要机制是在同样工作负荷下减少每分钟通气量，因而氧疗延迟了通气受限的发生；提高动脉氧分压，使氧输送能力增强、逆转了低氧血症引起的支气管痉挛；增加了呼吸肌对氧的摄取利用。总之，COPD 急性加重期吸氧具有挽救生命的作用，慢性呼吸衰竭患者长期氧疗可延长寿命。

一、氧疗的生理机制

为了明确氧疗的机制，首先要了解低氧和低氧血症的病理生理。长期氧疗的目的是纠正低氧血症，而又不引起高碳酸血症酸中毒，且有利于提高患者的生存率、改善生活质量，预防肺源性心脏病和右心衰竭的发生。总之，纠正低氧可保持生命器官的功能。

氧分压（PaO_2）由三个因素决定：①吸入氧浓度（FiO_2）。②肺泡通气量（VA）。③肺弥散功能与通气/血流比。高原地区的 FiO_2 减少、肺泡通气降低和心肺疾病引起的肺弥散功能和通气/血流（V/Q）分布异常时均可产生低氧血症。氧疗可提高 FiO_2，但是否能提高 PaO_2，很大程度上与肺弥散功能和通气/血流比异常的程度有关。其他可影响氧疗效果的因素有：肺不张、低氧性的肺血管痉挛，或两者引起的 V/Q 失衡、通气减少等。输送氧到组织依赖于心输出量、机体脏器灌注和毛细血管情况，血液的氧输送量由血红蛋白浓度和血红蛋白对氧的亲和力来决定，血 pH、P_aCO_2 和 2,3-二磷酸甘油水平会影响氧的这种输送能力，氧输送能力可因碳氧血红蛋白水平增高而降低。

（一）呼吸系统效果

氧疗可使气道阻力减小，而每分钟通气量（VE）和平均吸气流速均与 $P_{0.1}$（作为呼吸驱动的指标）有关。患者于运动时吸氧，呼吸肌运动较弱时就能满足机体对氧的需求，因而运动耐力有所提高。正常人吸 40% 的氧气即可减少通气和膈肌疲劳肌电图信号，并伴有疲劳程度的降低。在 COPD 患者中，氧疗也可使膈肌疲劳及反常腹肌运动的肌电图信号延迟。

（二）血流动力学效果

正常人予以氧疗可以使心率下降，COPD 患者也有同样的现象。这种心率下降与心排血量增加有关。有一些 COPD 患者还表现有左室射血分数的增加。

氧疗还可减少夜间 SaO_2 的降低，使夜间肺动脉压降低。FiO_2 增加，使肺血管扩张，因而可改善 COPD 的预后，如肺动脉压降低超过 0.7 kPa（5 mmHg），则 COPD 患者的预后较好。

（三）组织氧的改善

正常人运动时，做功量一定的情况下，低氧与每分钟通气量（VE）增高和血乳酸水平增高相关，因此氧疗可减少动脉乳酸水平、二氧化碳排除和 VE。限制性肺部疾病患者氧疗后也显示有血乳酸水平降低，反映了组织氧供的改善，这是由于动脉血氧含量增加所致。

（四）神经精神的改善

许多有低氧血症的 COPD 患者除了有肺、心血管功能异常外，还有脑部的损害。长期慢性缺氧使患者注意力不集中、记忆力和智力减退、定向力障碍，并有头痛、嗜睡、烦躁等表现。神经精神症状的轻重与慢性低氧血症的程度有关。吸氧可使 COPD 患者的神经精神功能有所改善，这个现象提示纠正组织缺氧对于改善精神状况非常重要。总之，长期氧疗可改善大脑的缺氧状态，减轻神经精神症状。

（五）血液系统的效果

氧疗可逆转继发性的红细胞增多症及延长血小板存活时间。

二、氧疗的肺康复作用

肺康复治疗中提倡便携式和家庭氧疗处方。长期氧疗的作用主要体现在以下几方面：

（一）增加运动耐力

无数研究表明，当呼吸不同浓度的氧气时，低氧血症患者的运动耐力有所增加，运动耐受时间延长。有人认为携带便携式氧气设备的额外做功可抵消氧疗的作用，但也有研究表明，尽管增加了携带氧气设备的做功，但仍能从氧疗中获益，且随着氧流量增加，则这种益处会相应增加。

（二）症状改善

氧疗对周围化学感受器张力有重要的作用。由于提高了 PaO_2，减少了颈动脉体的刺激，因而减轻了 COPD 患者的呼吸困难，在正常个体也是这样。

疲劳症状的改善与前述对神经精神的作用有关，氧疗更大的益处可能是由于增加了患者的活动能力，使其能更加主动地参加锻炼、减轻抑郁。

（三）纠正低氧血症和减缓肺功能恶化

氧疗后大多数患者动脉血氧分压明显升高，而没有出现二氧化碳潴留。研究结果发现，夜间氧疗可维持动脉血氧饱和度在 90% 以上，睡眠时动脉二氧化碳分压仅轻度增加，且这种轻度增高无重要意义。氧疗后可延缓肺功能的恶化，氧疗后正常人 FEV 降低值为

18~35 mL/y，COPD 患者 FEV 下降值约为 50~90 mL/y。

（四）降低肺动脉压和延缓肺源性心脏病进展

长期氧疗可降低肺动脉压，减轻或逆转肺动脉高压的恶化。对肺动脉的改善作用受以下因素的影响：①氧疗的时间。每天氧疗的时间越长，肺动脉压的改善越明显。②肺动脉压的水平。长期氧疗对轻、中度肺动脉高压效果更好。③个体差异。对缺氧以及氧疗的反应存在个体化差异，每日吸氧 15 个小时以上能纠正大多数重症 COPD 患者的肺动脉压的恶化。因此可以肯定，长期氧疗能稳定或阻断肺动脉高压的发展，一部分患者可缓解肺动脉高压。

长期氧疗还可使红细胞压积减少、血液黏稠度降低以及使心、肺供氧增加，进一步改善心功能，延缓肺源性心脏病的发展。COPD 患者在氧疗 4~6 周后始出现红细胞压积降低，且氧疗前红细胞压积越高（大于 0.55）者，疗效越好。

（五）提高生存率及生活质量

有一研究对 COPD 长期家庭氧疗患者进行了 5 年的随访发现，氧疗组每日鼻导管吸氧至少 15 个小时，病死率为 45%，而非氧疗组为 67%。可移动式氧疗能使患者增加身体锻炼的机会，从而打破了慢性呼吸疾病患者由于不能运动而形成的恶性循环，可更好地改善生存率，并提高生活质量。

三、氧疗的临床指征

急性低氧血症患者常规予以吸氧治疗，吸氧的方式依病情而定，此为住院患者综合治疗的一部分。

长期氧疗（LTOT）非常昂贵，因此氧疗处方必须有充分的临床依据。不同的国家有不同的 LTOT 处方标准。因有不同的供氧和输送方式，故标准也不同。

目前仅有 COPD 患者的氧疗标准，但一般认为这些标准也适用于其他肺部疾病引起的慢性低氧血症患者，如囊性纤维化、继发于间质性肺炎和慢性肉芽肿性疾病的肺纤维化、严重的限制性肺部疾病。

长期氧疗（LTOT）是依据患者在海平面上呼吸室内空气时出现慢性低氧血症，测定其动脉血气值和脉搏血氧饱和度值来确定的。

（一）家庭氧疗处方

1. 长期氧疗的适应证

慢性呼吸衰竭稳定 3~4 周，尽管已进行了必要的和适当的治疗，仍有：①静息时，$PaO_2 \leqslant 7.3$ kPa（54.8 mmHg）或 $SaO_2 \leqslant 88\%$，有或无高碳酸血症。②静息时 PaO_2 在 7.3~8.0 kPa（55~60 mmHg）之间或 $SaO_2 \leqslant 89\%$，患者出现肺动脉高压、外周水肿（有充血性心力衰竭迹象）或红细胞增多症（红细胞压积>55%）。

长期氧疗一般用于第Ⅳ期 COPD 患者；一些 COPD 患者在急性发作前没有低氧血症，且发作后可恢复到以往的水平，则不再需要长期吸氧。接受了适当的治疗，病情稳定后，患者需要在 30~90 天后重新评估，如果患者没有达到氧疗的血气标准，则氧疗不再继续。

2. 氧疗的剂量

足以将 PaO_2 提高至 8.0 kPa（60 mmHg）或 $SaO_2 \geqslant 90\%$ 的氧流量大小。

3. 氧疗的时间

除了仅在运动和睡眠需要吸氧外，氧疗的时间一般至少 15 h/d。

4. 治疗的目标

将 SaO_2 提高到 $\geqslant 90\%$ 和/或 $PaO_2 \geqslant 8.0$ kPa（60 mmHg），但是 $PaCO_2$ 升高不超过 1.3 kPa（10 mmHg），pH 不低于 7.25。应当规律地监测动脉血气 PaO_2，不断调整氧流量直到达到预期治疗目的。

LTOT 时通常采用鼻导管给氧，Venturi 面罩供氧则给氧浓度更为准确。

（二）临床稳定性

进行夜间氧疗（NOT）试验后，许多患者 PaO_2 有自动改善的现象。NOT 试验 4 周以后，PaO_2 上升到了 7.3 kPa（55 mmHg）以上，则不再需要氧疗，可用于氧疗患者的筛选。另外也有人发现适合进行 LTOT 的患者予以氧疗 3 个月以后，在不吸氧的情况下，PaO_2 可升至 7.9 kPa（59 mmHg）。目前还没有能力预测哪些患者 PaO_2 能够提高到这种程度。

应鼓励进行 LTOT 的患者戒烟，因研究发现在 LTOT 期间仍有 8%~10% 的患者继续吸烟。

第二节　吸入疗法

吸入治疗是将干粉剂或转化为气溶胶的药物，经吸入途径直接吸至下气道和肺达到治疗目的的一种治疗方法。气溶胶是指能悬浮于空气中的微小液体或固体微粒。气溶胶微粒有一个十分有利的表面积与容量的比例，有利于药物迅速弥散，进入气道后有广泛的接触面（成人肺泡面积 $40\sim70\ m^2$）且作用部位直接。给药剂量很低，肺内沉积率高，体内的吸收很少，因此不良反应很轻微。药物开始作用的时间迅速而作用持续的时间较长，在治疗呼吸系统疾病时，吸入治疗和静脉及口服用药相比有独特的优势，近年来已被广泛应用于临床并取得了较好的治疗效果。因此，一般情况下常首选吸入治疗。

一、雾化治疗装置

常用的吸入装置有喷射雾化器、超声雾化器、定量吸入器和干粉吸入器。

（一）喷射雾化器

它是临床上最常用的雾化器，其以压缩空气和氧气气流为驱动力，高速气流通过细孔喷嘴，根据 Venturi 效应在其周围产生负压，携带贮罐内的液体卷入高速气流而被粉碎成为细小的雾滴，再通过喷嘴两侧的挡板拦截筛选，使雾滴变得均一细小。一般喷射型雾化器每次置入药液 $4\sim6\ mL$，驱动气流量 $6\sim8\ L/min$，常可产生理想的气雾量和雾化微粒。氧气驱动雾化吸入是以氧气作为驱动力，氧气驱动雾化吸入过程中患者可以持续得到充足的氧气供给，在雾化吸入治疗同时 SaO_2 上升，吸入雾气对患者呼吸道刺激性小，患者感觉舒适，但对慢性呼吸衰竭低氧血症伴高碳酸血症患者应慎用。喷射雾化吸入是以压缩空气作为动力，将雾化液制成气溶胶微粒，药液迅速到达深部细支气管和肺组织等病变部位，起效快，吸入时间短，操作方便，简单易行。氧气驱动雾化吸入和喷射雾化吸入的液体量少，且雾化颗粒小，一方面使水蒸气对吸入氧浓度的影响减少，另一方面也减少了湿化气对呼吸道的阻力，减轻了患者的呼吸做功，避免了呼吸肌疲劳。

（二）超声雾化器

它是利用超声发生器薄板的高频震动将液体转化为雾粒，同时将部分能量转化为热能使雾粒加温。由于一些药物在超声雾化后可能会影响其稳定性，目前超声雾化器一般仅用于化痰、湿化等治疗，而不主张使用平喘药和糖皮质激素等药液的雾化吸入治疗。此外有研究显示，老年 AECOPD 患者采用超声雾化治疗的不良反应（发绀、心悸、胸闷、喘息加重）发生率较高。原因可能是：①吸入气雾中水蒸气含量大，使吸入气体氧浓度降低，从而使患者的 SaO_2 明显降低。②吸入过多的水蒸气后气道阻力增加，同时气道内干稠分泌物吸水后膨胀，加大了气道阻力，使呼吸做功加大，耗氧量增加，产生膈肌疲劳，难以维持必要的肺泡通气量。③老年 AECOPD 患者，由于肺功能受损，肺储备降低，代偿能力差，在雾化吸入治疗过程中容易受到吸入气溶胶的刺激，引起剧烈咳嗽，诱发支气管痉挛，加重低氧血症。因此，建议老年 COPD 患者在雾化吸入治疗时选择氧气驱动雾化吸入或喷射雾化吸入，以减少不良反应的发生，提高舒适度。

（三）定量吸入器（Metered Dose Inhaler，MDI）

装置内含有加压混合物，包括推进剂、表面活性剂和药物（仅占总量的1%）等。使用 MDI 无需额外动力，操作简单、便于携带，且无继发感染的问题。但使用 MDI 必须掌握正确的缓慢吸气与手的同步动作，才能将药液吸入到肺内。

（四）干粉吸入器（Dry PowderInhaler，DPI）

吸入器内可装多个剂量，每次传送相同剂量，操作简便，携带方便。干粉吸入器是呼吸驱动的，因此不需要患者像应用 MDI 那样掌握动作的协调性。但吸入器有一定的吸气阻力，需要达到一定的吸气峰流速才能吸入药物。

二、吸入治疗的常用药物及临床应用

支气管舒张药能够通过松弛呼吸道平滑肌、减少气道炎症细胞释放介质、降低血管通透性等作用，最终达到扩张支气管管腔，改善症状的目的。常用于 COPD、支气管哮喘，其他具有喘息、气道阻塞性疾病也可选用。目前常用的支气管舒张药包括：β_2 受体激动药、抗胆碱能药等。

（一）β_2 受体激动药

它可以选择性作用于 β_2 肾上腺素能受体，激活腺苷酸环化酶从而使细胞内 cAMP 浓度增加，引起细胞内的蛋白激酶 A 脱磷酸化，并抑制肌球蛋白的磷酸化，引起细胞内的 Ca^{2+}

泵和气道平滑肌上的 K^+ 通道激活，从而使细胞内的 Ca^{2+} 排出细胞外，细胞内 Ca^{2+} 浓度下降，造成细胞内粗细丝微细结构发生改变、肌节延长，达到支气管扩张的目的。根据药物种类，药物的起效时间和作用时间不同，分为短效和长效的 β_2 受体激动药。

1. 短效 β_2 受体激动药

沙丁胺醇、特布他林，为选择性 β_2 肾上腺素受体激动药，是目前临床最常用的短效的快速起效的选择性 β_2 受体激动药。它能选择性地与支气管平滑肌上的 β_2 受体结合，对心脏 β_2 受体作用弱，对 α 受体几乎无作用。由于它选择性高，选择性指数（即气道平滑肌与心肌作用所需的等强度浓度之比）沙丁胺醇为 250，特布他林为 138，异丙肾上腺素只是 1.4，所以较少发生心血管系统不良反应，且它有较好的稳定性，作用维持时间长，给药途径多等优点。剂型有雾化吸入剂、雾化溶液和干粉剂。沙丁胺醇每次吸入 100～200 μg，雾化溶液每次 2～4 mg。

2. 长效 β_2 受体激动药（LABA）

福莫特罗、沙美特罗为长效定量吸入剂，作用持续 12 h 以上，与短效 β_2 激动药相比，作用更有效与方便。福莫特罗吸入后 1～3 min 起效，常用剂量为 4.5～9 μg，2 次/d。沙美特罗 30 min 起效，推荐剂量 50 μg，2 次/d。

（二）抗胆碱能药物

该病是目前治疗 COPD 最有效的支气管扩张药物。抗胆碱能药物主要作用于气道平滑肌和黏膜下腺体的胆碱能受体，抑制细胞内环磷酸鸟苷（cGMP）的合成，降低迷走神经张力，抑制胆碱能神经对支气管平滑肌和黏液腺的兴奋，使支气管平滑肌松弛、黏液分泌减少。由于 M_3 受体主要分布在大气道，故胆碱能药物对大气道的作用优于周围支气管。抗胆碱能药物的起效时间较 β_2 受体激动药慢，作用时间因药物种类而异。常用药物有异丙托溴铵与噻托溴铵。

1. 异丙托溴铵

异丙托溴铵是阿托品的第四代衍生物，有舒张支气管作用。由于它脂溶性低，降低了黏膜表面对它的吸收及其对中枢神经的侵入性。它是一种强效高选择性抗胆碱药，是一种水溶性季胺类，口服不易被吸收，所以该药很少被全身吸收（小于 1%），即使在实验给药高达 1 000 μg 也不会产生明显药物毒性，临床安全性显著。临床主要采用雾化/气雾吸入给药。雾化吸入后直接进入气道，作用于胆碱能节后神经，吸入后 5～10 min 起效，

30~60 min 达最大效应，能维持 4~6 h。阻断支气管平滑肌 M_3 胆碱受体，可有效地解除平滑肌痉挛，既对大气道又对小气道具有较强的支气管弛张作用。其半衰期为 3~4 h。多次用药不会导致耐受，对呼吸道腺体及心血管作用较弱。它能选择性地抑制迷走神经，阻断支气管平滑肌胆碱受体，有效抑制气道的胆碱能神经功能，降低迷走神经张力，抑制肺内活性物质的释放（如 5-羟色胺），从而促使支气管平滑肌松弛，发挥解痉作用。异丙托溴铵是仅次于速效 β_2 激动药的另一种急性缓解药物。与 β_2 激动药联合应用可产生更好效果，不良反应更小。本品有气雾剂和雾化溶液两种剂型。雾化剂常用剂量为 20 ~ 40 mg，3~4 次/d；雾化溶液经雾化泵吸入，常用剂量为 50~125 mg，3~4 次/d，主要用于治疗支气管哮喘、COPD。在 COPD 急性加重和哮喘持续发作时一次最大剂量可 500 μg，3~4/d。

2. 噻托溴铵

选择性作用于 M_3 和 M_1 受体，为长效抗胆碱药，作用可达 24 h 以上，为干粉剂，吸入剂量为 18μg，1 次/d。长期吸入可增加深吸气量（IC），减低呼气末肺容积（EELV），进而改善呼吸困难，提高运动耐力和生活质量，也可减少急性加重频率。

（三）糖皮质激素

糖皮质激素是最有效的控制气道炎症的药物。多用于气道炎症性疾病，主要有过敏性鼻炎、慢性阻塞性肺疾病及支气管哮喘等。品种有二丙酸倍氯米松、布地奈德、丙酸倍氯米松等。常用的剂型有定量雾化吸入、干粉吸入与雾化溶液吸入。雾化溶液是布地奈德，每次 2~4 mg，2 次/d，用于哮喘急性发作和 COPD 急性加重，儿童和老人不能配合 MDI 吸入时，也可应用。吸入治疗药物直接作用于呼吸道，所需剂量小，不良反应小。吸入后应及时用清水漱口，减少或避免声音嘶哑、咽部不适和念珠菌感染。

（四）联合制剂

联合用药较单独用药效果要好，在我国常用的联合制剂有激素/LABA、异丙托溴铵/沙丁胺醇。激素和 LABA 两者具有抗炎和平喘协同作用，联合应用效果更好。

三、雾化吸入治疗的注意事项

1. 指导患者配合治疗、保证吸入治疗效果：治疗前后充分做好解释工作，根据具体情况给予耐心解释与说明，介绍吸入方法、时间、效果及作用原理，教会患者如何配合呼吸。定量雾化吸入和干粉吸入应先做呼气动作，然后深吸气，将药物吸入下呼吸道，屏气

10 s，恢复正常呼吸。溶液雾化吸入过程中嘱患者深吸气，吸气末尽可能稍做停顿，使雾粒吸入更深。对不适应且难以坚持吸入的患者可采用间歇吸入法，即吸入数分钟暂停片刻后继续吸入，反复进行直到吸完治疗药液。治疗时宜选择坐位，有利于吸入的药液沉积于终末细支气管及肺泡局部。对体质较差的患者可采取侧卧位或床头抬高 30°~45°，有利于横膈下降、增大潮气量（Tidal Volume，VT）。雾化吸入用的面罩或口含器应专人专用，用后以浓度为500 mg/L的含氯消毒剂浸泡 30 min，灭菌蒸馏水冲洗干净后晾干备用。

2. 溶液雾化吸入过程中，严密观察不良反应、保持呼吸道通畅：治疗过程中严密观察病情变化，密切监测患者的神志、心率、SaO_2、呼吸变化，并注意监测动脉血气指标变化，如患者在治疗过程中出现不适症状，如胸闷、憋气、喘息、心悸、呼吸及心率加快、发绀、呼吸困难等，或出现血氧饱和度下降至90%以下时，应暂停雾化治疗，予以吸氧，积极采取措施，分析原因，对症处理。雾化吸入前后要始终保持呼吸道通畅，雾化过程中痰液稀释、分泌物增多，应及时将痰液排出，对痰液阻塞呼吸道明显者应先进行排痰处理，积极指导并鼓励患者进行有效咳嗽、咳痰，及时拍背及体位引流，必要时行负压吸引协助排痰以使雾粒进入呼吸道深部，有利于药液吸入和气体交换并防止痰堵。

3. 凡吸入激素者，应及时漱口，以防口咽部念珠菌感染和不适。

第三节　机械通气

机械通气是借助于呼吸机的机械力量，产生或辅助患者的呼吸动作，达到增强和改善呼吸功能，纠正缺氧和二氧化碳潴留的一种治疗措施和方法，是急诊和危重病医学中不可缺少的呼吸支持手段。

一、有创机械通气

（一）呼吸机的工作原理和功能

1. 呼吸机的基本工作原理

呼吸机可采用全气动逻辑元件结构或电子控制机械结构的方法来实现，即先打开吸气阀，关闭呼气阀，完成向患者的送气过程，然后关闭吸气阀，打开呼气阀，使患者完成呼气过程。

机械通气则是利用呼吸机的正压使气道口与肺泡之间产生一定的压力差，将新鲜气体压入肺部，产生气体交换，停止正压后借胸肺组织的弹性回缩，产生与大气压的压力差将肺泡内气排出体外。

2. 呼吸机的功能

（1）有输送气体的动力，代替人体呼吸肌的工作，产生呼吸动作。

（2）能产生一定的呼吸节律，包括呼吸频率和吸呼比，以代替人体呼吸中枢支配呼吸节律的功能。

（3）能提供合适的潮气量（VT）或分钟通气量（MV）以满足机体代谢的需要，改善通气功能。

（4）供给的气体能通过加温和湿化，代替人体鼻腔功能，并能供给高于大气中氧气的含量，改善患者氧合。

（二）常用的机械通气模式

临床上机械通气时，可使用多种不同的方式处理患者与呼吸机之间的关系，来解决或完成基本的呼吸动作，这些技术称为机械通气的模式。

1. 控制通气

（1）定义：呼吸机按照所设定的通气参数，有规律地、强制性地给患者通气。患者吸气力不能触发机械呼吸，呼吸机承担或提供全部的呼吸功。分为容量控制通气（VCV）和压力控制通气（PCV），需设定潮气量/通气压力、呼吸频率、吸气时间或吸呼时间比、吸气流速等参数。

（2）控制通气的应用指征：①中枢神经系统功能障碍，呼吸微弱或无力进行自主呼吸，大剂量镇静药或神经肌肉阻滞药等药物造成呼吸抑制。②麻醉时为患者提供一种安全的通气方式。③重度呼吸肌衰竭，如呼吸肌麻痹，胸部外伤，急慢性呼吸衰竭所致的严重呼吸肌疲劳时，为最大限度降低呼吸功，减少呼吸肌的氧耗量，以恢复呼吸肌疲劳。④心肺功能储备耗竭，如急性肺水肿、急性呼吸窘迫综合征时，应用控制通气可减轻心肺负荷。⑤需对呼吸力学指标，如呼吸阻力、顺应性、内源性呼气末正压、呼吸功等进行准确测定时。

2. 辅助通气

患者存在自主呼吸，吸气相呼吸机正压送气由患者自主吸气动作触发启动，呼吸机以预先设定的潮气量或吸气压力提供通气辅助，呼气时呼吸机停止送气，这种由患者控制呼吸节律、呼吸机随患者自主呼吸频率协调一致地进行同步输气的通气模式称为辅助通气，即呼吸频率由患者控制，潮气量则取决于预设的容积或压力。适用于自主呼吸频率平稳而呼吸肌无力的患者。

3. 辅助/控制通气

（1）定义：患者自主呼吸频率足够时，当呼吸机感知到患者自主呼吸，可释放出一次预先设定的潮气量，患者不能改变自主呼吸触发呼吸的潮气量，患者所做的呼吸功仅仅是吸气时产生一定的负压，去触发呼吸机产生一次呼吸，而呼吸机则完成其余的呼吸功。当患者自主呼吸频率低于备用频率时，则按备用频率通气。除设置与控制通气相同的参数外，还需设置触发灵敏度，是临床上最常用的通气模式。

（2）辅助/控制通气的应用指征：①呼吸中枢驱动力正常，但呼吸肌无力不能完成呼吸功。②呼吸中枢驱动力正常，但所需要的呼吸功增加（如肺部疾病时肺顺应性减退），使呼吸肌不能完成全部呼吸功。③允许患者有自己的呼吸频率，有助于维持正常的$PaCO_2$。

4. 同步间歇强制通气

（1）定义：患者能获得预先设定的潮气量和接受设置的呼吸频率，在呼吸机设定的强制通气期间，患者能触发自主呼吸，自主呼吸潮气量的大小与产生的呼吸力量有关。呼吸机释放的强制通气量，与患者的吸气负压相同步。

（2）同步间歇强制通气的应用指征：①呼吸中枢驱动正常，但是患者的呼吸肌群不能胜任全部的呼吸功。②患者的临床情况已能允许设定自己的呼吸频率，以维持正常的$PaCO_2$。③撤离呼吸机。

5. 持续气道正压

（1）定义：持续气道正压应用于有自主呼吸者，在呼吸周期的全过程中使用正压的一种通气模式。患者应有稳定的呼吸驱动力和适当潮气量，在通气时呼吸机不给予强制通气或其他通气支持。

（2）持续气道正压的应用指征：①患者通气适当，但有功能残气量的下降、肺不张等而使氧合作用下降。②患者通气适当，但因气道水肿或阻塞，如睡眠呼吸暂停综合征，需要维持人工气道。③准备撤离呼吸机，在撤机的过程中应用持续气道正压改善肺泡稳定性和功能残气量。

6. 压力支持通气

（1）定义：指对有自主呼吸的患者，呼吸功能释出预定吸气正压的一种通气。当患者触发吸气时，呼吸机即开始送气并使气道压迅速上升至预设的压力值，并维持气道压在这一水平，当自主呼吸流速下降到最高吸气流速的 20% 时，送气停止，开始呼气。压力支持通气只需设定压力支持水平，不需要设定潮气量（VT），VT 是由患者吸气力量和压力支持水平，以及患者和呼吸机整个系统的顺应性和阻力等因素所决定的。

（2）压力支持通气的应用指征：①撤机，患者呼吸肌群所做功的质和量，主要由压力支持通气水平的改变来控制。②长时间的机械通气，由于在吸气的全过程需应用呼吸肌群，故能减弱呼吸肌的失用性萎缩。

（三）机械通气治疗和参数设置与调节

1. 机械通气的适应证和禁忌证

（1）机械通气的适应证：①中枢神经系统疾病，如脑部外伤、感染、脑血管意外及中毒等所致的中枢性呼吸衰竭。②支气管、肺部疾病所致的周围性呼吸衰竭。③神经肌肉疾病，如呼吸肌无力或麻痹状态所致的周围性呼吸衰竭。④胸部外伤、心肺手术及麻醉时。⑤心肺复苏等。

（2）机械通气的禁忌证：随着通气技术的进展，已无绝对禁忌证，对危重患者的抢救和治疗，应权衡利弊，下列情况属相对禁忌。①张力性气胸伴有或不伴有纵隔气肿，未进行引流时。②巨大肺大疱或肺囊肿，若行机械通气治疗，可使大疱或肺囊肿内压力升高，有发生破裂形成气胸的可能，应慎用。③大咯血发生窒息及呼吸衰竭，因气道被血块堵塞，正压通气可把血块压入小气道。此时应先吸净气管内的血块，使气道通畅后再行机械通气治疗。

2. 呼吸机与患者的连接方式

（1）气管插管：经口插管比经鼻插管容易进行，在大部分急救中，都采用经口方式，经鼻插管不通过咽后三角区，不刺激吞咽反射，患者易于耐受，插管时间保持较长。

（2）气管切开：适用于长时间行机械通气的患者；已行气管插管，但仍不能顺利吸除气管内分泌物；头部外伤、上呼吸道狭窄或阻塞的患者；等等。

3. 呼吸机工作参数的设置与调节

（1）吸入氧浓度（FiO_2）：机械通气初，为迅速缓解缺氧，吸入氧浓度设定在较高的水平，甚至 100%，保证组织适当的氧合，随着低氧血症的纠正，再将吸入氧浓度逐渐降低至 60% 以下，使 PaO_2 维持在可接受的水平，即 $PaO_2 > 8.0$ kPa（>60 mmHg），SaO_2 可达到 90% 以上，如吸入氧浓度在 60% 以上才能维持一定的 SaO_2，应考虑使用呼气末正压。脉搏氧饱和度测定仪能连续监测脉搏氧饱和度，与动脉血气分析均可作为调节依据。

（2）潮气量（VT）：成人常规设定潮气量为 8~12 mL/kg。近年来主张使用低潮气量，即 6~8 mL/kg，机械通气的潮气量大于自主呼吸时的潮气量，目的为预防肺泡塌陷，治疗过程中可根据血气分析指标进行调整。如肺已充气过度，应使用较小的潮气量，如严重的支气管痉挛，以及肺顺应性显著减少的疾病。急性呼吸窘迫综合征时，较大潮气量可使吸入气体分布不均，在顺应性好的肺区，气体分布较多，导致无明显病变的肺泡过度扩张，产生生理无效腔的增加以及并发气压伤，此时应用小潮气量。

（3）呼吸频率（RR）：设置呼吸频率应考虑的因素有患者的自主呼吸状态、血流动力学、通气模式、潮气量及 $PaCO_2$ 等，控制通气或辅助控制通气时应接近生理呼吸频率，即 12~20 次/min，保证动脉血气正常及患者的舒适。呼吸机的运行过程中，应根据 $PaCO_2$ 以及自主呼吸的情况，随时调整呼吸频率，如患者参与了呼吸，则呼吸频率应降低。COPD 患者使用较慢的呼吸频率，由于呼吸频率降低，可有更充分的时间来呼出气体，这样气体陷闭会减少。肺顺应性较差（如急性呼吸窘迫综合征）的患者可使用较快的频率及较小的潮气量，以防止因为气道压增加而产生的气压伤。

（4）吸气时间（Ti）及吸/呼比（I：E）：通常呼气时间设置为 1.2~1.5 s，吸/呼比设定在 1：（1.5~2）。在整个呼吸周期中，吸气时间占 33%，呼气时间占 66%。较短的吸气时间，能扩张大部分顺应性较好的肺泡以减少无效腔；如果吸气时间较长，则可能增加平均气道压力，而影响血流动力学。个别 COPD 患者可用吸/呼比为 1：（2~3）进行机械通气，因较长的呼气时间可使呼气更完全，并减少气体陷闭。对急性呼吸窘迫综合征患者，可延长呼气时间即增加吸/呼比，设置为 1：（1~1.5），甚至反比通气以改善氧合。

（5）吸气流速：吸气流速为吸气时间的决定因素，也为吸/呼比的决定因素。应调节适当的流速率，使吸/呼比维持在理想的水平，也使潮气量和呼吸频率保持在适当的水平。在容量控制通气时，如患者无自主呼吸，则吸气流速应低于 40 L/min，如患者有自主呼吸时，则吸气流速应为 40~60 L/min。

（6）触发灵敏度：灵敏度与触发水平有关，触发水平可调节在某一水平，使呼吸机释放出吸气流量。吸气相的触发有压力触发和流量触发。①压力触发：触发呼吸时，管道内压力降至一定水平，呼吸机可被触发并形成吸气流量，吸气时管道中所形成压力必须低于基线压力。灵敏度设置应较容易地触发呼吸机而产生气流。如用较大力量触发呼吸机，或产生气流的时间发生延缓，则可增加呼吸肌群工作强度。触发灵敏度太高，患者可一次接一次地触发通气。一般设置在低于吸气末压力 0.049~0.196 kPa（0.5~2 cmH$_2$O）。②流量触发：流量触发型呼吸机，不需患者做功来触发呼吸机，无延缓时间，使患者更为舒适。呼吸机可通过近端流量传感器监测实际进入肺部的流量，触发反应极快，影响因素小，故能最大限度地减少呼吸功，同步效果好。一般设置在 1~3 L/min。

（7）通气压力（IP）：在应用压力控制通气时，需要设置通气压力，应用正压通气抵消胸肺的弹性阻力使肺膨胀，一般设置在 15~20 cmH$_2$O 为宜，容量控制通气则无须设置。

（8）呼气末正压（PEEP）：指在呼气末气道压力并不降低为零，而仍保持在一定的正压水平。PEEP 能复原不张的肺泡，阻止肺泡和小气道在呼气时关闭，并能将肺水从肺泡内重新分布到肺血管外。能降低肺内分流，增加功能残气量，改善肺顺应性，减少氧弥散距离，增进氧合。一般情况下，最佳 PEEP 水平是在循环功能或状态能够负担前提下，吸入氧浓度在 0.5 以下、PaO$_2$≥8.0 kPa（60 mmHg）时的最低水平。

（9）报警设置：气道压力上限报警：应设置在通气峰压之上 5~10 cmH$_2$O，下限为能保持吸气的最低压力。潮气量或每分通气量过低或过高报警：应设置在预定潮气量或每分通气量 10%~15% 的以下或以上水平。

二、无创正压通气

无创正压通气是指无需建立人工气道的正压通气，常通过鼻或面罩等方法连接患者。临床研究证明，在合适的病例中无创正压通气可以减少急性呼吸衰竭的气管插管或气管切开的需要以及相应的并发症，改善预后；减少慢性呼吸衰竭呼吸机的依赖，减少患者的痛苦和医疗费用，提高生活的质量。

无创正压通气可以避免人工气道的不良反应、气道损伤、呼吸机相关性肺炎等，但同时不具有人工气道的一些作用，如气道引流、良好的气道密封性等。由于无创正压通气不可避免地存在或多或少的漏气，使得通气支持不能达到与有创机械通气相同的水平，临床主要应用于意识状态较好的轻、中度的呼吸衰竭，或自主呼吸功能有所恢复、从有创机械通气撤离的呼吸衰竭患者，而有意识障碍、有并发症或多器官功能障碍的严重呼吸衰竭应选择有创机械通气。无创正压通气与有创机械通气各自具有不同的适应证和临床地位，两者相互补充，而不是相互替代。

（一）适应证

具有呼吸功能不全的表现，并且无使用无创正压通气的禁忌证均可试用无创正压通气。患者出现较为严重的呼吸困难，辅助呼吸肌的动用，而常规氧疗方法（鼻导管和面罩）不能维持满意氧合或氧合障碍有恶化趋势时，应及时使用无创正压通气。无创正压通气并发症较少，可随时停用、间断使用，故可以早期试用。但患者必须具备使用无创正压通气的基本条件：较好的意识状态、咳痰能力、自主呼吸能力、血流动力学状况和良好的配合无创正压通气的能力。

（二）禁忌证

意识障碍、呼吸微弱或停止、无力排痰、严重的脏器功能不全、上消化道大出血、血流动力学不稳定等，未经引流的气胸或纵隔气肿、严重腹胀、上气道或颌面部损伤、术后、畸形、不能配合无创正压通气或面罩不适等。

（三）呼吸机的选择

要求能提供双相的压力控制或压力支持，其提供的吸气压力可达到 $20 \sim 30\ cmH_2O$，能够提供满足患者吸气需求的高流量气体（$60 \sim 100\ L/min$），具备一些基本的报警功能；若用于 I 型呼吸衰竭，要求能提供较高的吸氧浓度（>50%）和更高的流速需求。

（四）连接方式

应准备不同大小型号的鼻罩和口鼻面罩以供不同患者使用。鼻罩和口鼻面罩都能成功地用于急性呼吸衰竭的患者，在应用无创正压通气的初始阶段，口鼻面罩应首先考虑应用，患者病情改善 24 h 后若还需较长时间应用无创正压通气则可更换为鼻罩。

（五）通气模式与参数调节

1. 通气模式

持续气道正压和双水平正压通气是最为常用的两种通气模式，以后者最为常用。双水平正压通气有两种工作方式：自主呼吸通气模式（S 模式，相当于 PSV+PEEP）和后备控制通气模式（T 模式，相当于 PCV+PEEP）。因此双水平正压通气的参数设置包括吸气压（IPAP），呼气压（EPAP）及后备控制通气频率。当自主呼吸间隔时间低于设定值（由后备频率决定）时，即处于自主呼吸通气模式；自主呼吸间隔时间超过设定值时，即由自主呼吸通气模式转向后备控制通气模式。在急性心源性肺水肿患者首选持续气道正压，如果存在高碳酸血症或呼吸困难不缓解可考虑换用双水平正压通气。

2. 双水平正压通气参数调节原则

呼气压、吸气压均从较低水平开始，待患者耐受后再逐渐上调，直到达到满意的通气和氧合水平，或调至患者可能耐受的最高水平。双水平正压通气模式通气参数设置的常用参考值如下：吸气压/潮气量：$10\sim25$ cmH$_2$O/$7\sim15$ mL/kg；呼气压：$3\sim5$ cmH$_2$O（Ⅰ型呼吸衰竭时用 $4\sim12$ cmH$_2$O）；后备频率（T 模式）：$10\sim20$ 次/min，吸气时间：$0.8\sim1.2$ s。

（六）无创正压通气转换为有创通气的时机

应用无创正压通气 $1\sim2$ h 病情不能改善应转为有创通气。在应用无创正压通气过程中如何及时、准确地判断无创正压通气的效果，对于是继续应用无创正压通气，还是转换为有创机械通气具有重要意义：一方面可以提高无创正压通气的有效性，另一方面可避免延迟气管插管，从而提高无创正压通气的安全性。对于能够成功应用无创正压通气的患者的特征可能是基础病情较轻、应用无创正压通气后血气能快速明显改善、呼吸频率下降。而可能失败的相关因素为较高的 APACHE Ⅱ 评分、意识障碍或昏迷、对无创正压通气的初始治疗反应不明显、X 线检查提示肺炎、呼吸道分泌物很多、高龄、满口缺齿、营养不良等。

第四节 体外膜肺氧合技术

体外膜氧合（Extracorporeal Membrane Oxygenation，ECMO），简称膜肺，是抢救垂危患者生命的新技术。

一、ECMO 的原理和方法

ECMO 治疗期间，心脏和肺得到充分的休息，而全身氧供和血流动力学处在相对稳定的状态。此时膜肺可进行有效的二氧化碳排出和氧的摄取，体外循环机使血液周而复始地在机体内流动。这种呼吸和心脏的支持优越性表现在：①有效地进行气体交换。②长期支持性灌注为心肺功能恢复赢得时间。③避免长期高氧吸入所致的氧中毒。④避免了机械通气所致的气道损伤。⑤提供有效的循环支持。⑥ECMO 治疗中可用人工肾对机体内环境，如电解质，进行可控性调节。

ECMO 主要分为两种方式：V-V 转流与 V-A 转流。

（一）V-V 转流

经静脉将静脉血引出，经氧合器氧合并排出二氧化碳后，泵入另一静脉。通常选择股静脉引出，颈内静脉泵入，也可根据患者情况选择双侧股静脉。原理是将静脉血在流经肺之前已进行部分气体交换，弥补肺功能的不足。V-V 转流适合单纯肺功能受损，无心搏骤停危险的病例。可在支持下降低呼吸机参数至氧浓度<60%、气道压<40 cmH$_2$O，从而阻断为维持氧合而进行的伤害性治疗。需要强调 V-V 转流只可部分代替肺功能，因为只有一部分血液被提前氧合，并且管道存在重复循环现象（指部分血液经过 ECMO 管路泵入静脉后又被吸入 ECMO 管路，重复氧合）。

（二）V-A 转流

经静脉将静脉血引出，经氧合器氧合并排出二氧化碳后，泵入动脉。成人通常选择股动静脉；新生儿及幼儿由于股动静脉偏细，选择颈动静脉；也可开胸手术动静脉置管。V-A 转流是可同时支持心肺功能的连接方式。V-A 转流适合心力衰竭、肺功能严重衰竭并有心搏骤停可能的病例。由于 V-A 转流 ECMO 管路是与心肺并联的管路，运转过程会增加心脏后负荷，同时流经肺的血量减少。长时间运行可出现肺水肿甚至粉红泡沫痰。这可能就是 ECMO 技术早期对心脏支持效果不如肺支持效果的原因。当心脏完全停止跳动时，V-A 模式下心肺血液滞留，容易产生血栓而导致不可逆损害。如果超声诊断下心脏完全停止跳动>3 h 则应立即开胸手术置管转换成 A-A-A 模式。两条插管分别从左、右心房引出经氧合器氧合并排出二氧化碳后泵入动脉。这样可防止心肺内血栓形成并防止肺水肿发生。

ECMO 基本回路与 CPB 类似，一路导管将体内血液引流至储血罐，然后由机械泵将血泵入氧合器，经膜肺将血液氧合、排出 CO$_2$ 并加温后再通过另一路管道回输体内。引流体外和泵入体内的管道之间有一备用的短路，其作用是一旦回路或机械故障时可迅速将机体与 ECMO 系统脱离，从而确保临床使用安全。

ECMO 的管道回路模式分两种，即静脉-动脉体外氧合（VA-ECMO 模式）和静脉-静脉体外氧合（VV-ECMO 模式）。VA-ECMO 模式经静脉置管到达右心房引流静脉血，通过动脉置管到主动脉弓处将排出了 CO$_2$ 的氧合血回输动脉系统。新生儿一般选择右侧颈内静脉和颈总动脉置管，而成人可选择股动静脉。

ECMO 方式的选择要参照病因、病情，灵活进行。总体来说 V-V 转流方法为肺替代的方式，V-A 转流方法为心肺联合替代的方式。心脏功能衰竭及心肺衰竭病例选 V-A；肺功能衰竭选用 V-V 转流方法；长时间心跳停止选 A-A-A 模式。在病情的变化过程中还可能不断更改转流方式。例如在心肺功能衰竭急救过程中选择了 V-A 转流方法，经过治疗心功能恢复而肺还需要时间恢复，为了肺功能的快速恢复，转为 V-V 模式。不合理的模式选择则可能促进原发症的进展，降低成功率；正确的模式选择可对原发症起治疗作用，提高成功率。

二、ECMO 的适应证

ECMO 治疗效果主要取决于心脏和肺功能结构是否恢复。可逆性呼吸衰竭患者均可考虑用 ECMO，如急性休克、误吸、严重损伤、感染等造成的呼吸功能不全。

（一）心脏适应证

1. 急性心力衰竭

无法以药物或主动脉内球囊反搏维持足够的循环时，可考虑使用 ECMO。

2. 心脏手术后心源性休克

多由再灌注损伤引起的心肌顿抑所致。若无其他心脏结构异常或心肌梗死，单纯的心肌顿抑尽管暂时功能很差，都能在 4~6 天恢复。

3. 急性心肌炎

多为暂时性，是应用 ECMO 的良好指征。

4. 急性心肌梗死后心源性休克

可在 ECMO 辅助下行内科支架（PTCA）或外科搭桥（CABG）。

5. 心肌病

可在 ECMO 辅助下过渡到安装心室辅助装置或心脏移植。

6. 急性肺栓塞引起的右心衰竭

可先用 ECMO 稳定患者，再给予溶栓药，或手术去除肺动脉内的血栓。

（二）肺适应证

急性呼吸衰竭，无法以传统呼吸器，甚至高频呼吸器维持时，可考虑用 ECMO 取代肺脏功能，维持足够的换气，并降低呼吸器设定，减少过高的呼吸器设定对肺的直接损伤。

1. 新生儿肺部疾病：①吸入性胎粪肺炎症候群。②透明膜病。③先天性膈疝。④新生儿顽固性肺高压。

2. 急性呼吸窘迫综合征。

（三）其他

1. 肺移植。

2. 某些神经外科手术，如基底动脉瘤手术等，需要应用体外循环时，可考虑使用 ECMO。因为 ECMO 只用较少的肝素甚至不用肝素，出血并发症较少。此外，ECMO 在股动静脉插管，与开胸手术建立传统的体外循环相比，伤口较小，而且建立、撤除所耗费的时间也短。

三、ECMO 的禁忌证

1. 外科手术或外伤后 24 h 内。

2. 头部外伤并颅内出血 72 h 内。

3. 缺氧致脑部受损。

4. 恶性肿瘤。

5. 成人呼吸窘迫综合征并慢性阻塞性肺疾病。

6. 在应用 ECMO 前已有明显不可逆转的病况。

7. 持续进展的退化性全身性疾病。

ECMO 是一新兴的治疗方法，对呼吸功能衰竭有很好的治疗效果。它持续时间长，涉及方面多，很多问题有待进一步探讨。目前只有少数先进发达国家能常规开展，这是因为 ECMO 技术复杂，人力、物力、财力消耗大，远期效果尚需证实。随着体外循环设备的完善以及对 ECMO 各种问题的深入理解，其疗效将会不断提高。ECMO 是体外循环扩展应用的一个重要途径。

🔒 第三章 病毒性肺炎与细菌性肺炎

肺炎是常见的一种疾病，而在肺炎里面以细菌性肺炎和病毒性肺炎的类型比较多见。这两种疾病的区别可以从病因、临床症状、确诊方法、治疗用药等方面进行鉴别。

第一节　病毒性肺炎诊疗

病毒是引起呼吸道感染的常见病原体，通常是自限性病程。病毒可以引起普通感冒、鼻窦炎、咽炎、喉炎、气管炎、支气管炎和肺炎。病毒性呼吸道感染以上呼吸道感染最常见。肺炎常是上呼吸道感染向下蔓延的结果。病毒性肺炎患者多为婴幼儿、免疫功能缺陷患者和老年人，健康成人少见。引起病毒性肺炎的病毒包括原发性引起呼吸道感染的病毒（如流感病毒、呼吸道合胞病毒、副流感病毒、麻疹病毒、鼻病毒、冠状病毒和腺病毒等）和机会性引起呼吸道感染的病毒（如巨细胞病毒、水痘-带状疱疹病毒、单纯疱疹病毒和EB病毒等）。本病一年四季均有发生，但以冬春季多见。

一、流感病毒性肺炎

流感病毒属黏病毒科，根据病毒核蛋白和基质蛋白的抗原性分为甲、乙、丙型。甲型和乙型流感病毒组成一个属，丙型流感病毒归另一个属。流感病毒是有包膜的单股RNA病毒。包膜上有血凝素（HA）和神经氨酸酶（NA），据此分亚型。按照病毒来源地，分离株编号，分离年份和亚型命名分离株，例如甲型流感病毒/香港/68H_3N_2，乙型和丙型也按此命名。

血凝素有H_1、H_2、H_3三种，神经氨酸酶有N_1、N_2两种。血凝素是病毒与细胞受体结合的位点，神经氨酸酶使受体降解，复制开始后有将病毒颗粒与细胞分离的作用。针对血凝素的抗体在免疫中起主要作用，是中和抗体。神经氨酶抗体能限制病毒释放，缩短感染过程。

流行性感冒每年都有不同程度的流行。自 1918—1919 年大流行以来，已发生多次全球性大流行。甲型流感病毒的变异是很常见的自然现象，血凝素和神经氨酸酶均可发生变异。流感病毒的基因组是节段性的，因此感染过程中，基因重排的概率很高，在流行过程中很容易发生变异。由病毒间基因段重排引起的抗原性变异称抗原更换。由点突变引起的抗原性变异称抗原漂移。抗原更换仅限于甲型流感病毒。病毒抗原性发生改变常引起不同程度大流行。

流行性感冒几乎都发生在冬季，流行突然发生，2~3 周达到高峰，一般持续 2~3 个月，流行情况常迅速消退。与普通感冒不同，流行性感冒流行期间肺炎、心力衰竭和原发性肺病恶化的病例增多，其病死率也明显升高。

乙型流感病毒的血凝素和神经氨酸酶的变异少，致病力较甲型流感病毒弱，病情轻。丙型流感病毒是否导致人类疾病尚存疑问。

流感病毒主要通过咳嗽和喷嚏所形成的气溶胶传播，也可通过手或手与物接触的方式传播。

流行性感冒常表现为突然发生的全身症状，如发热、头痛、畏寒、周身疼痛，伴有呼吸道症状如咳嗽、咽痛。症状的严重程度不等。轻症患者与普通感冒的表现相似，无法鉴别，重症患者可出现严重并发症。绝大多数患者都有发热，在发病的 24 小时内迅速升高，通常持续 2~3 天，个别患者可持续 1 周，体温逐渐降至正常。体温恢复正常后，多数患者仍会有咽痛和咳嗽，可以持续 1 周以上。多数患者 1 周内可恢复体力，然而老年人虚弱和无力的症状可持续数周。

流行性感冒的常见并发症有：肺炎、Reye's 综合征、横纹肌溶解、脑炎、急性脊髓炎、吉兰-巴雷综合征等。

流行性感冒并发的肺炎有三种：原发性病毒性肺炎、继发性细菌性肺炎和病毒与细菌混合性肺炎。

单纯的原发性病毒性肺炎最少见，是最严重的肺部并发症，病死率高。原发性病毒性肺炎特别易累及有心脏病的患者，尤其是二尖瓣狭窄患者。常表现为持续高热、进行性呼吸困难、肺部可闻及湿性啰音。X 线显示双肺弥散性间质性渗出性病变。尸检病理表现为肺泡间隔明显炎症反应，有淋巴细胞、单核细胞和中性粒细胞浸润，肺泡内透明膜形成。常伴有严重的低氧血症。痰液中可分离出流感病毒，血及痰培养无细菌生长。抗生素治疗无效。患者常因心力衰竭或呼吸衰竭死亡。

继发性细菌性肺炎是指在病程中继发了细菌性肺部感染。表现为流感起病 2 天后，症状有所改善，但随后症状加重，出现细菌性肺炎的症状和体征。痰中不易分离出流感病毒。常见的致病菌为肺炎链球菌、金黄色葡萄球菌和流感杆菌。继发性细菌性肺炎常发生在有慢性肺部和心脏病患者以及老年人。

病毒和细菌混合性肺炎是流行性感冒流行期间最常见的肺部感染。其临床表现具有前两者的特点，但混合性肺炎的患者肺部受累范围没有原发性病毒感染广泛。

在流行性感冒的流行季节，根据当地防疫部门的疫情通报，短时间内出现大量相似病例以及典型的临床表现，可以临床诊断流感；但是在非流行区和非流行季节的散发病例无法与普通感冒鉴别。只能通过病毒分离来鉴别，但临床实际工作中常无法做到。

盐酸金刚烷胺可以防止流感病毒进入细胞内，在起病48小时内给药，可以减轻症状，缩短病程。成人剂量为100~200 mg，分2次服用。1~9岁儿童的剂量为4.4~8.8 mg/kg，分2次口服，疗程5~7天。也可选用金刚乙胺。这两种药物在流行性感冒的早期使用有效，晚期使用没有疗效。口服利巴韦林对流感病毒无效，雾化吸入有效。

奥司他韦能特异性抑制甲型和乙型流感病毒的神经氨酸酶活性，抑制流感病毒的复制，减轻病情，缩短病程。该药具有高度的特异性，对其他病毒、细菌和人类的神经氨酸酶没有抑制作用。可用于流感的治疗和预防。起病后越早服用效果越好，治疗流感时应在出现流感症状2日内开始用药。治疗流感时的剂量为75 mg，每日2次，服用5日。预防流感的推荐剂量为75 mg，每日1次，至少要服7天，流感流行期间应服6周。

目前已经有流感病毒的灭活疫苗。该疫苗是根据已经流行过的甲型和乙型流感病毒制备，若疫苗与流行的病毒密切相关，具有50%~80%的保护作用。下列情况推荐接种疫苗：①6月以上的幼儿；②65岁以上的老人。③护理慢性疾病患者的医护人员。④慢性心肺疾病患者。⑤在未来一年内需要规律随诊或住院的慢性病患者（例如糖尿病、慢性肾功能不全、血红蛋白病和免疫抑制患者）。⑥需长期服用阿司匹林的6个月~18岁的儿童和青少年；⑦妊娠2~3.5个月时正好处于流感流行季节的妇女。

甲型流感病毒流行期间，金刚烷胺和金刚乙胺可以预防流感，有效率为70%~90%。

二、呼吸道合胞病毒性肺炎

呼吸道合胞病毒（respiratory syncytial virus，RSV）是儿童下呼吸道感染的主要病原，偶尔可引起成人下呼吸道感染。

呼吸道合胞病毒属副黏病毒科，是有包膜的单股RNA病毒。根据细胞膜表面糖蛋白G的抗体，该病毒分为A和B两型，两型所致感染相似。血浆IgG水平或分泌IgA具有持续性保护作用，细胞免疫的保护作用尚不清楚。

呼吸道合胞病毒感染呈全球性分布，每年冬春季均有暴发流行。由于感染后免疫不完全，重复感染常见。在流行季节，医院内传播也很重要，20%～45%的住院婴幼儿会获得RSV感染，其中20%～50%会造成下呼吸道感染。RSV感染主要经呼吸道飞沫传播，常见于6个月内的婴儿。健康婴儿RSV感染的病死率<1%，而有先天性心脏病或支气管肺发育不全的婴儿RSV感染的病死率超过30%。有免疫功能缺陷成人患RSV肺炎的报道。

病变主要侵犯毛细支气管和肺泡，支气管炎的病理改变有支气管壁和周围组织水肿以及淋巴细胞浸润，支气管壁上皮细胞增生和坏死，小气道因脱落的上皮细胞和黏液栓造成梗阻。发生肺炎时，肺间质和肺泡内有单核细胞浸润，胞质内可见包含体。

本病的潜伏期2～8天。幼儿的原发感染通常有症状，常以发热、鼻充血、咳嗽起病，有时可引起咽炎。几天后出现呼吸困难、呼吸急促、肋间肌辅助呼吸，提示下呼吸道受累，支气管炎的典型表现是喘鸣和过度换气，肺炎常同时合并细支气管炎，表现为喘鸣、啰音和低氧血症。胸部X线可见双下肺纹理增厚，支气管周围阴影，气套征，发生肺炎时常见右上肺叶和中叶实变。有研究表明病毒性细支气管炎可以影响以后的肺功能。

3岁以上儿童和成人感染常表现为上呼吸道感染，表现为发热、鼻部充血、犬吠样咳嗽、咽痛和声音嘶哑。较普通感冒病情重，病程长。成人的严重肺炎可导致成人呼吸窘迫综合征。

冬春季婴幼儿发生细支管炎和肺炎时，必须考虑RSV感染，免疫缺陷的成人出现发热和肺部浸润时也必须考虑RSV肺炎。病毒分离较血清学诊断迅速而且敏感性高，在发病3～5天，取呼吸道分泌物做培养分离病毒，标本立即送检接种，不能冻存，3～7天后感染细胞内形成包涵体。也可用免疫荧光试验（IKT）和ELISA测定病毒抗原，也能做出早期诊断。

下呼吸道感染患者应常规给予氧疗。支气管扩张剂和皮质激素的应用尚有争议。现已证实利巴韦林对RSV感染临床有效。利巴韦林持续雾化吸入能改善患儿的临床情况和氧合状况，缩短排毒时间。推荐利巴韦林每天持续雾化吸入12～18小时，应用3～7天。

三、副流感病毒性肺炎

副流感病毒是婴儿和低龄儿喉炎和下呼吸道感染的主要病原，可引起各年龄段人群的普通感冒，在老年人可引起机会性肺炎。

副流感病毒属副黏病毒科，是有包膜的RNA病毒。RNA呈负极性单链，包膜表面的一种糖蛋白具有红细胞凝集素和神经氨酸酶活性。目前有 4 个型。分泌型 IgA 和干扰素对控制感染起重要作用。由于免疫持续时间短，重复感染常见。

副流感病毒遍及全球，1 型和 2 型流行发生在秋季，由于来自母体的被动免疫，1 型和 2 型很少致 4 个月内婴儿严重感染。3 型流行全年可见，尽管有来自母体的被动免疫，3 型可致婴儿严重的下呼吸道感染 4 型较少致病，病情轻，为局限于上呼吸道的轻症感染。近 50% 的喉气管支气管炎的病因是 1 型和 3 型病毒，10%～15% 的儿童肺炎和支气管炎是由 3 型副流感病毒所致。1 型和 3 型也可引起老年人的呼吸道感染。在严重免疫功能缺陷的患者，3 型可引起致命的巨细胞肺炎。

副流感病毒通过直接接触和飞沫传播：副流感病毒主要侵犯呼吸道的表层组织，在上皮细胞内增殖，损伤较轻，在成人仅引起轻度呼吸道感染。但在 5 岁以下婴幼儿，病毒侵犯呼吸道柱状纤毛上皮细胞，引起细胞变性、坏死、糜烂和增生，当侵犯肺组织时，引起间质性肺炎。

本病的潜伏期 3～8 天。多数副流感病毒感染没有症状。在儿童和成人最常见的表现是普通感冒，但是在低龄儿童，4 个血清型引起的临床表现差异较大。1 型和 2 型是喉炎支气管炎的最主要病原，1 型主要见于 6 个月～3 岁幼儿，2 型见于 8～36 个月婴幼儿。表现为鼻塞、流涕、咽痛、痉挛性咳嗽、声音嘶哑，伴有不同程度的上呼吸道梗阻表现。3 型病毒在 1 岁以内的婴儿表现为细支气管炎和肺炎。与呼吸道合胞病毒性肺炎类似，1～3 岁幼儿表现为喉气管支气管炎，年长儿表现为支气管炎和气管炎。4 型病毒感染仅有轻度呼吸道症状。副流感病毒在老年人可引起肺炎。

当地有副流感病毒流行，有助于诊断，散发病例诊断困难，需进行病原学检查方能确诊。在感染的 3 天内，留取鼻咽分泌物接种易感染细胞进行病毒分离，通常 10 天内可分离出病毒。采用免疫荧光酶联免疫吸附法或放免法快速检查呼吸道分泌物中脱落上皮细胞中的病毒抗原，可做到快速诊断：留取发病初期和恢复期双份血清，应用中和试验，血凝抑制试验和补体结合试验测定特异性 IgG 抗体，特异性 IgG 抗体效价 4 倍以上升高可做出血清学诊断。

目前无有效的抗副流感病毒感染的药物，临床治疗以对症治疗和支持治疗为主。要注意预防和治疗继发性细菌感染。目前尚无副流感病毒疫苗。

第二节 细菌性肺炎诊疗

一、肺炎链球菌肺炎

肺炎链球菌肺炎是肺炎链球菌感染引起的急性肺组织炎症，为社区获得性细菌性肺炎中最常见的一种。约占社区获得性细菌性肺炎的半数，医院内肺炎中仅占 3%~10%。肺炎链球菌肺炎通常以上呼吸道急性感染起病，临床表现为高热、畏寒、咳嗽、血痰及胸痛，并有肺实变体征等。自从抗菌药物广泛应用，临床表现趋于不典型。国内肺炎链球菌肺炎缺乏确切的发病率，在美国其每年发患者数约为 50 万。近来虽然在诊断、治疗和预防等方面有了很大进步，但此病在全世界仍有较高的发病率和病死率。

（一）病因

肺炎链球菌为革兰阳性双球菌，有荚膜，属链球菌科的链球菌属。肺炎链球菌在人体内能形成荚膜，系多糖多聚体，可保护细菌免受吞噬细胞吞噬。在普通染色标本中，菌体外围的荚膜区呈不着色的半透明环。根据荚膜多糖抗原特性，肺炎链球菌可分近 90 个血清型，大多数菌株不致病或致病力很弱，仅部分菌株有致病力，荚膜多糖抗原与肺炎球菌的致病力有密切关系。成人致病菌多为 1~9 型，以第 3 型毒力最强，常致严重肺炎。

（二）发病机制

1. 基本发病机制

肺炎链球菌为口咽部定植菌，主要靠荚膜对组织的侵袭作用引起组织的炎性反应，通常在机体免疫功能低下时致病。在全身及呼吸道防御功能受损时，如上呼吸道病毒感染、受凉、淋雨、劳累、糖尿病、醉酒或全身麻醉均可使机体对肺炎链球菌易感。肺炎链球菌经上呼吸道吸入肺泡并在局部繁殖。细菌不产生毒素，不引起原发性组织坏死或形成空洞，其致病力是由于含有高分子多糖体的荚膜对组织的侵袭作用。细菌能躲避机体吞噬细胞的吞噬过程，并主要在肺泡内的富含蛋内质的渗液中繁殖。首先引起肺泡壁水肿，然后迅速出现白细胞和红细胞渗出，含菌的渗出液经肺泡间孔（Cohn 孔）向邻近肺泡扩散，甚至蔓及几个肺段或整个肺叶，典型的结果是导致大叶性肺炎。

2. 非典型表现发病机制

患有黏液、纤毛运动障碍的患者如慢性阻塞性肺病（COPD），或肺水肿及心力衰竭，特别容易感染本菌，老年及婴幼儿感染可沿支气管分布即支气管肺炎。

（三）病理

病理改变有充血水肿期、红色肝变期、灰色肝变期和消散期。整个过程包括肺组织充血水肿，肺泡内浆液性渗出和红、白细胞浸润，吞噬细菌，继而纤维蛋白渗出物溶解、吸收，肺泡重新充气。初阶段是充血，特点是大量浆液性渗出物，血管扩张及细菌迅速增殖，持续 1~2 天；下一阶段叫作"红色肝样变"，即实变的肺脏呈肝样外观，一般从第 3 天开始，肺泡腔内充满多形核细胞，血管充血及红细胞外渗，因此肉眼检查呈淡红色。接着是"灰色肝样变"期，第 4~6 天达到高峰，该期的纤维蛋白集聚与处于不同阶段的白细胞和红细胞有关，肺泡腔充满炎症渗出物，最后阶段是以渗出物吸收为特征的消散期，常在病程第 7~10 天出现。实际上四个病理阶段很难绝对分开，往往相互重叠，而且在使用抗生素的情况下，这种典型的病理分期已很少见。病变消散后肺组织结构多无损坏，不留纤维瘢痕。

极个别患者由于机体反应性差，肺泡内白细胞不多，白细胞溶解酶少，纤维蛋白吸收不完全，甚至有成纤维细胞形成，发生机化性肺炎。如细菌毒力强且未及时使用有效抗生素，15%~20%细菌经胸淋巴导管进入血循环，形成肺外感染包括胸膜炎、关节炎、心包炎、心内膜炎、腹膜炎、中耳炎，5%~10%可并发脓胸，少数可发生败血症或感染性休克，侵犯脑膜可引起化脓性脑膜炎。

（四）临床表现

1. 症状

常见症状：本病以冬季和初春为多，这与呼吸道病毒感染流行有一定关系。青壮年男性或老幼多见。本病发病随年龄增大，发病率不断增高，春、冬季节因带菌率较高为本病多发季节。

（1）诱因：常有受凉、淋雨、疲劳、醉酒、精神刺激、上呼吸道病毒感染史，半数左右的病例有上呼吸道感染的先驱症状。

（2）全身感染中毒症状：起病多急骤，有高热，体温在数小时内可升到 39~40 ℃，高峰在下午或傍晚，亦可呈稽留热型，与脉率相平行。常伴有畏寒，半数有寒战。可有全身肌肉酸痛，口角或鼻周出现单纯疱疹。

（3）呼吸系统症状：咳嗽，初起无痰或痰量不多，后逐渐变成带脓性、血丝或"铁锈"痰液。

非典型症状：仅表现为高热性胸痛，而呼吸道症状不明显，可有食欲锐减、恶心、呕吐、腹痛、腹泻；患侧胸痛，可放射至肩部、腹部，咳嗽或深呼吸时加重，有时被误诊为急腹症、心绞痛或心肌梗死。累及脑膜时可表现意识模糊、烦躁不安、嗜睡、谵妄等。但在很多情况下，特别是婴幼儿和老年患者，本病较为隐袭，症状可不典型。少数年老体弱者起病后不久便表现为休克。

2. 体征

常见体征如下所述：

（1）急性热病容：面颊绯红、鼻翼翕动、皮肤灼热、干燥、口角及鼻周有疱疹；病变广泛、低氧血症时，可出现气急、发绀。

（2）肺部体征：典型的肺部实变体征受累侧胸部呼吸运动减弱，呼吸音减低，可闻及少许湿性啰音。大片肺叶实变时才有典型的实变体征如叩诊呈浊音，语颤增强，管状呼吸音和湿性啰音。病变累及胸膜时可引起局部胸壁压痛，听诊有胸膜摩擦音；并发大量胸腔积液时，气管可偏移，叩诊实音，呼吸音减低或消失。

非典型体征如下所述：

（1）在年幼、体弱和老年人以及感染早期，临床表现可不明显，仅表现出疲乏、精神恍惚或体温升高。

（2）由于早期诊断及治疗，近年来一般肺炎链球菌肺炎可能在未完全实变时已开始消散，部分可不出现明显的异常体征，仅有高热，无干、湿性啰音。

（3）少数有脓毒血症者，可出现皮肤、黏膜出血点，巩膜轻度黄染。发现头痛特别是颈部疼痛或有僵硬感，颈有阻力提示可能累及脑膜。心率增快、心界的扩大，提示心力衰竭。炎症延及膈胸膜外围可引起上腹部压痛，炎症严重者可引起腹部胀气及肠梗阻。严重感染可并发休克，血压下降或测不出。

（五）治疗

1. 药物治疗

一经疑似诊断应立即开始抗生素治疗，不必等待细菌培养结果。青霉素可作为肺炎链球菌肺炎的首选药物，对无并发症的肺炎链球菌肺炎经验性治疗推荐青霉素，给青霉素 G

80万~240万单位静脉注射，1次/4~6h。青霉素自问世以来一直被认为是治疗肺炎链球菌感染的常规敏感药物。但自从20世纪60至70年代在澳大利亚和南非首次报道发现耐青霉素肺炎链球菌（PRSP）以来，PRSP流行呈上升趋势；对PRSP引起的各种感染均应选择青霉素以外的抗生素治疗，但对低度耐药株可用大剂量的青霉素G，使血药浓度远高于MIC以取得较好的抗菌效果。对于严重肺炎链球菌感染伴发原发疾病患者，也可选用青霉素G，须在治疗过程中注意观察疗效，并根据药敏结果及时调整给药方案。医源性感染患者对青霉素低度耐药者可选用大剂量青霉素G治疗，p-内酰胺类抗生素中以阿莫西林为最有效的药物，其他有效药物包括青霉素类如氨苄西林，头孢菌素中的头孢唑啉、头孢丙烯、头孢克洛、头孢噻肟、头孢曲松也有效。万古霉素对PRSP感染有极强的抗菌活性，替考拉宁作用与万古霉素相似，不良反应减轻，半衰期延长。对青霉素过敏者，可静脉滴注红霉素，或口服克拉霉素或阿奇霉素。大环内酯类抗生素的抗菌活性，以红霉素最强，但国内耐红霉素肺炎链球菌的比例高达50%。阿奇霉素与红霉素等沿用品种相比，其对流感嗜血杆菌和非典型病原的抗微生物活性明显增强；与头孢呋辛等β-内酰胺类抗生素相比，对呼吸道非典型病原有良好活性。由于阿奇霉素血浓度较低，国内外不推荐用于治疗伴有菌血症的肺炎链球菌肺炎。大环内酯类新品种，如罗红霉素、阿奇霉素、克拉霉素抗菌谱没有明显扩大，常用于社区获得性感染，不宜作为重症感染的主要药物，除非有病原体检查结果支持或临床高度疑似为军团菌感染。在体外和动物实验中，许多药物的联合用药表现出了很大的抗菌活性，如头孢曲松与万古霉素，氨苄西林与利福平，阿莫西林与头孢噻肟、氯苯吩嗪与头孢噻肟，对PRSP表现出协同作用，可能在将来针对PRSP感染的治疗中是一种较好的方案。PRSP感染危及患者的生命，病死率高，更为严重的是PRSP菌株在患者之间的传播，控制感染方案失败，抗生素使用不合理，均可引起医院感染，因此对PRSP进行预防控制是很有必要的。新一代氟喹诺酮类组织渗透性好，痰液中药物浓度多达血药浓度的50%以上，肺组织浓度可达血浓度的3~4倍。如左氧氟沙星、莫西沙星、加替沙星对大多数中度耐药菌株有效。在第三代头孢菌素耐药比较高的某些地区，尽管经验性选用万古霉素治疗的方案有争议，但临床医生根据经验将氟喹诺酮或万古霉素作为首选。如对青霉素高度耐药，可用第三代头孢菌素，如头孢曲松或头孢噻肟，或伊米配能等。抗菌药物疗程一般为5~7天，或在退热后3天停药。对衰弱患者疗程应适当延长。除抗生素治疗外，还应予以适当的对症治疗和支持治疗，包括卧床休息、补充液体及针对胸膜疼痛使用止痛药。

2. 并发症的处理

（1）肺外感染

经适当抗生素治疗以后，高热一般在 24 h 内消退，或在数天内呈分离性下降，如体温再升或 3 天后仍不退者，应考虑肺炎链球菌的肺外感染，如脓胸、心包炎或关节炎等。持续发热的其他原因还有混杂细菌感染，药物热或存在其他并存的疾患。肺炎治疗不当，可有 5%并发脓胸，对于脓胸患者应予置管引流冲洗，慢性包裹性脓胸应考虑外科肋间切开引流。

（2）脑膜炎

如疑有脑膜炎时，给予头孢噻肟 2 g 静脉注射，1 次/4~6 h 或头孢曲松 1~2 g 静脉注射，1 次/12 h，同时给予万古霉素 1 g 静脉注射，1 次/12 h，可加用利福平 600 mg/天口服，直至取得药敏结果。除静脉滴注有效抗生素外，应行腰穿明确诊断，并积极脱水，吸氧并给予脑保护。

（3）感染性休克

强有效的控制感染是关键，有并发症如脓胸而需要引流或有转移感染灶如脑膜炎、心内膜炎、脓毒性关节炎需加大青霉素剂量、补充血容量，对老年发热患者慎用解热镇痛药，特别合并低血压者注意防止虚脱，补足液体量。可加用血管活性药物以维持休克患者的血压，保证重要脏器的血液灌流，并维持血压不低于 100/60 mmHg，现临床上常用以下方法。

①多巴胺以微量泵入，严重时加间羟胺静脉滴注。

②输氧：一般鼻导管给氧，呼吸衰竭可考虑气管插管、气管切开和呼吸机辅助通气。

③纠正水、电解质和酸碱失衡：监护期间要密切随访血电解质、动脉血气，尤其是对 COPD 患者。

（4）其他

临床表现腹痛又合并高热患者，排除外科急腹症可应用解热镇痛药；因基础病不同酌情予以解痉止痛药。如果临床症状逐步改善，而且病因明确，不应改变治疗方案。当患者仍无好转时，需考虑以下因素：病因诊断错误，药物选用不当，疾病已属晚期或重复感染，并发症使者抵抗力低下，用药方法错误，肺炎链球菌属耐药菌株：青霉素的发现使肺炎链球菌性肺炎的病死率大大降低，本病总病死率为 10%，但在已知病原菌的社区获得性肺炎死亡病例中，肺炎链球菌肺炎仍占较大比例。一般主张对 35 岁以上的患者要随访 X 线检查。胸部 X 线检查可能要在几周之后才能看到浸润消散，病情严重及有菌血症或原先已有慢性肺病的患者尤其如此。有肿瘤或异物阻塞支气管时，肺炎虽在治疗后消散，但阻塞因素未除，仍可再度出现肺炎。治疗开始 6 周或 6 周以上仍然有浸润，应怀疑其他疾病如原发性支气管癌或结核的可能。

二、葡萄球菌肺炎

葡萄球菌肺炎是由葡萄球菌引起的急性化脓性炎症，近年来有增多的趋势。金黄色葡萄球菌占社区获得性肺炎的比例为 0~5%，重症肺炎中最高报道为 11.1%。也是医院获得性肺炎的主要病原菌之一，许多研究估计占所有医院获得性肺炎的 15%~35%。与甲氧西林敏感的金黄色葡萄球菌（MSSA）相比，耐甲氧西林的金黄色葡萄球菌（MRSA）所致的社区和医院获得性感染的病死率明显增高，故更加引起了医学界的广泛关注。

（一）病因和发病机制

葡萄球菌属含 32 种细菌，仅有一些对人体致病。为革兰阳性球菌，可分为凝固酶阳性的葡萄球菌（主要为金黄色葡萄球菌）及凝固酶阴性的葡萄球菌（如表皮葡萄球菌和腐生葡萄球菌）。葡萄球菌的致病物质主要是毒素与酶，如溶血毒素、杀白细胞素、肠毒素等，具有溶血、坏死、杀白细胞及血管痉挛等作用。凝固酶阳性的葡萄球菌致病力较强，随着医院感染的增多，由凝固酶阴性葡萄球菌引起的肺炎也不断增多。

金黄色葡萄球菌是毒力最强的葡萄球菌，广泛存在于自然界及人体，对外界有较强的适应能力，干燥环境下可存活几个月，常定植在健康人鼻前庭，带菌可达 15%~50%，细菌胞壁上的部分胞壁酸有助于细菌在鼻前庭的细胞附着。除气管切开或烧伤患者外，虽然人群间的传播是否通过直接接触和空气传播尚不清楚，但金黄色葡萄球菌很容易通过直接接触和空气产生播散。动物可以通过直接接触、环境污染或食物的作用，在人类 MRSA 感染中起到重要作用。

（二）病理和生理

经呼吸道吸入途径所致肺炎呈大叶性或呈广泛的、融合性的支气管肺炎。支气管及肺泡破溃可使气体进入肺间质，并与支气管相通。当坏死组织或脓液阻塞细支气管，形成单向活瓣作用，产生张力性肺气囊肿。浅表的肺气囊若张力过高，可破溃形成气胸或脓气胸，并可形成支气管胸膜瘘。血源性金黄色葡萄球菌肺炎多发生于葡萄球菌菌血症患者。细菌栓子引起肺部多发的化脓性炎症病灶，进而发展成多发性肺脓肿，可侵及胸腔、心包，也可伴其他葡萄球菌引起的炎症，如脑膜炎、关节炎等。

（三）临床表现、实验室检查及器械检查

金黄色葡萄球菌的临床表现随患者感染途径而异，经呼吸道吸入感染者较少见，大多发生于流感后。血源性途径感染者常以原发病灶表现和毒血症状为主。院内获得性肺炎多发于体质严重虚弱、气管切开、气管插管、使用免疫抑制药或近期做过手术的患者。

1. 典型表现

（1）急骤发病，全身中毒症状严重，寒战、高热、咳嗽、脓痰、脓血痰、呼吸困难、发绀等。

（2）病情发展迅速，神志改变、谵妄、昏迷甚至休克，多见于由肺外感染至血行播散者。

（3）院内感染出现在手术后监护病房及长期住院者，起病隐匿。呼吸道症状较轻、低热、咳嗽少量脓痰。病情变化快。

（4）血源性葡萄球菌肺炎继发于肺外感染的血行播散，全身中毒症状重，可找到原发病灶和其他部位感染的症状和体征。累及胸膜则发生脓胸。

（5）体征：早期局部呼吸音减低，可闻及干湿性啰音。并发脓胸则有叩诊浊音，呼吸音减弱或消失。有气胸则叩诊鼓音，呼吸音减弱或消失。

（6）实验室检查：外周血内细胞在 20×10^9 个/L 左右，有些病例可高达 50×10^9 个/L，中性粒细胞明显升高，有中毒颗粒、核左移现象。重症病例由于细菌分泌杀白细胞素导致白细胞计数减少。痰涂片革兰染色可见大量成堆葡萄球菌与脓细胞、白细胞发现球菌有诊断价值。痰、血及胸液培养葡萄球菌生长。血清胞壁酸抗体测定对早期诊断有帮助，血清抗体大于等于 1：4 为阳性，特异性较高。

（7）X线表现：肺浸润、肺脓肿、肺气囊肿和脓胸、脓气胸为金黄色葡萄球菌肺炎的四大X线征象，在不同类型和不同病期以不同的组合表现。多发性小脓肿、肺气囊肿和脓胸、脓气胸为婴幼儿金黄色葡萄球菌肺炎的特征，且早期临床表现常与胸部X线表现不一致，即临床症状很重，而胸片表现不明显。但病变发展快，可于数小时发展成为多发性肺脓肿、肺气囊肿、脓胸，并可产生张力性气胸、纵隔气肿。

原发性感染者早期胸部X线表现为大片絮状、密度不均的阴影。可成节段或大叶分布，亦有成小叶样浸润，病变短期内变化大，可出现空洞或蜂窝状透亮区，或在阴影周围出现大小不等的气肿性大泡、栓塞性葡萄球菌肺炎的特征是在不相邻的部位有多发性浸

润，浸润易形成空洞，这些现象表示感染源来源于血管内（如右侧心内膜炎或脓毒性血栓性静脉炎）。通常，血源性感染者胸部 X 线表现呈两肺多发斑片状或团块状阴影或多发性小液平空洞。血源性葡萄球菌肺炎早期在两肺的周边部出现大小不等的斑片状或团块状阴影，边缘清楚，有时类似转移癌，但随病情发展，病灶周边出现肺气囊肿，并迅速发展成肺脓肿。

2. 非典型表现

（1）一些经血行感染者找不到原发病灶。

（2）部分患者亚急性起病，肺炎症状不典型。

（3）老年患者及有慢性基础疾病患者及某些不典型病例，呈亚急性经过，起病较缓慢，症状较轻，低热，咳少量脓性痰，有时甚至无临床症状，仅在摄胸片时发现肺部点状或边缘模糊的片状阴影。有时虽无呼吸系统症状及高热，而患者已发生中毒性休克，出现少尿、血压下降。

（4）有些金黄色葡萄球菌肺炎还可出现类似吉兰-巴雷综合征和多发性肌炎的肺外并发症表现。少数病例因出现腹痛被误诊为阑尾炎。

（5）影像学上有些肺上叶的病变易误诊为结核。

（四）诊断和鉴别诊断

根据典型临床表现、X 线征象、呼吸道分泌物涂片及培养，加上患者有金黄色葡萄球菌肺炎的易感因素，可做出诊断。但本病早期临床表现与 X 线改变不符合，病原学检查虽是确诊的依据，但需要一定的时间，也存在着敏感性和特异性的问题，早期诊断常有困难。X 线检查随访追踪肺部病变动态变化对诊断有帮助。临床上应与其他疾病相鉴别。

1. 其他细菌性肺炎

如流感杆菌、肺炎克雷白菌、肺炎链球菌引起的肺炎。根据病史、症状、体征、胸部 X 线等检查可做出初步判断，但最终鉴别需病原学检查。

2. 肺结核

上叶金黄色葡萄球菌易与肺结核混淆，尤其是干酪性肺炎，二者无论是症状体征及影像学检查均相似。此外，发生于下叶的不典型肺结核也易误诊为金黄色葡萄球菌肺炎。应通过仔细询问病史、相关实验室检查以及对治疗的反应进行鉴别。

3. 真菌性肺炎

医院内获得性真菌性肺炎与金黄色葡萄球菌肺炎患者有相似的易感因素，症状体征及影像学改变区别不大，临床上判别有困难。确诊依赖于病原学诊断。

4. 其他非感染性疾病

发生于肺的其他非感染性疾病如肺肿瘤、肺栓塞、肺血管炎等疾病也可出现发热、外周血白细胞升高、胸部 X 线见肺浸润影，需通过病史及相关辅助检查进行鉴别。

（五）治疗

1. 抗菌药物治疗

应根据痰培养及药物敏感试验结果选用抗生素。

（1）甲氧西林敏感的金黄色葡萄球菌（MSSA）治疗：可选用耐青霉素酶的半合成青霉素或头孢菌素，如苯唑西林、氯唑西林、头孢唑啉、头孢呋辛，也可选用克林霉素、复方磺胺甲恶唑（SMZco），联合使用阿米卡星、磷霉素、夫西地酸钠、利福平、氟喹诺酮类等药物。由于医院获得性感染多为耐多药菌株，治疗时不宜选用 β-内酰胺类、林可霉素类、氟喹诺酮类及 SMZco。

（2）MRSA 的治疗

①糖肽类药物：可选用万古霉素，成人剂量为 1.0 g/次，1 次/12 h 缓慢静脉滴注。也可选去甲万古霉素，成人 0.8~1.6 g/d，分 2~3 次缓慢静脉滴注。或替考拉宁 0.4 g/次，首 3 次剂量每 12h 静脉给药 1 次，以后则 0.4 g/d。两种药物的作用机制相似，在体外替考拉宁较万古霉素容易产生诱导耐药。常用剂量下替考拉宁的肾毒性低于万古霉素，其半衰期为 40~70 h，每天一次给药方案为门诊治疗提供了方便。

②恶唑烷酮类：利奈唑胺，成人 0.6 g/次，1 次/12 h，静脉或口服。最常见的不良反应为腹泻、头痛、恶心。

③甘氨肽四环素类：替加环素，起始剂量为 0.1 g，以后 50 mg，1 次/12 h。

2. 体位引流

脓气胸应尽早胸腔置管引流。肺脓肿应嘱患者按病变部位和全身情况做适当体位引流。

3. 其他

营养支持等均十分重要。伴随葡萄球菌心内膜炎患者在抗菌治疗症状改善后应尽早进行心脏赘生物的手术治疗。

🔒 第四章 纵隔疾病与膈肌疾病

纵隔是两侧纵隔胸膜之间的间隙及位于其中的器官的总称。其范围前为胸骨，后为脊柱，上界为由第一胸椎、第一对胸肋和胸骨上缘共同围成的胸廓上口，下界为膈肌，左右界为两侧纵隔胸膜。为临床工作方便，纵隔被人为地划分为不同的区域，近年来以四分法应用较广。该划分法在第4胸椎下缘至胸骨柄下缘划一条直线，将纵隔划分为上纵隔和下纵隔；下纵隔又分为三个区：自胸骨到心包前缘为前纵隔，心包所在区域为中纵隔，心包至脊柱之间为后纵隔，纵隔内有许多重要结构。如上纵隔内有胸腺、上腔静脉、左右无名静脉、奇静脉、主动脉弓、无名动脉、左颈总动脉、左锁骨下动脉、气管、食管、胸导管、淋巴结、交感神经、膈神经、喉返神经等；前纵隔为脂肪组织，其内有胸骨淋巴结和纵隔前淋巴结；中纵隔主要由心脏和心包占据，此外尚有升主动脉、上腔静脉下段、肺动脉、气管、主支气管、膈神经和淋巴结等；后纵隔内有食管、胸主动脉、奇静脉、半奇静脉、胸导管、迷走神经、交感神经等。

第一节　纵隔疾病

纵隔疾病的临床诊断方法近年取得了明显的进步。除了传统的病史询问、体格检查、实验室检查外，各种影像学检查技术发展很快：CT扫描和磁共振成像（MRI）可以清晰地显示纵隔内结构变化，正电子发射扫描成像（PET）已应用于纵隔疾病（特别是纵隔占位性病变）的辅助诊断。采用各种活检技术以获取组织学或细胞学材料进行病理学或细胞学检查，对于明确纵隔内病变的性质具有重要意义。

一、纵隔炎

纵隔炎可分为急性和慢性两种。前者为急性感染性病变，易迅速发展为纵隔脓肿，临床表现急重凶险，病死率较高；后者起病多潜隐，病理改变可表现为以肉芽肿病变为主者

（亦称为肉芽肿样纵隔炎）或以纤维化病变为主者（亦称为成纤维化纵隔炎、纵隔纤维化或硬化性纵隔炎），临床主要表现食管、腔静脉及纵隔内其他脏器狭窄或梗阻所致的症状和体征，

（一）急性纵隔炎

1. 病因

（1）继发于纵隔及其邻近脏器损伤或感染者

食管疾患是导致本病的常见原因，如食管癌手术后发生吻合口瘘、食管异物致食管穿孔食管镜检查误伤食管致穿孔、食管扩张治疗等过程中损伤食管致穿孔、严重呕吐致食管损伤（Mallory Weiss 综合征）、剧烈咳嗽致食管破裂、食管癌坏死形成溃疡、放射治疗后食管壁坏死、气管切开后放置的气管内管压迫致气管食管瘘等，均可使含大量细菌的消化道或呼吸道液体进入纵隔，导致纵隔急性化脓性感染。气管插管或支气管镜检查损伤气管壁形成瘘管或气管术后吻合口瘘亦可引起本病。近年随着心脏外科手术的普遍开展，胸骨正中切口术后感染导致急性纵隔炎的病例日渐增多。其他如纵隔淋巴结、心包等部位的化脓性感染亦可蔓延至纵隔的疏松结缔中。纵隔邻近脏器如肺和胸膜化脓性感染时扩散到纵隔，腹膜后的化脓性感染及膈下脓肿等亦有累及纵隔者。战争期间钝性或贯通性胸部外伤是急性纵隔炎的常见原因。

（2）下行性感染

颈深部筋膜间隙与纵隔是相通的，因此，口腔和颈部的化脓性感染可向下蔓延至纵隔导致本病，牙龈脓肿等口腔疾患所致的急性纵隔炎常为需氧菌与厌氧菌的混合性感染。

（3）血行感染

可见于脓毒败血症患者，细菌（多为金黄色葡萄球菌）由身体其他部位经血行达到纵隔而致病。

由于纵隔内除各种脏器外为疏松的结缔组织，感染一旦发生常迅速蔓延，易于累及邻近脏器，如因食管穿孔所致的急性纵隔炎常并发脓胸。纵隔脓肿形成后亦可破入胸膜腔、食管、支气管等邻近组织。

2. 临床表现

本病起病急骤，全身毒血症状十分明显，高热、寒战、烦躁不安，严重者发生感染中毒性休克。继发于食管疾患者常有下咽不适或疼痛，其部位往往提示食管穿孔处；下行性急性纵隔炎常伴有原发感染灶的症状，如咽痛不适等。纵隔脓肿形成时压迫大气道，患者

出现咳嗽、呼吸困难、发绀、心动过速等症状。胸骨后疼痛明显，并向颈部放射。感染向下蔓延时，可有上腹痛。体检患者多呈急性面容，胸骨触痛或叩痛，纵隔浊音界扩大，纵隔有积气者于颈部可扪及皮下气肿，发生脓胸或脓气胸者对查出胸腔积液或积气体征。周围血中见白细胞总数和中性粒细胞比例均明显增高。

X 线胸片见两侧纵隔阴影增宽，一般以两上纵隔较明显，侧位胸片见胸骨后密度增高，气管和主动脉弓轮廓模糊，形成纵隔脓肿者可见软组织影向纵隔的一侧凸出，可压迫气管或食管而使其移位，其内可见液平。纵隔气肿、颈部皮下气肿亦较常见。尚可见胸腔积液和积气的征象，左侧较多。对怀疑原发病为食管疾患者行食管碘油或有机碘液造影可证实食管穿孔、食管气管瘘、食管胸膜瘘等病变。CT 扫描和磁共振成像对于明确纵隔脓肿的部位及确定引流治疗方案很有帮助。

3. 诊断

结合食管病变、内镜检查、口腔或咽部脓肿等相关病史，临床症状和体征以及相应的 X 线胸片改变一般即可做出临床诊断。

4. 治疗

（1）内科治疗

早期依经验性用药原则选用大剂量广谱抗生素，对于继发于口腔和颈部脓肿的下行性感染者应注意抗生素既能覆盖需氧菌，又能覆盖厌氧菌，对于血行感染者应重点选用抗金黄色葡萄球菌的药物，病原菌明确后可参考体外药敏试验结果选药。加强支持疗法，对于因食管穿孔或食管瘘而需禁食者可经完全胃肠外营养疗法补足所需的各种营养成分。积极纠正休克，纠正缺氧。

（2）外科治疗

针对原发病进行相应处理，如对食管穿孔进行修补。尽可能彻底引流。可用含稀释的抗生素的生理盐水行局部灌注冲洗。对于经胸骨正中切口行心脏手术后发生急性纵隔炎者，可再次开胸彻底清创、引流、灌洗，用肌瓣填充修复。

（二）慢性纵隔炎

1. 病因

本病病因尚不十分清楚，已知多种感染与其有关，包括结核杆菌、非结核分枝杆菌、真菌（如组织胞浆菌）、土壤丝菌和放线菌等微生物感染。此外，结节病、外伤性纵隔出血，药物中毒等可能与部分病例有关。有研究认为自身免疫可能参与了本病的发生。胸外放射治疗亦有引起本病的报道。尚有部分患者病因完全不明，称为特发性纵隔纤维化。

本病病理变化主要为肉芽肿样改变和纤维化样改变，有认为纤维化是由长期慢性肉芽肿演变而来。病变在纵隔内形成片状或团块状结构，压迫纵隔内重要结构而产生症状和体征。

2. 临床表现

早期患者可无明显症状。随病变缓慢加重，逐渐出现纵隔内器官粘连或压迫的相应表现。由于静脉壁薄易受压迫，故常出现上腔静脉阻塞综合征：患者头面部、颈部及上肢水肿；颈静脉充盈；胸壁静脉扩张，血液由上向下流动形成侧支循环；尚有食管静脉因侧支循环而曲张并破裂出血的报道。患者可有头痛，头昏、呼吸困难、发绀等症状。有时突然发生脑水肿症状。随着侧支循环的逐步建立，症状可代偿性缓解，有随诊数十年而仍生存者。病变压迫食管可产生吞咽不适甚至吞咽困难。气管和支气管受压可产生咳嗽，严重时可出现呼吸困难。压迫肺血管可致肺血管淤血、咯血、肺动脉高压、肺小动脉血栓形成等。喉返神经受压可出现声音嘶哑，膈神经受压可引起膈肌麻痹。

X 线胸片可无异常发现，也可见纵隔阴影增宽，纵隔内肿块状阴影凸出于肺野内，或仅见纵隔胸膜增厚，或见纵隔轮廓因纤维化性病变而显得僵硬平直，病变区内可见钙化阴影。静脉血管造影可显示上腔静脉阻塞等改变，尚可显示侧支循环血管。食管吞钡检查可见食管受压移位或狭窄。胸部 CT 有较大诊断价值，可见前上纵隔增宽，纵隔胸膜平直或向一侧凸出，边界不清，纵隔胸膜肥厚，尚可见纵隔内肿块影。气管、支气管、肺血管、腔静脉等的受压表现亦可在 CT 上显示。

3. 诊断

本病的诊断除依赖临床表现及影像学改变外，纵隔组织活检（开胸活检或经纵隔镜活检）有重要价值。鉴别诊断需考虑其他可以引起上腔静脉阻塞的疾病。

4. 治疗

慢性纵隔炎（包括肉芽肿样改变和纤维化样改变者）的治疗比较困难，现有疗法效果不肯定。对于慢性纵隔炎发病与真菌（如组织胞浆菌）或结核杆菌感染有关者，抗真菌治疗或抗结核治疗是否有效尚无明确结论。治疗的目的在于减轻和控制症状。大多数慢性纵隔炎进展缓慢，且在病程中随着受压迫血管侧支循环的建立症状有自然缓解的倾向。对于纵隔内病变较局限者，可手术切除肉芽肿组织以缓解血管、食管的压迫症状。上腔静脉阻塞严重者，可手术建立人工侧支循环，也有试行血管内导管扩张或放置支架者。有试用糖皮质激素治疗者，但争议较大。

二、纵隔气肿

纵隔气肿指气体在纵隔的结缔组织间隙内聚积，该症多见于新生儿和婴幼儿，文献报道发病率自 0.04%~1% 不等；成人亦不少见。成人男性发病多于女性。

（一）病因和发病机制

根据纵隔内气体的来源部位，可将纵隔气肿的病因和发病机制归纳为以下几类：

1. 肺泡壁破裂所致的纵隔气肿

肺泡壁因肺泡内压急剧上升或因其他疾病而发生损伤破裂即可导致气体由肺泡内进入肺间质，形成间质性肺气肿；气体再沿肺血管周围鞘膜进入纵隔。常因同时有脏层胸膜损伤而合并自发性气胸，但亦可见仅有纵隔气肿者。常见原因如用力剧咳或吸气后用力屏气致肺泡内压剧增，哮喘急性发作时气流严重受限致肺泡内压剧增（尤其常见于儿童），机械通气使用不当致气道压过高，张力性气胸时过高的胸腔内压亦可使邻近肺组织肺泡内压剧增致肺泡破裂，金黄色葡萄球菌肺炎等疾病致肺泡壁破坏，闭合性胸部外伤因外部剪切力致肺泡壁损伤等。

2. 纵隔内气道破裂所致的纵隔气肿

最常见于胸外伤患者，亦有少数气管肿瘤并发纵隔气肿的报道；纤维支气管镜检查可因操作过程中患者剧咳或用于憋气导致肺泡壁破裂而发生纵隔气肿，亦可因活检时损伤气道壁而使气体由气道破口进入纵隔。

3. 食管破裂所致的纵隔气肿

包括剧烈呕吐致食管破裂、食管外伤、内镜检查损伤食管、食管痉挛阻塞而致近端破裂、异物损伤食管、食管癌肿瘤组织坏死、食管手术后瘘等。

4. 颈部气体进入纵隔

如气管切开术后、甲状腺手术后，扁桃体切除术后等，空气自颈部创口进入皮下组织聚积，沿颈深筋膜间隙即可进入纵隔内。

5. 腹腔气体进入纵隔

胃肠穿孔，人工气腹术等，腹腔内气体可沿膈肌主动脉裂孔和食管裂孔周围的疏松结缔组织进入纵隔。

尚有部分纵隔气肿患者临床不能确定其气体来源部位及病因。

（二）临床表现

纵隔气肿的症状轻重不一，主要与纵隔气肿发生的速度，纵隔积气量的多少，是否合并张力性气胸等因素有关。少量积气患者可完全无症状，仅于胸部 X 线片上见纵隔气肿的征象。积气较多、压力较高时，患者可感胸闷不适，咽部梗阻感，胸骨后疼痛并向两侧肩部和上肢放射。纵隔内大量积气或合并有张力性气胸者，临床表现危重，严重呼吸困难，烦躁不安，意识模糊甚至昏迷，发绀明显，若不及时抢救可很快危及生命。

体格检查可发现颈部皮下气肿，严重者皮下气肿可蔓延至面部、胸部、上肢，甚至蔓延至腹部和下肢。皮肤黏膜发绀，呼吸困难。病情严重者血压下降，脉搏频数。颈静脉怒张。心尖搏动不能触及，心浊音界缩小或消失，心音遥远，约半数患者可于心前区闻及与心搏一致的咔嗒声（Hamman 征），以左侧卧位时较为清晰。并有张力性气胸者尚可见相应体征。

胸部 X 线检查对明确纵隔气肿的诊断具有决定性的意义。于后前位胸片上可见纵隔胸膜向两侧移位，形成与纵隔轮廓平行的高密度线状阴影，其内侧与纵隔轮廓间为含气体的透亮影，通常在上纵隔和纵隔左缘较明显，上述征象应与正常存在的纵隔旁狭窄的透亮带（即由视觉误差所产生的 Mach 带）相区别，其鉴别要点在于 Mach 带的外侧并无高密度的纵隔胸膜影。此外，部分患者尚可在胸主动脉旁或肺动脉旁发现含气透亮带。婴儿当纵隔内气体量较多时可显示胸腺轮廓。纵隔气肿在侧位胸片上表现为胸骨后有一增宽的透亮度增高区域，将纵隔胸膜推移向后呈线条状阴影，心脏及升主动脉前缘与胸骨间距离增大。胸部 CT 因不受器官重叠的影响，对纵隔气肿显示较清楚，尤其是当纵隔内积气量较小时较后前位胸片易于识别。X 线检查尚可清晰地显示同时存在的气胸以及下颈部和胸部皮下气肿。

（三）诊断

根据有诱发纵隔气肿的有关疾病史，有呼吸困难和胸骨后疼痛等症状，应考虑纵隔气肿的可能性；若尚有颈部和胸部皮下气肿、颈静脉充盈等体征，则应高度怀疑本症，并行胸部 X 线检查以明确诊断。应注意与其他可以引起胸痛、呼吸困难、发绀等症状的疾病相鉴别。

（四）治疗

纵隔气肿治疗的关键在于采取积极措施控制原发疾病，如控制哮喘发作以缓解气流受限，对外伤所致气道损伤应及早进行手术治疗。对气管切开术后并发的纵隔气肿应立即拆除皮肤和皮下组织缝线，使气体可外逸。对合并气胸的纵隔气肿患者应尽早施行胸腔闭式引流术，许多患者随着胸腔内压力下降，纵隔气肿的程度亦可明显减轻。

对纵隔气肿本身应根据积气量多少和临床症状轻重决定治疗方案，对积气量少，症状不明显者不需特殊治疗，气体在 1~2 周内常可自行吸收。对积气量大，压力高，致使纵隔内器官受压出现呼吸循环障碍者，可经胸骨上切口行排气减压术。伴有大量皮下气肿者可行多部位针刺排气或小切口排气。酌情使用抗生素以预防或控制感染。

第二节　膈肌疾病

一、膈肌麻痹

膈肌麻痹是由于一侧或两侧的膈神经受损，神经冲动传导被阻断而产生的膈肌麻痹，导致膈肌异常上升和运动障碍。

（一）病因

病因多样，以恶性肿瘤直接侵犯、颈椎疾病导致的压迫和外科手术或外伤等创伤性因素为最常见的病因。

（二）病理改变

膈肌麻痹使膈肌处于松弛状态。由于胸膜腔的负压牵拉使膈肌被动延长和向上膨隆，长期膈肌麻痹可产生膈肌萎缩形成一层薄膜，最后形成后天性膈膨出。表现为薄膜状的膈肌与腹腔脏器明显向胸腔内膨升。

（三）病理生理

从吸气肌肉的组成角度来看，左右膈肌之间属于"并联"的连接，单侧的膈肌麻痹将会降低 50% 的膈肌力量，但仍然可以与肋间吸气肌肉等吸气肌肉共同维持相对有效的吸气肌肉功能；膈肌与肋间吸气肌肉之间属于"串联"的连接，双侧完全的膈肌麻痹将会导致整个吸气肌肉功能几乎长失。肋间吸气肌肉的收缩，只能通过牵拉麻痹的膈肌产生被动的张力，形成微弱的吸气力量，这是膈肌折叠术治疗双侧膈肌麻痹的理论基础。

（四）临床表现

膈肌麻痹可以是单侧，双侧、完全性或不完全性。单侧完全性膈肌麻痹使膈肌升高和矛盾运动（吸气时患侧膈上升而健侧下降），但由于健侧膈肌的代偿，肺活量仅减少约30%。由于人体的肺通气功能有较大的储备能力，对平静状态或轻中度运动时的通气量无影响。因此，单侧膈肌麻痹者多数无症状，而在胸部 X 线检查时发现膈肌升高和矛盾运动。部分患者主诉剧烈运动时有呼吸困难。左侧膈麻痹因胃底升高可能有嗳气、腹胀、腹痛等消化道症状。双侧完全性膈肌麻痹时，肺活量的降低通常超过80%，静息状态下的通气亦受到明显的影响，导致明显呼吸困难，腹部反常呼吸（吸气时腹部凹陷）、呼吸费力和动用辅助呼吸肌肉。通常有发绀等呼吸衰竭的表现，甚至造成呼吸机依赖。由于肺膨胀受限和排痰无力，容易有反复肺炎和肺不张。

（五）诊断

双侧完全性膈肌麻痹时的临床表现有一定的特征性，可以根据临床上严重的呼吸困难和腹部反常呼吸，结合有可能引起膈肌麻痹的基础疾病做出临床诊断。单侧膈肌麻痹者，尤其是不完全性麻痹者，临床上通常无症状，需要通过辅助检查来明确诊断。对膈肌麻痹有确诊意义的检查包括 X 线胸部透视、摄片和膈神经电、磁波刺激诱发动作电位与跨膈肌压测定。

（六）鉴别诊断

只要提高认识和警惕性，本症诊断不难。主要需要与膈肌膨出相鉴别，后者是膈肌局部或单侧薄弱，导致膈肌位置上升，但膈神经的功能存在，表现为吸气时仍然有一定程度的下降，诱发的膈神经复合动作电位存在；在成人应与肺底积液相鉴别。

（七）治疗

本症病因广泛，治疗上应该首先争取明确病因，做针对性治疗。牵拉性和炎症性的膈神经麻痹，大部分患者可在 4~7 个月内自然恢复。切断性或侵犯性（如恶性肿瘤）膈神经麻痹是永久性损害。单侧膈肌麻痹通常无明显的症状，无须特殊治疗。两侧膈肌麻痹引起严重呼吸困难和呼吸衰竭时，多数需用机械通气辅助呼吸。应该首选无创性鼻（面）罩正压机械通气或胸外负压通气。当无创机械通气不能达到理想的通气效果或有明显肺部感染时，应考虑做气管插管或切开。对于双侧膈神经永久性麻痹的患者，当基础疾病稳定时，可考虑做膈肌折叠术，可减轻呼吸困难。

二、膈肌疝

膈肌疝是指腹腔内或腹膜后的脏器通过膈肌裂孔或缺损进入胸腔的病理状态。临床上将膈肌疝分为：①先天性膈肌疝，包括胸腹膜疝和胸骨旁疝等，其发病率约0.159/10万新生儿。②创伤性膈肌疝，包括膈肌非穿透伤和穿透伤所造成的破裂，手术损伤或膈下感染引起的膈肌穿破等原因引起的膈肌疝。③食管裂孔疝。亦偶有主动脉裂孔疝的病例报道。

（一）先天性胸腹膜疝

腹腔内脏器通过膈后外侧部的胸腹膜孔疝入胸腔者称胸腹膜疝（又称 Bochdalek 疝或膈肌后外侧疝）。主要见于新生儿，常合并其他畸形。在成年人此疝罕见。好发于左侧，占70%~90%。右膈有肝脏保护，且右侧的 Bochdalek 孔在胚胎发育期较左侧闭合早，故右侧胸腹膜疝较少见。

1. 膈肌发育的胚胎学与膈疝的病因

胚胎发育过程中，由横中膈、纵隔和胸壁肌肉的一部分发育成膈肌，最后闭合的部分是后外侧三角区，即胸腹膜裂孔。如膈的胚胎发育障碍使胸腹膜裂孔延迟闭合或肠管过早转入腹腔，腹内脏器易经此孔向胸膜腔疝出，造成胸腹膜疝。可合并肠旋转不全，左侧阑尾等畸形。

2. 病理

胸腹膜裂孔位于膈的后外侧部，左右均有，呈三角形，尖端朝膈的中央部，底边在肾脏之上。缺损的胸腹膜裂孔大小不等，从1cm至单侧膈肌大部分面积，大多数无疝囊。左侧的常见疝内容物有胃、大网膜、结肠、小肠、脾、肾和胰腺等。右侧的常见疝内容物有肝、小肠和结肠。约1/3的患者伴有小肠旋转不全。部分病例合并高位肾、肺发育不全、支气管囊肿或先天性心脏病等。

3. 病理生理

与疝的大小和内容物有关，小的疝和疝内容物没有受到阻塞或嵌顿时，可能无特殊的病理生理学变化。大的疝内容物可以对患侧肺挤压，导致外压性肺不张和影响肺部的通气和换气功能。纵隔移位使大血管扭曲，回心静脉血量减少而造成低心排血量。疝内容物为胃肠时，由于管腔的扭曲，可能引起胃肠梗阻。当疝内容物的血循环受阻时，有可能导致绞窄而引起疝内容物的坏死。

4. 临床表现

胸腹膜疝常导致呼吸系统和消化系统的异常。

（1）症状

新生儿最常见的表现为急性呼吸困难和呼吸衰竭，大多数在出生后数小时内出现发绀，吸奶或啼哭时加重。如果进入胸腔的腹部脏器较多，常因急性呼吸衰竭而危及生命。当合并明显呕吐症状时，应考虑有肠梗阻或肠道旋转不全。年长儿童或成人，多有轻度慢性呼吸系统和胃肠道症状，表现为反复呼吸系统感染，剧烈活动时气促明显，间歇腹痛、呕吐，消化不良等，但很少有急性呼吸困难。当出现绞窄和梗阻时，有相应的表现。

（2）体征

患侧胸廓活动度变小，胸部叩诊浊音或鼓音（取决于疝入胸腔内的脏器含有气体、液体或实质性脏器），患侧肺泡呼吸音减弱甚至消失，常可听到肠鸣音（疝内容物为胃肠，且做较长时间的耐心听诊时才能听到），心音遥远。

5. X 线表现

胸腹膜疝胸片或胸透时的典型表现为：患侧胸腔内有多个气袢，腹部充气的肠袢减少，心和纵隔向健侧移位，多数发生在左侧。右侧胸腹膜疝时，如果疝内容物为肝脏，则表现为右下胸腔内有一不透明的肿块影，纵隔向左移位，伴有"缺肝征"（即在右上腹的肝区出现充气肠袢）。在新生儿，X 线钡餐检查可能加重胃肠道梗阻，使嵌顿的肠袢进一步膨胀，加速坏死和破裂。故尽可能避免做此项检查。然而，年龄大于 3 岁的患者，出现肠梗阻或绞窄的可能性很低。可考虑做钡餐（疝内容物为胃）或钡灌肠（疝内容物为结肠）协助明确诊断。人工气腹检查可见气体进入胸腔，有确诊意义。近年来，MRI 和 CT 检查的普及应用，可通过矢状面或冠状面断层显示，能够清晰地显示疝的部位和疝入的内容，具有确诊的意义，已经成为主要的诊断手段。

胸腹膜疝应与下述疾病相鉴别：先天性肺囊肿、先天性局部肺气肿、先天性囊性腺样畸形和肺发育不良等。当疝比较小且疝内容物为实质性脏器（如大网膜等），需要与下肺部的肿瘤相鉴别。当疝内容物含有较多液体时，有误诊为胸积液的报道。当疝内容物含有较多的气体时，亦有误诊为气胸的报道。只要提高认识水平，通过上述检查，同时注意腹部脏器因移位而减少，通常鉴别不难。

6. 治疗

通常需要外科手术治疗。对于新生儿，巨大的疝如不做手术治疗，约 75% 的病婴在 1个月内死亡。然而，产后 2 天内手术，死亡率较高（50%～75%），产后 2 天以上手术，其死亡率明显降低。因此，选择合适的手术时机很重要。当病情严重时，可考虑做机械通气或体外膜肺氧合，待产后 2～5 天再做手术治疗，有利于降低死亡率。手术疗效和预后还与患侧肺发育不良的程度，是否有胃肠道扭转、梗阻，绞窄或合并其他畸形等因素有关。

年长儿童和成人的胸腹膜疝内容多为胃、结肠、肝脏等。对呼吸和循环影响不大。一般肠梗阻和绞窄的可能性较低。应该择期手术治疗，死亡率低（1%～3%），疗效多满意。

（二）先天性胸骨旁疝

先天性胸骨旁疝是指腹内脏器经 Morgagni 孔疝入胸腔形成。因此裂孔位于膈的前部胸骨后方，故也称胸骨后疝或前膈疝。

1. 病因

胸骨旁疝的形成是由于膈肌先天发育的障碍。由于胚胎期横中膈的胸骨后部分发育不全或合并胸骨与肋骨发育不全，在胸骨下端膈肌的前内侧形成小三角形缺损区（Morgagni 裂孔）。由于左膈前部有心包膈面相贴保护，所以大多数胸骨旁疝在右侧出现。

2. 病理

胸骨旁疝多有由腹膜构成的疝囊，无真疝囊者少见。常见的疝内容物为大网膜和横结肠，胃和肝也可能被累及；也有报道盲肠、末段回肠和升结肠均可疝入胸腔。在某些病例，部分胃壁疝入胸腔，但无症状；当出现梗阻或嵌顿时才被发现。通常疝的内容物不会很大。

3. 临床表现

（1）症状

大部分患者无症状，只在查体时被发现心膈角处的阴影。有症状者，通常以胃肠道症状为主，亦可有呼吸系统症状。胃肠道症状主要是由于疝出的内脏嵌顿，扭转造成梗阻所致。常见的症状有上腹胀痛，站立或弯腰时加重；也可有痉挛性腹痛、不定位的腹部绞痛、呕吐等肠梗阻症状。但多数为不完全性梗阻，完全性肠梗阻，坏死或穿孔的并发症少见，因肺受疝内容物挤压，引起咳嗽、反复肺部感染或呼吸困难。上述症状因年龄而异。在婴儿，以肺受压引起的呼吸系统症状为主；而对于儿童，则以胃肠道症状为主，可伴有呼吸系统症状。对于成年人，多数无症状，个别有胃肠道症状。

（2）体征

多数无异常体征。个别巨大疝的患者，可见患侧呼吸动度减弱，局部叩诊呈鼓音或实音，呼吸音减弱。当合并有肠梗阻时，腹部有相应的体征。

4. X 线表现

胸骨旁疝的诊断主要依据 X 线检查。后前位胸片的典型征象是在心膈角有一类圆形阴影，多见于右侧。侧位胸片示阴影在前心膈角，占据膈和前胸壁的相连区。如疝囊内有肠袢，在阴影内就有气袢影，有确诊的意义。若疝内容物为大网膜，显示为密度均匀的致密影。如疝内容物为横结肠，钡灌肠可见横结肠上提，其远段因重力作用而呈下垂状。当阴影不含气袢，钡餐和钡灌肠又难以判断时，则需要与胸膜心包囊肿，局部型胸膜间皮瘤，纵隔脂肪瘤、膈肌肿瘤、前胸壁肿瘤以及肺癌鉴别。CT 和 MRI 检查有较大的诊断价值。

5. 治疗

Morgagni 裂孔较小，疝入的内脏较容易嵌顿或绞窄。因此，通常推荐手术治疗。部分无症状的病例，不愿意接受手术治疗或有手术的相对禁忌证时，应该严密观察，一旦出现症状，应争取手术治疗。不能排除肿瘤时，亦是手术指征。

（三）创伤性膈疝

创伤性膈疝包括胸腹部外伤、手术或膈下感染后所致的膈肌破裂，腹腔脏器疝入胸腔。由于右膈肌有肝脏保护，所以，创伤性膈疝常见于左膈肌。

1. 病因

引起创伤性膈疝的常见原因有：①严重的胸腹闭合伤，如压伤、钝性外伤，爆炸伤等，由于胸腔和腹腔内压力突然改变，亦可导致膈肌破裂；②直接外伤，胸腹部贯穿伤（枪弹伤、刀刺伤等）；③手术损伤，如涉及食管贲门或其他在膈肌附近的手术；④膈下炎性或膈肌的囊肿引起膈肌的穿破。

2. 病理

创伤性膈疝的病理改变主要决定于损伤的原因和严重程度。外伤性引起的，需要注意并发其他脏器损伤的可能性，尤其是肝脾破裂、腹腔内出血等。常见的疝内容物为胃、大网膜、结肠、小肠等。一般无疝囊。病程长者疝入内脏多有与膈肌或肺粘连。

3. 临床表现

（1）病史与症状

膈肌的破裂通常是外伤或疾病的一部分。复合伤者由于病情严重，容易掩盖膈肌破裂的症状。常见的临床表现有呼吸困难，胸腹部疼痛向肩部放射等，严重者可有发绀、低血压等。但这些症状缺乏特异性。

（2）体征

无特异性体征，与疝的大小、部位、疝的内容物、是否合并有嵌顿绞窄等因素有关。

4. 诊断

创伤性膈疝的临床表现缺乏特征性。在处理胸腹外伤时，要提高警惕性，有膈肌破裂可能性时应做相应的检查。需要剖腹或剖胸治疗时，要仔细检查膈肌有无破裂。一般外伤性膈疝，通过常规胸部 X 线检查、胃肠造影、人工气腹、CT 或 MRI 检查（做矢状面或冠状面断层显示），可以明确诊断。亦有报道在急性损伤时未发现，经过数月乃至数年后出现膈肌疝引起的症状时，始被发现。

5. 治疗

外伤性膈疝常见于复合伤的患者，应该在严密观察和护理的前提下，争取尽早手术治疗，修复损伤的膈肌，避免胃肠道梗阻和肺受压的危险。非急性期的患者，亦应争取手术治疗。通常选择经胸入路，能够较好地分离粘连带。

🔒 第五章 急性呼吸窘迫综合征

急性呼吸窘迫综合征（acute respiratory distress syndrome，ARDS）是以低氧血症为特征的急性起病的呼吸衰竭；病理基础是各种原因引起的肺泡–毛细血管损伤，肺泡膜通透性增加，肺泡表面活性物质破坏，透明膜形成和肺泡萎陷，肺顺应性降低、通气血流比例失调和肺内分流增加是 ARDS 典型的病理生理改变，进行性低氧血症和呼吸窘迫为 ARDS 特征性的临床表现。

第一节　概述与发病机制

一、概述

根据病因和病理特点不同，ARDS 还被称为休克肺、灌注肺、湿肺、白肺、成人肺透明膜病变等。

ARDS 的现代概念和诊断标准。①急性而非成人：ARDS 并非仅发生于成人，儿童亦可发生。成人并不能代表 ARDS 的特征，急性却能反映 ARDS 起病的过程。因此，ARDS 中的"A"由成人（adult）改为急性（acute），称为急性呼吸窘迫综合征。②急性肺损伤与 ARDS 是连续的病理生理过程：急性肺损伤是感染、创伤后出现的以肺部炎症和通透性增加为主要表现的临床综合征，强调包括从轻到重的较宽广的连续病理生理过程，ARDS 是其最严重的极端阶段。这一认识反映了当前 ARDS 概念的转变和认识的深化，对早期认识和处理 ARDS 显然是有益的。③ARDS 是多器官功能障碍综合征的肺部表现：ARDS 是感染、创伤等诱导的全身炎症反应综合征（SIRS）在肺部的表现，是 SIRS 导致的多器官功能障碍综合征（MODS）的一个组成部分，可以肺损伤为主要表现，也可继发于其他器官功能损伤而表现为 MODS。④推荐的诊断标准包括：急性发病；胸部 X 线片表现为双肺弥散性渗出性改变；氧合指数（PaO_2/FiO_2）小于 300 mmHg；肺动脉嵌顿压（PAWP）≤

18 mmHg，或无左心房高压的证据，达上述标准为急性肺损伤（ALI），PaO_2/FiO_2小于200 mmHg 为 ARDS。

创伤是导致 ARDS 的常见原因之一。根据肺损伤的机制，可将 ARDS 病因分为直接性和间接性损伤。创伤后 ARDS 病因复杂，常有多因素交叉作用。早期主要是直接损伤，包括肺钝挫伤，吸入性损伤和误吸，后期主要为间接性损伤，主要是持续的创伤性休克，挤压综合征和急性肾损伤，积极的液体复苏以及创面的反复感染和菌血症。由于这些因素的长期作用，导致创伤后 ARDS 病程持续时间较长，而且可以出现多次反复，临床上必须高度重视。

时至今日，虽然 ARDS 治疗策略不断改进和更新，但与 1967 最初提出 ARDS 相比，ARDS 的病死率没有显著改善，仍高达 30%～40%。患者年龄、病变严重程度、导致 ARDS 病因以及是否发展为 MODS 均是影响 ARDS 预后的主要因素。其中，感染导致的 ARDS 患者病死率高于其他原因引起的 ARKS。研究表明，发病早期低氧血症的程度与预后无相关性；而发病后 24～72 小时之间 OI（氧合指数）的变化趋势可反映患者预后；另外，肺损伤评分（LIS）也有助于判断预后，有研究显示，LIS>3.5 患者生存率为 18%，2.5<LIS<3.5 生存率为 30%，1.1<LIS<2.4 生存率为 59%，LIS<1.1 生存率可达 66%。

二、发病机制

虽然 ARDS 病因各异，但发病机制基本相似，不依赖于特定病因。大量研究表明，感染、创伤等各种原因引发的全身炎症反应综合征（SIRS）是 ARDS 的根本原因。其中炎症细胞如多形核白细胞（PMN）的聚集和活化、花生四烯酸（AA）代谢产物以及其他炎症介质为促进 SIRS 和 ARDS 发生发展的主要因素，彼此之间错综存在，互为影响。

（一）炎症细胞的聚集和活化

1. 多形核白细胞

多形核白细胞（PMN）介导的肺损伤在 ARDS 发生发展中起极为重要的作用。研究显示，ARDS 早期，支气管肺泡灌洗液（BALF）中 PMN 数量增加，PMN 蛋白酶浓度升高，两者与 ALI 的程度和患者的预后直接相关。由脓毒血症导致 ARDS 而死亡的患者 BALF 中，PMN 及其蛋白酶浓度持续升高。

正常情况下，PMN 在肺内仅占 1.6%，PMN 包括中性、嗜酸性和嗜碱性粒细胞，其中中性粒细胞所占比例最高，对 ARDS 的发生和发展的作用也最大。机体发生脓毒血症后数小时内，肺泡巨噬细胞产生白介素（ILs）和肿瘤坏死因子-α（TNF-α），同时上调肺毛细血管内皮细胞和中性粒细胞表面黏附分子的表达，均促进 PMN 在肺内积聚和活化，通过释放蛋白酶、氧自由基、花生四烯酸（AA）代谢产物等损伤肺泡毛细血管膜。另外，PMN 还可通过释放上述炎症介质激活补体、凝血和纤溶系统，诱发其他炎症介质的释放，产生瀑布级连锁反应，形成恶性循环，进一步促进和加重肺损伤。在 ARDS 发生和发展的过程中，PMN 发挥着中心作用。

2. 巨噬细胞

为多功能细胞，主要来自骨髓内多核细胞，在机体的防御中起重要作用。根据所在部位不同，巨噬细胞分为不同亚型，包括肺泡巨噬细胞、肺间质和肺血管内巨噬细胞、胸膜巨噬细胞、血管巨噬细胞和支气管巨噬细胞等。肺泡巨噬细胞主要分布在肺泡膜表面的一层衬液中，是体内唯一能与空气接触的细胞群，组成肺组织的第一道防线。受到毒素等的刺激后产生炎症介质如肿瘤坏死因子（TNF）-α，白细胞介素（IL）-1 等细胞因子和白三烯等，有助于杀灭病原体；同时在肺泡局部释放大量氧自由基、蛋白溶解酶，强烈趋化 PMN 在肺内聚集，进一步促进炎症介质大量释放，导致肺泡-毛细血管损伤。肺间质巨噬细胞与间质内其他细胞及细胞外基质密切接触，具有较强的调节功能，形成肺组织防御的第二道防线。该细胞产生和释放炎症介质的能力明显低于肺泡巨噬细胞，但有较强的分泌 IL-1 和 IL-6 的功能。肺血管内巨噬细胞受到毒素等刺激后，也可产生氧自由基、溶酶体酶、前列腺素和白三烯等炎症介质，参与 ALI 的发病。

3. 淋巴细胞

耗竭绵羊的 T 淋巴细胞可缓解内毒素诱导的肺动脉高压，提示 T 淋巴细胞可能释放 TXA_2，参与 ARDS 发生。

4. 上皮细胞和内皮细胞

有害气体吸入后，首先损伤肺泡上皮细胞。而创伤或感染等产生的有害物质首先损伤肺毛细血管内皮细胞，释放氧自由基，并表达黏附分子。黏附分子诱导粒细胞和巨噬细胞黏附于血管内皮，损伤内皮细胞。研究表明，肺毛细血管内皮细胞损伤 2 小时后可出现肺间质水肿，严重肺损伤 12~24 小时后可出现肺泡水肿

（二）炎症介质合成与释放

1. 花生四烯酸代谢产物

花生四烯酸（AA）存在于所有的细胞膜磷脂中，经磷脂酶 A_2（PLA_2）催化后通过两

个途径代谢产生氧化产物，经脂氧酶催化，最终转化为白三烯 A_4（LTA_4）、LTB_4、LTC_4 和 LTD_4 等物质，LTB_4 具有强大的化学激动和驱动作用，PMN 的趋化活性几乎来源于 LTB_4。LTC_4 和 LTD_4 具有支气管平滑肌和毛细血管收缩作用，增加血管渗透性。另外经环氧合酶途径代谢为前列腺素 $F_{2\alpha}$（$PGF_{2\alpha}$）、PGE_2、PGD_2、血栓素 A_2（TXA_2）和前列环素（PGI_2）。TXA_2 显著降低细胞内环磷酸腺苷（cAMP）水平，导致血管的强烈收缩和血小板聚集。PGI_2 主要来自血管内皮细胞，可刺激腺苷酸环化酶，使细胞内 cAMP 水平升高，因此具有对抗 TXA_2 的作用。

脓毒血症、休克、弥散性血管内凝血等导致的产生和释放失调，是引起肺损伤的重要因素 ARDS 动物的血浆和肺淋巴液中 TXA_2 水平明显升高，布洛芬、吲哚美辛等环氧化酶抑制剂能部分缓解 ARDS，ARDS 患者及动物血浆中 LT 亦明显升高。AA 代谢产物是导致 ARDS 的重要介质。

2. 氧自由基

氧自由基（OR）是诱导 AKDS 的重要介质。PMN、肺泡巨噬细胞等被激活后，细胞膜上 NADPH 氧化酶活性增强，引起呼吸爆发，释放大量 OR。OR 包括超氧阴离子（O_2^-）、羟自由基（OH^-），单线态氧（$^1O_2$）和过氧化氢（H_2O_2），OR 对机体损伤广泛，损伤机制主要包括：①脂过氧化，主要作用于生物膜磷脂的多不饱和脂肪酸，形成脂过氧化物，产生大量丙二醛及新生 OR，该反应一旦开始，则反复发生。细胞膜上的多不饱和脂肪酸的损失及丙二醛的作用可使细胞膜严重损伤，导致细胞功能改变。细胞线粒体膜受损伤后，失去正常氧化磷酸化过程，导致三羧酸循环障碍和细胞呼吸功能异常，溶酶体膜损伤导致溶酶体酶释放和细胞溶，核膜的破坏可造成 DNA 等物质损伤。②蛋白质的氧化、肽链断裂与交联，OR 可氧化 α_1-抗胰蛋白酶等含巯基的氨基酸，使该类酶和蛋白质失活。③OR 可导致 DNA 分子的断裂，从而影响细胞代谢的各个方面。④与血浆成分反应生成大量趋化物质，诱导粒细胞在肺内聚集，使炎症性损伤扩大。

3. 蛋白溶解酶

蛋白溶解酶存在于白细胞的颗粒中，白细胞、巨噬细胞等炎症细胞激活时可释放大量蛋白溶解酶，直接参与 ARDS 的发生发展主要包括中性粒细胞弹性蛋白酶、胶原酶和组织蛋白酶等，其中中性粒细胞弹性蛋白酶具有特异性水解弹性蛋白的作用，破坏力最强；弹性蛋白是构成气血屏障细胞外基质的主要成分，被分解后上皮细胞之间的紧密连接破坏，大量蛋白和活性物质渗透至肺间质。中性粒细胞弹性蛋白酶还分解胶原蛋内和纤维连接蛋白等结构蛋白；降解血浆蛋白；激活补休；诱导细胞因子表达，分解表面活性蛋白，降低表面活性物质的作用可见中性粒细胞弹性蛋白酶的多重效应构成一个级联网络而形成恶性循环正常肺组织 α_1-抗胰蛋白酶（α_1-AT）等抑制物对抗中性粒细胞弹性蛋白酶的破坏作用。但随着病情的发展，机体 α_1-AT 保护性作用受到破坏，导致急性肺损伤。

（三）肺泡表面活性物质破坏

表面活性物质的异常是 ARDS 不断发展的主要因素之一。表面活性物质由肺泡 II 型上皮细胞合成，为脂质与蛋白质复合物，其作用包括：降低肺泡气液界面的表面张力，防止肺泡萎陷；保持适当的肺顺应性；防止肺微血管内液体渗入肺泡间质和肺泡，减少肺水肿的发生。脓毒血症、创伤等导致 II 型肺泡上皮细胞损伤，表面活性物质合成减少；炎症细胞和介质使表面活性物质消耗过多、活性降低、灭活增快。表面活性物质的缺乏和功能异常，导致大量肺泡陷闭，使血浆易于渗入肺间质与肺泡，出现肺泡水肿和透明膜形成。

（四）神经因素

脓毒血症、休克和颅脑外伤等都通过兴奋交感神经而收缩肺静脉，导致肺毛细血管充血、静水压力升高和通透性增加，导致 ALI。动物实验显示使用 α-肾上腺能阻断剂，可防止颅脑外伤导致的肺水肿，提示交感神经兴奋在 ARDS 发病机制中的作用。颅内压增高常伴随周围性高血压，使肺组织血容量骤增，也是诱发 ALI 的原因。

（五）肝脏和肠道等器官在 ALI 发生中的作用

1. 肝功能

正常人大约 90% 的功能性网状内皮细胞存在于肝脏，主要为 Kupffer 细胞，能够清除循环中的毒素和细菌。肝脏功能损害可能加重 ARDS，主要机制如下：①肝功能不全时，毒素和细菌可越过肝脏进入体循环，诱导或加重肺损伤。②肝脏 Kupffer 细胞受内毒素刺激时，释放大量 TNF-α、IL-1 等炎症介质，进入循环损伤肺等器官。③Kupffer 细胞具有清除循环中的毒性介质的功能，肝功能不全时炎症介质作用时间会延长，可能使 ARDS 恶化。④肝脏是纤维连接蛋白的主要来源，肝功能损害时，纤维连接蛋白释放减少，将导致肺毛细血管通透性增高。α_1-抗胰蛋白酶主要也来源于肝脏，对灭活蛋白酶具有重要作用。

2. 肠道功能

胃肠黏膜的完整性是机体免受细菌和毒素侵袭的天然免疫屏障。胃肠黏膜对缺血、缺氧以及再灌注损伤的反应非常敏感，脓毒血症、创伤、休克等均可导致胃肠黏膜缺血缺氧性损伤，造成肠道黏膜对毒素和细菌的通透性增高，毒素和细菌移位入血，诱导或加重肺损伤。

（六）炎症反应在 ARDS 发病机制中的地位

目前认为，ARDS 是感染、创伤等原因导致机体炎症反应失控的结果。外源性损伤或毒素对炎症细胞的激活是 ARDS 的启动因素，炎症细胞在内皮细胞表面黏附及诱导内皮细胞损伤是导致 ARDS 的根本原因。代偿性炎症反应综合征（CARS）和 SIRS 作为炎症反应对立统一的两个方面，一旦失衡将导致内环境失衡，引起肺内、肺外器官功能损害。

感染、创伤等原因导致器官功能损害的发展过程常表现为两种极端。一种是大量炎症介质释放入循环，刺激炎症介质瀑布样释放，而内源性抗炎介质又不足以抵消其作用，结果导致 SIRS。另一种极端是内源性抗炎介质释放过多，结果导致 CARS。S1RS/CARS 失衡的后果是炎症反应扩散和失控，使其由保护性作用转变为自身破坏性作用，不但损伤局部组织细胞，同时打击远隔器官，导致 ARDS 等器官功能损害。就其本质而言，ARDS 是机体炎症反应失控的结果，也就是说是 SIRS/CARS 失衡的严重后果。

总之，感染、创伤、误吸等直接和间接损伤肺的因素均可导致 ARDS。但 ARDS 并不是细菌、毒素等直接损害的结果，而是机体炎症反应失控导致的自身破坏性反应的结果。ARDS 实际上是 SIRS/CARS 失衡在具体器官水平的表现。

第二节 病理和病理生理

一、病理学改变

各种原因所致 ARDS 的病理变化基本相同，分为渗出期、增生期和纤维化期，三个阶段相互关联并部分重叠。

（一）病理分期

1. 渗出期：发病后 24~96 小时，主要特点是毛细血管内皮细胞和 I 型肺泡上皮细胞受损。毛细血管内皮细胞肿胀，细胞间隙增宽，胞饮速度增加，基底膜裂解，导致血管内液体漏出，形成肺水肿。由于同时存在修复功能，与肺水肿的程度相比，毛细血管内皮细胞的损伤程度较轻。肺间质顺应性较好，可容纳较多水肿液，只有当血管外肺水超过肺血管容量的20%时，才出现肺泡水肿。Ⅰ型肺泡上皮细胞变性肿胀，空泡化，脱离基底膜。Ⅱ型上皮细胞空泡化，板层小体减少或消失。上皮细胞破坏明显处有透明膜形成和肺不张，呼吸性细支气管和肺泡管处尤为明显。肺血管内有中性粒细胞扣留和微血栓形成，有时可见脂肪栓子，肺间质内中性粒细胞浸润。电镜下可见肺泡表面活性物质层出现断裂、聚集或脱落到肺泡腔，腔内充满富蛋白质水肿液，同时可见灶性或大片性肺泡萎陷不张。

2. 增生期：发病后3~7天，显著增生出现于发病后2~3周。主要表现为Ⅱ型肺泡上皮细胞大量增生，覆盖脱落的基底膜，肺水肿减轻，肺泡膜因Ⅱ型上皮细胞增生、间质多形核白细胞和成纤维细胞浸润而增厚，毛细血管数目减少。肺泡囊和肺泡管可见纤维化，肌性小动脉内出现纤维细胞性内膜增生，导致管腔狭窄。

3. 纤维化期：肺组织纤维增生出现于发病后36小时，7~10天后增生显著，若病变迁延不愈超过3~4周，肺泡间隔内纤维组织增生致肺泡隔增厚，Ⅲ型弹性纤维被Ⅰ型僵硬的胶原纤维替代。有研究显示，死亡的ARDS患者其肺内该胶原纤维的含量增加至正常的2~3倍。电镜下显示肺组织纤维化的程度与患者死亡率呈正相关。另外可见透明膜弥散分布于全肺，此后透明膜中成纤维细胞浸润，逐渐转化为纤维组织，导致弥散性不规则性纤维化。肺血管床发生广泛管壁增厚，动脉变性扭曲，肺毛细血管扩张。肺容积明显缩小。肺泡管的纤维化是晚期ARDS患者的典型病理变化。进入纤维化期后，AKDS患者有15%~40%死于难以纠正的呼吸衰竭。

（二）病理学特征

AKDS肺部病变的不均一性是其特征性、标志性的病理变化，这种不均一性导致ARDS机械通气治疗策略实施存在困难。不均一性主要包括：病变部位的不均一性、病例过程的不均一和病理改变的不均一。

1. 病变部位的不均一性：ARDS病变可分布于下肺，也可能分布于上肺，呈现不均一分布的特征。另外病变分布有一定的重力依赖性，即下肺区和背侧肺区病变重，上肺区和前侧肺区病变轻微，中间部分介于两者之间。

2. 病理过程的不均一性：不同病变部位可能处于不同的病理阶段，即使同一病变部位的不同部分，可能也处于不同的病理阶段。

3. 病因相关的病理改变呈多样性：不同病因引起的ARDS，肺的病理形态变化有一定差异。全身性感染和急性胰腺炎所致的ARDS，肺内中性粒细胞浸润十分明显。创伤后

ARDS 肺血管内常有纤维蛋白和血小板微血栓形成。而脂肪栓塞综合征则往往造成严重的肺小血管炎症改变。

二、病理生理改变

1. 肺容积减少

ARDS 患者早期就有肺容积减少，表现为肺总量、肺活量、潮气量和功能残气量明显低于正常，其中以功能残气量减少最为明显。严重 ARDS 患者实际参与通气的肺泡可能仅占正常肺泡的 1/3。因此，ARDS 的肺是小肺或婴儿肺。

2. 肺顺应性降低

肺顺应性降低是 ARDS 的特征之一，主要与肺泡表面活性物质减少引起的表面张力增高和肺不张、肺水肿导致的肺容积减少有关，表现为肺泡压力-容积（P-V）曲线与正常肺组织相比有显著不同，需要较高气道压力，才能达到所需的潮气量。

以功能残气量（FRC）为基点，肺泡压力变化为横坐标，肺容量变化为纵坐标绘制的关系曲线为肺顺应性曲线（肺 P-V 曲线）。正常肺 P-V 曲线呈反抛物线形，分为二段一点，即陡直段和高位平坦段，二段交点为高位转折点（Upper Inflection Point，UIP），曲线陡直段的压力和容量的变化呈线性关系，较小的压力变化即能引起较大的潮气量变化，提示肺顺应性好；而在高位平坦段，较小的容量变化即可导致压力的显著升高，提示肺顺应性减低，发生肺损伤的机会增加正常情况下，UIP 为肺容量占肺总量 85%~90% 和跨肺压达 35~50cmH$_2$O 的位置。

ARDS 患者由于肺泡大量萎陷，肺顺应性降低，故肺 P-V 曲线呈现"S"形改变，起始段平坦，出现低位转折点（Lower Inflection Point，LIP），同时 FRC 和肺总量下降，导致中间陡直段的容积显著减少。低位平坦段显示随着肺泡内压增加，肺泡扩张较少，提示肺顺应性低；随着肺泡内压的进一步升高，陷闭肺泡大量开放，肺容积明显增加，肺 P-V 曲线出现 LIP，代表大量肺泡在非常窄的压力范围内开放；随着肺泡内压的进一步增加，正常肺组织和开放的陷闭肺组织的容积增加，出现陡直段；同正常肺组织相似，肺容积扩张到一定程度，曲线也会出现 LIP 和高位平坦段，提示肺泡过度膨胀，肺顺应性降低。

在 ARDS 的纤维化期，肺组织广泛纤维化使肺顺应性进一步降低。

3. 通气/血流比例失调

通气/血流比值失调是导致低氧血症的主要原因。ARDS 由于肺部病变的不均一性，通气/血流比值升高和通气/血流比值降低可能同时存在于不同的肺部病变区域中。

（1）通气/血流比值降低及真性分流：间质肺水肿压迫小气道、小气道痉挛收缩和表面活性物质减少均导致肺泡部分萎陷，使相应肺单位通气减少，通气/血流比值降低，产生生理性分流。另外，广泛肺泡不张和肺泡水肿引起局部肺单位只有血流而没有通气，即出现真性分流或解剖样分流。ARDS 早期肺内分流率（Q_s/Q_t）可达 10%～20%，甚至更高，后期可高达 30% 以上。

（2）通气/血流比值升高：肺微血管痉挛或狭窄、广泛肺栓塞和血栓形成使部分肺单位周围的毛细血管血流域明显减少或中断，导致无效腔样通气。ARDS 后期无效腔率可高达 60%。

4. 对 CO_2 清除的影响

ARDS 早期，由于低氧血症致肺泡通气量增加，且 CO_2 弥散能力为 O_2 的 20 倍，故 CO_2 排出增加，引起低碳酸血症；但到 ARDS 后期，随着肺组织纤维化，毛细血管闭塞，通气/血流比值升高的气体交换单位数量增加，通气/血流比值降低的单位数量减少，无效腔通气增加，有效肺泡通气量减少，导致 CO_2 排出障碍，动脉血 CO_2 分压升高，出现高碳酸血症。

5. 肺循环改变

（1）肺毛细血管通透性明显增加：由于大量炎症介质释放及肺泡内皮细胞、上皮细胞受损，肺毛细血管通透性明显增加。通透性增高性肺水肿是主要的 ARDS 肺循环改变，也是 ARDS 病理生理改变的特征。

（2）肺动脉高压：肺动脉高压，但肺动脉嵌顿压正常是 ARDS 肺循环的另一个特点。ARDS 早期，肺动脉高压是可逆的，与低氧血症和缩血管介质（TXA_2、$TNF-\alpha$ 等）引起肺动脉痉挛以及一氧化氮生成减少有关。ARDS 后期的肺动脉高压为不可逆的，除上述原因外，主要与肺小动脉平滑肌增生和非肌性动脉演变为肌性动脉等结构性改变有关。值得注意的是，尽管肺动脉压力明显增高，但 ARDS 肺动脉嵌顿压一般为正常，这是与心源性肺水肿的重要区别。

第三节　诊断和鉴别诊断

一、诊断

（一）诊断依据

具有脓毒血症、休克、重症肺部感染、大量输血、急性胰腺炎等引起 ARDS 的原发病；疾病过程中出现呼吸频速、呼吸窘迫、低氧血症和发绀，常规氧疗难以纠正缺氧；血气分析示肺换气功能进行性下降；胸片示肺纹理增多，边缘模糊的斑片状或片状阴影，排除其他肺部疾病和左心功能衰竭。

（二）诊断标准

1. Murray 评分法诊断标准

对 ARDS 做量化诊断、评分内容包括三方面内容：①肺损伤程度的定量评分、②具有 ARDS 患病的危险因素。③合并肺外器官功能不全。

根据 PaO_2/FiO_2、PEEP 水平、胸部 X 线片中受累象限数及肺顺应性变化的评分评价肺损伤程度。0 分无肺损伤，0.1~2.5 分为轻度至中度肺损伤，评分>2.5 分为重度肺损伤，即 ARDS。

Murray 评分法 ARDS 诊断标准强调了肺损伤从轻到重的连续发展过程，对肺损伤做量化评价。Owens 等研究显示肺损伤评分与肺脏受累范围呈显著正相关（r=0.75，P<0.01），而且也与肺血管通透性密切相关（r=0.73，P<0.01）。可见，该标准可较准确地评价肺损伤程度。

2. 欧美联席会议诊断标准

急性肺损伤：①急性起病。②PaO_2/FiO_2≤300 mmHg（不管 PEEP 水平）。③正位胸部 X 线片显示双肺均有斑片状阴影。④肺动脉嵌顿压≤18 mmHg，或无左心房压力增高的临床证据。诊断 ARDS 除要满足上述急性肺损伤的诊断标准外，PaO_2/FiO_2需≤200 mmHg，反映肺损伤程度更严重。

该标准与以往标准有很大区别：①PEEP 改善氧合的效应具有时间依赖性，而且其水平的提高与氧合改善并不呈正相关，因此不考虑 PEEP 水平，②医师的经验及指征掌握等许多因素均影响机械通气应用，可因未及时采用机械通气，而使患者延误诊断，因此，也不把机械通气作为诊断条件。③肺动脉嵌顿压作为诊断条件，有助于排除心源性肺水肿。④与以往诊断标准中的 $PaO_2/FiO_2 \leqslant 100 \sim 150$ mmHg 相比，$PaO_2/FiO_2 \leqslant 200$ mmHg 作为诊断条件能使 ARDS 患者更早得到诊断和治疗。

二、鉴别诊断

ARDS 突出的临床征象为肺水肿和呼吸困难。在诊断标准上无特异性，因此需要与其他能够引起和 ARDS 症状类似的疾病相鉴别。

（一）心源性肺水肿

见于冠心病、高血压性心脏病、风湿性心脏病和尿毒症等引起的急性左心功能不全。其主要原因是左心功能衰竭，致肺毛细血管静水压升高，液体从肺毛细血管漏出，致肺水肿和肺弥散功能障碍，水肿液中蛋白含量不高。而 ARDS 的肺部改变主要是由于肺泡毛细血管膜损伤，致通透性增高引起的肺间质和肺泡性水肿，水肿液中蛋白含量增高。根据病史、病理基础和临床表现，结合胸部 X 线片和血气分析等，可进行鉴别诊断。

（二）其他非心源性肺水肿

ARDS 属于非心源性肺水肿的一种，但其他多种疾病也可导致非心源性肺水肿，如肝硬化和肾病综合征等。另外还可见于胸腔抽液、抽气过多、过快或抽吸负压过大，使胸膜腔负压骤然升高形成的肺复张性肺水肿。其他少见的情况有纵隔肿瘤、肺静脉纤维化等引起的肺静脉受压或闭塞，致肺循环压力升高所致的压力性肺水肿。此类患者的共同特点为有明确的病史，肺水肿的症状、体征及 X 线征象出现较快，治疗后消失也快。低氧血症一般不重，通过吸氧易于纠正。

（三）急性肺栓塞

各种原因导致的急性肺栓塞，患者突然起病，表现为剧烈胸痛、呼吸急促、呼吸困难、烦躁不安、咯血、发绀和休克等症状。动脉血氧分压和二氧化碳分压同时下降，与 ARDS 颇为相似。但急性肺栓塞多有长期卧床、深静脉血栓形成、手术、肿瘤或羊水栓塞等病史，查体可发现气急、心动过速、肺部湿啰音、胸膜摩擦音或胸腔积液、肺动脉第二音亢进伴分裂、右心衰竭和肢体肿胀、疼痛、皮肤色素沉着、深静脉血栓体征。胸部 X 线片检查可见典型的三角形或圆形阴影，还可见肺动脉段突出。典型的心电图可见 I 导联 S 波加深、III 导联 Q 波变深和 T 波倒置（即 S_1QT_{III} 改变）、肺性 P 波、电轴右偏、不完全或完全性右束支传导阻滞。D-二聚体（+）。选择性肺动脉造影和胸片结合放射性核素扫描可确诊本病。

（四）特发性肺间质纤维化

此病病因不明，临床表现为刺激性干咳、进行性呼吸困难、发绀和持续性低氧血症，逐渐出现呼吸功能衰竭，可与 ARDS 相混淆，但本病起病隐袭，多属慢性经过，少数呈亚急性；肺部听诊可闻及高调的、爆裂性湿性啰音，声音似乎非常表浅，如同在耳边发生一样，具有特征性；血气分析呈 I 型呼吸衰竭（动脉血氧分压降低，二氧化碳分压降低或不变）；胸部 X 线片可见网状结节影，有时呈蜂窝样改变；免疫学检查示 IgG 和 IgM 常有异常；病理上以广泛间质性肺炎和肺间质纤维化为特点；肺功能检查可见限制性通气功能障碍和弥散功能降低。

（五）慢性阻塞性肺疾病并发呼吸衰竭

此类患者既往有慢性胸、肺疾患病史，常于感染后发病；临床表现为发热、咳嗽、气促、呼吸困难和发绀；血气分析示动脉血氧分压降低，多合并有二氧化碳分压升高。而 ARDS 患者既往心肺功能正常，血气分析早期以动脉低氧血症为主，二氧化碳分压正常或降低；常规氧疗不能改善低氧血症。可见，根据病史、体征、胸部 X 线片、肺功能和血气分析等检查不难与 ARDS 鉴别。

第四节　治疗

一、病因治疗

病因治疗仍是治疗、控制 ARDS 的关键。

（一）控制致病因素

原发病是影响 ARDS 预后和转归的关键，及时去除或控制致病因素是 ARDS 治疗最关键的环节。主要包括充分引流感染灶、有效的清创和使用合理的抗生素。当然,腹腔、肺部感染的迁延,急性胰腺炎的发展等都使病因治疗相当困难。

（二）调控机体炎症反应

ARDS 作为机体过度炎症反应的后果,SIRS 是其根本原因,调控炎症反应不但是 ARDS 病因治疗的重要手段,而且也可能是控制 ARDS、降低病死率的关键。近年来,国内外学者对 SIRS 的调控治疗进行了大量研究:①糖皮质激素。糖皮质激素是 ARDS 治疗中最富有争议的药物。前瞻性、多中心、安慰剂对照试验显示,ARDS 早期应用大剂量激素,不能降低病死率,同时可能增加感染的发生率。近几年有研究显示 ARDS 晚期应用糖皮质激素有助于阻止肺纤维化的进展,可改善患者生存率。但应用的同时必须监测患者病情,防止并发或加重感染;其作用也有待于进一步大规模临床、前瞻、对照研究进行验证。②环氧化酶抑制剂及前列腺素 E_1。布洛芬、消炎痛等环氧化酶抑制剂对炎症反应有强烈抑制作用,可改善 ARDS 炎症反应,降低体温和心率。前列腺素 E_1 具有扩张血管、抑制血小板聚集和调节炎症反应、降低肺动脉和体循环压力、提高心排血量、氧合指数和组织供氧量的作用。但有关前列腺素 E_1 对 ARDS 的治疗作用尚不肯定,需进一步研究明确其作用。③酮康唑。酮康唑是强烈的血栓素合成酶抑制剂,对白三烯的合成也有抑制作用。初步的临床研究显示,对于全身性感染等 ARDS 高危患者,酮康唑治疗组 ARDS 患病率明显降低;而对于 ARDS 患者,酮康唑能明显降低病死率,④己酮可可碱。己酮可可碱是一种磷酸二酯酶抑制剂。在全身性感染和 ARDS 的动物实验研究中,己酮可可碱能明显抑制白细胞趋化和激活,对肿瘤坏死因子等炎症性细胞因子的表达具有明显抑制效应。但己酮可可碱对 ARDS 的临床疗效尚不肯定,需进一步临床研究证实。⑤内毒素及细胞因子单抗。内毒素单克隆抗体、细菌通透性增高蛋白可阻断内毒素对炎性细胞的激活,而 TNF、IL-1 和 IL-8 等细胞因子单克隆抗体或受体拮抗剂（IL-IRa）可直接中和炎症介质,在动物实验中均能防止肺损伤发生,降低动物病死率,结果令人鼓舞,但针对细胞因子等炎症介质的免疫治疗措施在感染及 ARDS 患者的临床试验均未观察到肯定疗效。

二、呼吸支持治疗

纠正低氧血症是 ARDS 治疗的首要任务,早期有力的呼吸支持是 ARDS 治疗的主要手段,其根本目的是保证全身氧输送,改善组织细胞缺氧。氧疗是最基本的纠正 AKDS 低氧血症、提高全身氧输送的支持治疗措施。

临床上有多种氧疗装置可供选择和应用，在选择氧疗装置时需考虑到患者低氧血症的严重程度，装置给氧浓度的精确性，患者的舒适度及对氧疗的依从性等。Beers 将氧疗装置依据流速的高低分为两大类：低流速系统和高流速系统。低流速系统给氧的流速较低，一般小于 6 L/min，患者每次吸入的为氧疗装置送出氧与室内空气混合的气体，因此吸入的氧浓度是可变化的，它取决于氧气流速、患者呼吸的频率和潮气量。高流速系统则以高流速给氧，通常超过患者每分通气量的 4 倍，患者的呼吸方式对吸入氧浓度没有影响。

当常规氧疗不能纠正低氧血症和缓解呼吸窘迫时，应早期积极进行气管插管实施机械通气，使患者不致死于早期严重的低氧血症，为治疗赢得时间。近年来，呼吸支持治疗取得长足的进步，并系统地提出机械通气治疗的新策略，主要包括以下内容：

（一）小潮气量避免高潮气量、限制气道平台压

小潮气量通气是 ARDS 病理生理改变的要求和结果："小肺"或"婴儿肺"是 ARDS 的特征，ARDS 参与通气的肺容积显著减少，大量研究显示，常规或大潮气量通气易导致肺泡过度膨胀和气道平台压力过高，激活炎症细胞，促进炎症介质释放增加，引起或加重肺泡上皮细胞和肺泡毛细血管内皮细胞损伤，产生肺间质或肺泡水肿，导致呼吸机相关肺损伤以及肺外器官如肠道、肾脏损伤，诱发多器官功能障碍综合征。因此，ARDS 患者应避免高潮气量和高气道平台压，应尽早采用小潮气量通气，并使吸气末气道平台压力不超过 $30cmH_2O$。

目前 5 个多中心、随机、对照试验比较了常规潮气量与小潮气量通气对 ARDS 病死率的影响。其中 3 项研究显示患者病死率均无显著改变。与常规潮气量通气组比较，小潮气量通气组 ARDS 患者病死率显著降低。进一步对比分析各项研究显示，阴性结果的研究中常规潮气量组和小潮气量组的潮气量差别较小，可能是导致阴性结果的主要原因之一。可见，ARDS 患者应采用小潮气量通气。

（二）积极、充分肺复张

ARDS 广泛肺泡塌陷和肺水肿不但导致顽固的低氧血症，而且导致可复张肺泡反复吸气复张与呼气塌陷产生剪切力，导致呼吸机相关肺损伤。大量临床和实验研究均表明，适当水平呼气末正压（PEEP）防止呼气末肺泡塌陷，改善通气/血流比值失调和低氧血症。另一方面消除肺泡反复开放与塌陷产生的剪切力损伤。另外还可减少肺泡毛细血管内液体渗出，减轻肺水肿。因此，ARDS 患者应在充分肺复张的前提下，采用适当水平的 PEEP

进行机械通气。

充分肺复张是应用 PEEP 防止肺泡再次塌陷的前提。PEEP 维持塌陷肺泡复张的功能依赖于吸气期肺泡的充张程度，吸气期肺泡充张越充分，PEEP 维持塌陷肺泡复张的程度越高。

（三）调整吸呼比

吸呼比影响肺内气体分布和通气/血流比值。对于 ARDS 患者，采用反比通气，有助于传导气道与肺泡之间气体的均匀分布；延长气体交换时间；升高平均肺泡压力，改善通气/血流比值，纠正低氧血症；降低气道峰值压力，减少气压伤的可能性；形成内源性 PEEP（PEEPi），有助于时间常数长的肺泡保持复张状态，改善通气/血流比值。当然，通过延长吸气时间而产生的 PEEPi 与外源性 PEEP 不同，PEEPi 有助于稳定时间常数长的肺泡，而外源性 PEEP 主要使时间常数短的肺泡趋于稳定；辅助通气时，患者触发吸气需额外做功克服 PEEPi，增加呼吸负荷；PEEPi 难以监测和调节，且 ARDS 肺单位以时间常数短的肺泡为主，因此，临床多采用外源性 PEEP 治疗 ARDS。

（四）保留自主呼吸

采用保留部分自主呼吸的通气模式是 ARDS 呼吸支持的趋势。部分通气支持模式可部分减少对机械通气的依赖，降低气道峰值压，减少对静脉回流和肺循环的影响，从而可能通过提高心排出量而增加全身氧输送；有助于使塌陷肺泡复张，而改善通气/血流比值；可减少镇静剂和肌松剂的使用，保留患者主动运动能力和呼吸道清洁排痰能力，减少对血流动力学和胃肠运动的干扰。同时，有助于早期发现合并症。当然，部分通气支持尚存在一些问题，例如自主呼吸引起胸腔内压降低，可能使肺泡的跨肺压增大，有可能增加气压伤的危险性，需进一步研究观察。

压力预设通气为减速气流，吸气早期的气流高，有助于塌陷肺泡复张，也有助于低顺应性肺泡的充气膨胀，改善肺内气体分布和通气/血流比值；吸气期气道压力恒定，使肺泡内压不会超过预设压力水平，可防止跨肺压过高，同时气道压力恒定，防止气道峰值压力过高，均可降低气压伤发生的可能性；气道平均压力较恒流高，有利于肺泡复张，改善氧合；减速气流与生理条件下的气流类似，患者易耐受，减少人机对抗。由此可见，ARDS 患者采用减速气流的通气模式更为有益。常用的支持自主呼吸的压力预设通气主要包括压力支持通气（PSV）、容量支持通气（VSV）、气道压力释放通气（APRV）及双相气道压力正压通气（BIPAP）等。

三、药物治疗

（一）糖皮质激素

全身和局部炎症反应是 ARDS 发生和发展的重要机制，调控炎症反应是 ARDS 的根本治疗措施利用糖皮质激素的抗炎作用预防和治疗 ARDS 一直存在争议。大剂量糖皮质激素不能起到预防 ARDS 发生和发展的作用，反而增加感染等并发症已普遍被临床医生接受。小剂量糖皮质激素治疗 ARDS 的起始时间、剂量、疗程与适用人群也一直备受关注。应用小剂量糖皮质激素治疗早期 AKDS 患者可改善 ARDS 患者氧合，缩短机械通气时间并降低患者的病死率，提示对于重症 ARDS 患者早期应用小剂量糖皮质激素可能是有利的，但其有益作用仍需要大规模的随机对照研究进一步证实。特别值得注意的是，近期研究显示对继发于流行性感冒的重症 ARDS 患者，早期应用糖皮质激素可能是有害的。

持续的过度炎症反应和肺纤维化是导致 ARDS 晚期病情恶化和治疗困难的重要原因，有学者提出可应用糖皮质激素防治晚期 ARDS 患者肺纤维化。但 ARDS Net 研究显示，ARDS 发病大于 14 天的患者应用小剂量糖皮质激素后病死率显著增加，提示晚期 ARDS 患者也不宜常规应用糖皮质激素治疗。因此，对于早期重症 ARDS 患者，可根据患者个体情况权衡利弊决定小剂量糖皮质激素的应用，而晚期 ARDS 患者不宜应用糖皮质激素治疗。

（二）鱼油

鱼油富含 $\omega-3$ 脂肪酸，是有效的免疫调理营养素，通过多种机制对 ARDS 患者发挥免疫调节作用。应用鱼油可以显著改善氧合和肺顺应性，缩短机械通气时间及 ICU 住院时间并降低 ARDS 患者的病死率。尽管应用鱼油治疗 ARDS 取得了较大进展，但其给药途径、时机及剂量等问题仍值得关注。肠内给予 $\omega-3$ 脂肪酸虽然能增加肠道黏膜血供，保护肠黏膜屏障功能，但吸收差，尤其是鱼油在脂质代谢过程中会大量丢失。肠外给药避开了脂质代谢的影响，目前常用于重症患者的治疗，但仍有并发感染、胆汁淤积及肝功能损伤的风险。研究显示，鱼油剂量大于 0.05 g/（kg·d）时可改善危重症患者生存率并缩短住院时间。目前认为 0.2 g/（kg·d）的鱼油可改善危重患者的预后，但该剂量是否适用于 ARDS 患者仍需大规模临床研究验证。

（三）一氧化氮

一氧化氮（NO）吸入可选择性扩张肺血管，吸入一氧化碳后分布于肺内通气良好的区域，可扩张该区域的肺血管，降低肺动脉压，减少肺内分流，改善通气血流比例失调。一氧化氮吸入治疗的 24 小时内可明显改善 ARDS 患者氧合，但并不能降低 ARDS 患者的病死率。因此，吸入一氧化碳不作为 ARDS 的常规治疗手段。仅在一般治疗无效的严重低氧血症时考虑应用。

（四）其他药物治疗

ARDS 患者存在肺泡表面活性物质减少或功能丧失，易引起肺泡塌陷。因此，补充肺泡表面活性物质可能成为 ARDS 的治疗手段。但研究显示，补充表面活性物质并缩短机械通气时间也不降低病死率，而且目前药物来源、用药剂量、具体给药时间、给药间隔等诸多问题仍有待解决，因此，目前表面活性物质还不能作为 ARDS 的常规治疗手段。

鉴于炎症反应在 ARDS 发病过程中的重要作用，细胞因子拮抗剂可能成为 ARDS 治疗的药物之一。但由于炎症反应的复杂性，目前仍无有利临床证据证实任何细胞因子的拮抗剂对于 ARDS 治疗的有效性，因此，细胞因子的拮抗剂不能用于 ARDS 常规治疗。

此外，虽然部分临床或动物实验发现重组人活化蛋白 C、前列腺素 E_1、抗氧化剂等环氧化酶抑制剂可能对于 ARDS 患者具有有益作用，但目前上述药物均不能用于 ARDS 的常规治疗。

四、液体管理

液体管理是 ARDS 治疗的重要环节。ARDS 的肺水肿首先与肺泡毛细血管通透性增加导致血管内液体漏出有关，其次毛细血管静水压升高可加重肺水肿的形成。故对 ARDS 应严格限制液体输入。通过限制输液和利尿而保持较低肺动脉嵌压的 ARDS 患者，有较好的肺功能和转归。而且，早期限制输液和利尿并不增加肾衰竭和休克的危险性。因此，在维持足够心排出量的前提下，通过利尿和适当限制输液量，保持较低前负荷，使肺动脉嵌顿压不超过 12 mmHg 是必要的。

（一）保证器官灌注，限制性液体管理

高通透性肺水肿是 ARDS 的病理生理特征，肺水肿程度与 ARDS 预后呈正相关，研究

显示，创伤导致的 ARDS 患者，液体正平衡时患者病死率明显增加。积极的液体管理改善 ARDS 患者肺水肿具有重要的临床意义。研究表明应用利尿剂减轻肺水肿可改善氧合、减轻肺损伤，缩短 ICU 住院时间。但减轻肺水肿的同时可能会导致有效循环血量下降，器官灌注不足。因此 ARDS 患者的液体管理必须考虑二者的平衡。在维持循环稳定，保证器官灌注的前提下，限制性液体管理是积极有利的。

（二）增加胶体渗透压

ARDS 患者采用晶体液还是胶体液进行液体复苏一直存在争论。值得注意的是胶体渗透压是决定毛细血管渗出和肺水肿严重程度的重要因素。研究证实，低蛋白血症可导致 ARDS 病情恶化，机械通气时间延长，病死率增加。尽管白蛋白联合呋塞米治疗未能明显降低低蛋白血症（总蛋白小于 50~60 g/L）ARDS 患者病死率，但与单纯应用呋塞米相比氧合明显改善、休克时间缩短。因此，对低蛋白血症的 ARDS 患者，有必要输入白蛋白或人工胶体液，有助于提高胶体渗透压，实现液体负平衡，减少肺水生成，甚至改善预后。

（三）改善肺毛细血管通透性

肺泡上皮细胞和毛细血管内皮细胞受损，导致通透性增加是 ARDS 主要的病理改变，因此改善肺毛细血管通透性是减轻 ARDS 肺水肿的关键。但临床上可行的方法不多，近年来有研究发现，ARDS 患者 β 受体阻滞剂雾化吸入 7 天后血管外肺水明显低于对照组、气道平台压降低，提示 β 受体阻滞剂有改善肺毛细血管通透性的作用。

五、营养和代谢支持

早期营养支持值得重视。危重患者应尽早开始营养代谢支持，根据患者的肠道功能情况，决定营养途径。肠道功能障碍的患者，采用肠外营养，应包括糖、脂肪、氨基酸、微量元素和维生素等营养要素，根据全身情况决定糖脂热量比和热氮比。总热量不应超过患者的基本需要，一般为 25~30 kcal/（kg·d）。如总热量过高，可能导致肝功能不全、容量负荷过高和高血糖等并发症。肠道功能正常或部分恢复的患者，尽早开始肠内营养，有助于恢复肠道功能和保持肠黏膜屏障，防止毒素及细菌移位引起 ARDS 恶化。

🔒 第六章 呼吸衰竭

呼吸衰竭（Respiratory Failure，RF）是指各种原因引起的肺通气和（或）换气功能严重障碍，使静息状态下亦不能维持足够的气体交换，出现缺氧和（或）二氧化碳潴留，导致低氧血症伴（或不伴）高碳酸血症，进而引起一系列病理生理改变和相应临床表现的综合征。呼吸衰竭在临床中属于常见的危重症，临床诊断与治疗是每一位医师必须掌握的临床技能，临床表现缺乏特异性，明确诊断有赖于动脉血气分析。

第一节　呼吸衰竭的定义、病因、分类、分型和诊断

一、呼吸衰竭的定义、病因和分类

（一）呼吸衰竭的定义

迄今尚无公认的呼吸衰竭定义。当前国外大多数呼吸内科权威教科书，将呼吸衰竭定义为：当呼吸功能损伤到气体交换不能维持正常的动脉血气水平，动脉血氧分压（PaO_2）降低和（或）动脉血二氧化碳分压（$PaCO_2$）增高并超越正常范围时，即有呼吸衰竭存在。通常血气诊断标准是在海平面、静息状态及呼吸空气的情况下，$PaO_2 < 60$ mmHg（6.7kPa，1kPa = 7.5 mmHg），和（或）$PaCO_2 > 45$ mmHg（6kPa）。

然而，必须指出：这些血气分析指标并不是硬性规定，指标是为临床服务的，应该结合患者的病史、体征和其他实验室检查结果进行综合评估。一般而言，如果患者失去对体内器官提供充分的氧合能力或通气能力的情况下，则可以认为患者可能发生了呼吸衰竭，对于发生急性呼吸衰竭的患者，临床上需要进行紧急处理，包括：紧急气道管理、机械通气治疗和稳定循环功能。其后的临床任务有：呼吸衰竭病因的鉴别诊断、根据临床和实验室结果制订治疗计划、对患者进行呼吸监护，必要时进行右心导管检查。

（二）呼吸衰竭的病因

呼吸衰竭的病因繁多，脑、脊髓、神经肌肉系统、胸廓或胸膜、心血管、上气道、下气道和肺泡，其中任何一个环节的异常均可导致呼吸衰竭。临床上通常引起急、慢性呼吸衰竭的主要病因有：

1. 气道阻塞性疾病

①急性病：如会厌炎、喉水肿、气道内异物、细支气管炎、支气管哮喘等。②慢性病：如慢性阻塞性肺部疾病，其中包括慢性支气管炎、肺气肿以及睡眠呼吸暂停综合征、支气管扩张等。

2. 肺实质浸润性疾病

①急性病：各种原因引起的肺炎、结缔组织疾病合并肺间质病等。②慢性病：结节病、肺尘埃沉着病、弥散性肺间质纤维化，包括特发性肺间质纤维化和其他各种原因引起的肺间质纤维化。

3. 肺水肿性疾病

①心源性：心肌梗死、二尖瓣或主动脉瓣疾患、左心衰竭。②肺泡-毛细血管膜通透性增加：各种原因引起的休克、海洛因中毒、吸入化学物质、败血症、急性呼吸窘迫综合征（ARDS）等。

4. 肺血管疾病

①急性病：肺血栓栓塞、空气、脂肪栓塞等。②慢性病：肺血管炎、多发性微血栓形成等。

5. 胸壁与胸膜疾病

①急性病：气胸。②慢性病：脊柱后侧凸、胸膜纤维化、胸腔积液等。

6. 神经肌肉系统疾病

①脑部：镇静药和麻醉药的应用、脑血管疾病、感染、肿瘤。②外周神经：多发性神经炎、多发性脊髓炎。③肌肉：肌萎缩症、重症肌无力、肥胖和吉兰-巴雷综合征（急性炎症性脱髓鞘性多发性神经病）等。

（三）呼吸衰竭的分类

虽然临床上有许多疾病可以引起呼吸衰竭，按照其原发异常改变对呼吸系统的效应，通常能将上述各种疾病分类如下：

1. 中枢神经系统的异常

药物的作用、结构病变和代谢疾病对中枢神经系统的影响，均可导致中枢呼吸驱动的抑制，可产生低通气综合征和高碳酸血症，临床上可为慢性或急性呼吸衰竭的表现。麻醉药物或其他镇静药物的过量是呼吸衰竭的常见原因。最常见的是急性中毒，长期应用某些制剂（如：美沙酮），可产生慢性高碳酸血症呼吸衰竭"结构型"的中枢神经系统异常所产生的高碳酸血症，其常见疾病有脑膜脑炎、局部的肿瘤或髓质的血管异常或影响髓质控制系统的卒中。通常呼吸衰竭伴有其他神经系统的异常临床表现。各种代谢异常通过抑制呼吸中枢而产生高碳酸血症。常见原因有：黏液性水肿、肝功能衰竭和晚期尿毒症。除此之外，中枢神经系统的 $PaCO_2$ 升高可使中枢神经系统进一步抑制，并促使 CO_2 潴留。如慢性代谢性碱中毒时，常有 $PaCO_2$ 的升高，其原因常与利尿剂的应用有关。

2. 周围神经系统或胸壁的异常

各种周围神经系统疾病，神经肌肉疾患和胸壁的异常，常伴有高碳酸血症和低氧性呼吸衰竭。这类疾病主要特征是患者不能维持适当的每分通气量水平以排出机体所产生的 CO_2，且常伴随有呼气肌群的损害，肺不张和吸入性肺炎。神经肌肉疾病所致高碳酸血症呼吸衰竭的常见原因是吉兰-巴雷综合征、重症肌无力、多发性肌炎、肌萎缩和代谢性肌肉疾病。除此之外，急性脊髓灰质炎和创伤性脊髓损伤也常伴有高碳酸血症。药物所致的高碳酸血症，其原因包括应用去极化和非去极化的麻醉制剂，尤其在应用皮质激素时，（如处理哮喘持续状态）、重症肌无力治疗时出现胆碱能危象，肌无力的患者应用氨基糖苷类抗生素等。胸壁异常是呼吸衰竭另一类常见的呼吸衰竭原因。常见的有：严重的脊柱侧弯、连枷胸、广泛的胸廓成形术和重度肥胖等。

上述各种原因所致的呼吸衰竭，其共同特点为吸气肌群的衰弱或胸廓活动程度受限制，从而造成潮气量的降低。患者最初可通过增加呼吸频率来代偿潮气量的降低，以维持一定的每分通气量，但随着病情进展，最终仍导致每分通气量降低。此外，患者的叹气功能也受损，加上潮气量的减少，导致肺不张的发生和肺顺应性的降低。肺顺应性的下降则使潮气量进一步减少和呼吸功的增加。因此造成通气量下降，而另一方面由于 VD/VT 的增加（原因为肺不张等），使患者的通气需要增加。通气供应和通气需要之间产生了明显的失衡，从而造成高碳酸血症更进一步，由于延髓反射机制受损及呼吸肌群的受累，造成咳嗽功能障碍，造成吸入性肺炎和继发性的低氧血症、

除上述原因外，由于胸廓形态异常（如脊柱侧凸等）可造成呼吸功增加，造成呼吸肌

群氧耗量增加，呼吸肌群的总氧耗量比例也增加。

3. 气道的异常

上气道或下气道的阻塞性疾病，均为慢性高碳酸血症的常见原因。上气道阻塞的病因有：急性会厌炎、异物吸入、气管内肿物和气管狭窄等。引起下气道阻塞的疾病有：慢性阻塞性肺疾病（COPD）、哮喘和晚期囊性肺纤维化。气道的狭窄可导致跨胸壁压力梯度的增加，从而需要吸气气流的增加。呼吸功的阻力成分增加，并伴有氧耗的增加。此外，潮气量下降和无效腔通气增加可发生呼气肌群衰竭，其结果产生浅而速的呼吸类型。最后某些疾病中（如哮喘或 COPD 加重期），可发生气体陷闭和肺过度充气，导致膈肌偏平和膈肌功能受损。

4. 肺泡异常

这类疾病中，常见临床病因有心源性和非心源性肺水肿，弥散性肺炎、广泛的肺出血、胃内容物吸入和溺水。弥散性肺泡内充填，造成了一个大通的右向左分流，如同肺血流通过一个无通气或通气不佳的肺区。此外，伴随存在的肺间质水肿可损害肺-毛细血管膜的弥散功能，进一步损伤混合静脉血的氧合。

以肺泡内充填为特征的急性、广泛的肺疾病，通气需要明显增加，其原因有：低氧血症、VD/VT 的增加、呼吸功的弹性成分增加（因肺顺应性降低）、呼吸功的阻力成分也增加（因气道狭窄和气道反应性的增加）、呼吸中枢的神经驱动增加（由于肺实质迷走神经纤维的调节）。一方面是通气需要的增加，另一方面却由于肺泡内充填、肺弹性降低、呼吸肌疲劳、膈肌功能受损而造成了通气供应的下降，这种失衡造成了高碳酸血症。

二、呼吸衰竭的分型

"呼吸衰竭"是一病理生理学诊断术语，随病因、病变性质及病程的发展阶段不同，其主要病理生理改变和血气特点有所不同。临床上根据病理生理的不同类型、有无二氧化碳潴留等，将需要机械通气治疗的呼吸衰竭患者，划分为四大类型：①低氧性呼吸衰竭，主要或全部表现为低氧血症，通常为肺内分流（Q_s/Q_t）增加和肺泡通气/血流（V/Q）比例失调所致。②通气衰竭，主要表现为高碳酸血症，主要是呼出 CO_2 障碍，是一种肺泡通气（VA）降低所致。③肺不张型呼吸衰竭，是一种围术期呼吸衰竭。④低灌注型呼吸衰竭，即休克型呼吸衰竭：实际上，将呼吸衰竭划分为这四种类型的呼吸衰竭，完全是人为的，但是有利于临床医师了解其相应的病理生理和常见的临床表现，也利于掌握相应的临床措施。

（一）低氧性呼吸衰竭（Hypoxic Respiratory Failure，HRF）

通常也称Ⅰ型呼吸衰竭或换气性呼吸衰竭，血气特点是 $PaO_2<60$ mmHg，$PaCO_2$ 正常或降低。主要病理生理机制是肺内分流（Q_s/Q_t）增加和肺泡通气/血流（V/Q）比例失调。重症急性呼吸衰竭患者则往往存在明显的右向左的肺内分流增加，称为急性低氧性呼吸衰竭（Acute Hypoxemic Respiratory Failure，AHRF）。其原因主要是肺泡腔内充满水肿液或者肺泡塌陷所致，因而对氧气治疗效果不佳。弥散功能障碍只是在 $PaO_2<50$ mmHg 时才参与作用。其总肺泡通气量正常或增加。常见于支气管炎、肺气肿、肺泡纤维化、支气管哮喘、肺炎、心源性肺水肿、ARDS、肺泡出血综合征及肺不张等疾病。这种难治性低氧血症常常伴有肺泡通气和每分通气量（VE）的增加以及 $PaCO_2$ 降低。但是，随着病情的进展或者持续，可以发生呼吸肌群的衰竭，从而导致肺泡通气量的下降和 $PaCO_2$ 增加。

（二）高碳酸-低氧性呼吸衰竭（Hypercapnic-Hypoxic Respiratory Failure，HHRF）

也称Ⅱ型呼吸衰竭，主要是有效肺泡通气量不足，血气特点除低氧血症外，$PaCO_2>45$ mmHg。进一步可分为两个亚型：①总肺泡通气量下降，多发生于神经肌肉系统所致呼吸动力障碍而肺实质正常的患者。②净肺泡通气下降，两上肺区灌注进一步减少，形成类似无效腔效应，不能进行正常的气体交换，尽管总肺通气量无改变，但有效肺泡通气量却明显减少。常见病因是慢性阻塞性肺部疾病。

（三）肺不张型呼吸衰竭

即围手术期呼吸衰竭，现称为Ⅲ型呼吸衰竭，围手术期呼吸衰竭通常是肺不张所致。一般而言，这些患者中，由于异常的腹部情况使呼出气的肺容积（功能残气量，FRC）低于增加的关闭容积，因而导致肺下垂部位的肺泡出现进行性塌陷。其结果常常导致Ⅰ型急性低氧性呼吸衰竭（AHRF）。

把这一肺不张类型的呼吸衰竭，作为临床上一种特殊的呼吸衰竭类型来处理，其主要目的是引起临床的注意，预防在手术后发生肺泡塌陷、FRC降低以及在肺容积增加的情况下发生气道的异常关闭，从而产生呼吸衰竭。由于许多Ⅰ型和Ⅱ型呼吸衰竭患者也可能存在这一类似情况，所以设法减少肺不张所致的呼吸衰竭发生，是临床上处理所有呼吸衰竭患者时所必须考虑的问题之一。临床上常常需要采取的处理措施如下：①每1~2小时改变体位，从仰卧位转换为侧卧位；积极采取胸部理疗，勤从气道内吸痰。②保持 35°～45°的端坐体位，以减少腹部的压迫。③机械通气时加用叹气、CPAP、PEEP 等模式，使呼气末肺容量高于关闭容量（CV）。④特别关注切口疼痛以及腹痛的处理，镇痛和降低腹压。

（四）低灌注状态所致的Ⅳ型呼吸衰竭

临床上某些机械通气治疗的患者并不属于上述 3 种类型的呼吸衰竭分类，尤其是低灌注状态的患者。Ⅳ型呼吸衰竭常见于心源性休克、低容量休克或脓毒性休克患者，而并未发生肺部病变。对这些呼吸困难的患者进行通气治疗的原因往往是为了稳定气体交换和通过减少呼吸肌群做功来降低心排出量的消耗，直到低灌注状态得以纠正为止。Ⅳ型呼吸衰竭患者的撤机相对较为简便，当休克纠正，患者恢复自主呼吸并且拔除气管插管后，即可撤机。

三、呼吸衰竭的诊断

（一）呼吸衰竭的临床表现

早期轻症呼吸衰竭不易发现，中、重度呼吸衰竭诊断比较容易。根据呼吸衰竭的定义，临床表现并结合动脉血气分析，在综合判断的基础上，可以做出确切的诊断，最好包括其病因、类型和程度以及相关的肺功能、酸碱改变和氧运输等情况，以便指导治疗和估计预后，以下几方面可作为临床诊断的参考：

1. 致病因素

导致呼吸衰竭的基础疾病和临床表现。

2. 低氧血症的表现

主要为呼吸困难和发绀。呼吸困难是最早出现的临床症状，随呼吸功能的减低而加重，可以有呼吸频率及节律的改变，辅助呼吸肌参与时可有"三凹征"，也可表现为呼吸浅速、点头样呼吸等。进入二氧化碳麻醉后，呼吸困难表现可能不明显。发绀是缺氧的典型症状。

3. 神经精神症状

缺氧和二氧化碳潴留均可引起神经精神症状，急性缺氧可出现精神错乱、狂躁、昏迷、抽搐等，慢性缺氧只表现为智力、定向力障碍二氧化碳潴留主要表现为中枢神经系统

抑制 $PaCO_2>80$ mmHg（10.7 kPa）时，患者有表情呆滞、精神错乱，$PaCO_2>120$ mmHg（16 kPa）时，患者进入昏迷，对各种反射均无反应。"肺性脑病"为二氧化碳潴留的典型临床表现。

4. 循环系统症状

有心率增快、心排出量增加，血压上升，心律失常。如缺氧加重，心肌可受累，此时心排出量减少、血压下降，可导致循环衰竭。另外，二氧化碳潴留使血管扩张，皮肤温暖、红润、多汗。

5. 消化系统和肾功能的改变

缺氧可使肝细胞变性坏死，导致血清谷-丙转氨酶升高；严重缺氧和二氧化碳潴留可导致胃肠道黏膜充血、水肿或应急性溃疡，可发生呕血、便血，严重的缺氧可损害肾功能，出现少尿、无尿，甚至急性肾衰竭。

6. 值得警惕的呼吸衰竭的早期表现

①睡眠规律倒转。②头痛，晚上加重。③多汗。④肌肉不自主的抽动或震颤。⑤自主运动失调。⑥眼部征象：球结膜充血、水肿，是反映 $PaCO_2$ 升高的敏感征象。

动脉血气测定：动脉血气和酸碱指标的测定是确定诊断、判断病情轻重呼吸衰竭和酸碱紊乱类型及指导治疗的重要依据。

（二）呼吸衰竭诊断的临床途径

临床上处理呼吸衰竭患者时首先应该明确以下几个方面的问题：临床上患者有无呼吸衰竭、呼吸衰竭分型、呼吸衰竭的病情程度、呼吸衰竭的基础疾病是什么、本次发生呼吸衰竭的诱发因素是什么、患者有无伴发症和并发症及其已经进行的治疗和对治疗的反应如何等。故临床医师必须对患者的病史、症状和实验室检查结果做一详尽分析。

1. 病史和症状。

（1）现病史

从现病史中可发现呼吸衰竭的临床表现：如呼吸困难、发绀、烦躁不安、嗜睡或昏迷等。同时也能了解患者原发病的情况：如发热伴咳嗽、咳痰、气急，要考虑肺部炎症引起的呼吸衰竭；如果出现突发昏迷，一侧肢体偏瘫伴呼吸障碍，应考虑脑血管意外引起的急性中枢性呼吸衰竭；进食时突然呛咳、颜面发紫、呼吸困难、意识障碍，应考虑食物窒息导致急性呼吸衰竭等。病史有助区分急、慢性呼吸衰竭：如为慢性呼吸衰竭，还需了解患者缓解期的临床表现，如气急程度、活动范围、肺功能以及动脉血氧分压和二氧化碳分压值，以判断是慢性呼吸衰竭稳定期或者急性加重。还可以根据患者并发症的表现：如有无呕血、黑便等消化道出血症状，尿少、水肿等肾脏功能不全表现，以判断病情轻重。通过病史可显示诱发因素，如肺部感染诱发 COPD 加重，接触过敏原导致支气管哮喘发作，手术诱发 COPD 急性发作等。现病史还应注意经过何种治疗、治疗反应如何。

（2）既往史

既往史可显示基础疾病，详细询问患者的既往病史往往可以给呼吸衰竭的诊断带来意想不到的结果。笔者既往曾经处理过一例急性呼吸衰竭的患者，患者在其他医院一直按"支气管哮喘"治疗，但疗效不佳。来急诊室时患者由于二氧化碳严重滞留，已经处于昏迷状态。仔细向家属询问病史，得知患者每次"哮喘"发作均与体位有关，故对"哮喘"的诊断产生疑问。此外查体也发现患者有典型的吸气性呼吸困难，提示上气道阻塞。后来影像学检查证实患者在气管正上方有一肿物，肿物带蒂，并可随体位活动。经急诊手术患者完全康复。仔细询问过去史也可发现患者伴发病的一些情况，如糖尿病、冠心病、高血压及贫血等。

（3）个人史

个人史资料可提供诊断和鉴别诊断的临床资料，如长期吸烟史要考虑 COPD 的可能，有过敏史者要想到支气管哮喘诊断的可能，接触粉尘史要考虑职业性肺病，有酗酒史要注意与肝性脑病鉴别。

2. 体征

临床上处理呼吸衰竭患者时，除了观察呼吸衰竭的体征外还要注意患者基础疾病的体征及并发症和伴发症的体征。①呼吸衰竭体征：要注意观察患者的神志改变、呼吸频率和节律，有无发绀，有无端坐呼吸、三凹征、张口抬肩等呼吸困难的表现，胸腹矛盾呼吸提示呼吸肌疲劳，呼吸不规则提示中枢性呼吸衰竭。②基础疾病体征：桶状胸常常提示患者可能患有 COPD，两肺哮鸣音则表明患者可能是支气管哮喘或喘息性支气管炎患者，一侧肢体偏瘫提示脑血管意外，下肢软瘫考虑吉兰-巴雷综合征。③诱发因素体征：发热伴肺部湿性啰音往往提示肺部感染，一侧胸廓饱满、叩诊为鼓音伴呼吸音低下或消失则提示气胸。④并发症体征：有无休克、心律失常、心力衰竭和肺性脑病，有无黄疸、水肿、皮肤瘀斑和脏器出血等。⑤伴发症体征：如贫血、高血压、脑梗死后遗症表现等。

3. 实验室和辅助检查

血、尿、粪常规，以及动脉血气、血电解质、心肝肾功能、痰培养、心电图、胸片等应视为临床上必须检查的项目。肺功能、血培养、细胞免疫、肿瘤标志物测定等可作为酌情选择项目。临床应针对不同的目的，围绕患者的诊断、基础疾病、诱发因素、病情轻重、并发症和伴发症等开展相关必要的检查项目。①明确临床诊断：首先要明确呼吸衰竭诊断，动脉血气检查是必需的。②发现患者的基础疾病：如胸片、肺功能检查有助于发现COPD，而D-二聚体、胸部螺旋CT或磁共振、肺通气/灌注S像和CT肺动脉造影等检查有助于发现或排除肺栓塞，头颅CT、磁共振或脑脊液穿刺检查有助于脑血管疾病等神经系统疾病的发现。③明确诱发因素：胸部X线可发现肺部炎症或气胸，痰细菌培养和药敏试验可了解细菌感染及其耐药情况。④判断病情轻重：动脉血气、胸片、血液生化等指标有助于病情轻重的判别。⑤了解伴发症和并发症情况：酌情选择糖代谢指标、电解质、肝肾功能、出凝血功能、多导睡眠监测和心脏超声检查等。⑥疗效评估和不良反应监测：复查血气指标、胸片、血常规，进行血药浓度监测和肝肾功能电解质的密切随访等。

第二节　通气供应与通气需要

目前有一种有用的理论假设有助于了解高碳酸性呼吸衰竭的病理生理基础，即通气供应和通气需要的关系。

一、通气供应与通气需要的关系

通气供应是指机体能维持最大的自主通气而不发生呼吸肌群衰竭；通气供应也称之为最大持续通气（Maximal Sustainable Ventilation，MSV）。通气需要是指当通气需要量保持不变时，使 $PaCO_2$ 保持恒定的自主每分通气（假定 CO_2 生成量保持稳定）。

正常情况下，通气供应大大超过通气需要。因而在运动时，虽然每分通气需要量发生巨大变化，但不会产生高碳酸血症。肺部疾病时，在通气需要对 MSV 产生影响之前，已可能存在明显的异常。此后，则会发生高碳酸血症。当通气需要超过 MSV 时，$PaCO_2$ 则增加。通常，MSV 约等于最大自主通气量（Maximal Voluntary Ventilation，MVV）的一半。体重 70 kg 的成人，MVV 为 160 L/min，则 MSV 为 80 L/min，基础情况下，每分通气量为 6~7 L/min ［90 mL（kg·min）］。正常情况下，MSV 比静息状态下的每分通气量高 10~15 倍。疾病状态下，每分通气童的需要可能接近 MSV 的低值。MSV 的进一步降低则可导致通气需要超过通气供应和发生高碳酸血症。

二、通气供应降低的影响因素

（一）通气供应降低的影响因素

呼吸中枢系统传出神经的任何损伤均能降低通气供应。多种疾病可影响和产生传出途径的异常（如膈神经和呼吸肌群疾病，有些可造成呼吸肌群的衰竭）。

（二）通气需要增加的影响因素

通气需要可用下列方程式来表示：

$$Ve = K \times (VO_2 \times RQ) / [PaCO_2 / (1 - VD/V_T)]$$

式中：V 为每分通气量，VO_2 氧消耗量，RQ 为呼吸商，VD 为无效腔容量，V_T 为潮气量。任何影响方程式右侧的因素均可能导致通气超过通气供应。

第三节 急性低氧性呼吸衰竭

一、急性低氧血症的病因和发病机制

（一）急性低氧血症的病因和分类

1. 常见疾病

急性低氧性呼吸衰竭的常见疾病如下：①急性呼吸窘迫综合征（ARDS）。②肺炎：大叶性肺炎、多叶性肺炎。③肺栓塞。④肺不张（急性、叶段性肺不张）。⑤心源性肺水肿。⑥肺创伤或肺泡出血、Good-pasture 综合征、系统性红斑狼疮合并急性狼疮性肺炎等。

2. 急性低氧性呼吸衰竭的影像学分类

这些疾病的氧合功能障碍通常可以用其放射学检查发现来进行分类，可以为诊断和处理提供重要的依据。肺部塌陷（肺不张）、弥散性或斑片状肺实质病变、肺水肿，局部或单侧肺的浸润阴影和胸部 X 线表现正常等可以为常见低氧血症类型。

（1）肺不张

肺不张有多种形态学类型和发生机制。正常人如果在低于潮气量的情况下进行浅表呼吸，局部也可以出现微小肺不张。肺部局部膨胀不全可能加重上述现象，从而造成盘状肺不张，其原因有胸腔积液或者膈肌功能障碍。微小肺不张和盘状肺不张常见于肺部的下垂部位。肺叶的塌陷通常与分泌物滞留造成的气道阻塞、气管插管位置不当或者气管内肿块等因素有关，这些原因可造成肺泡内气体吸收从而产生肺不张。某些患者可能与支气管外压迫或局部低通气相关。患者如果长期卧床以及上腹部手术后，常常可以发生微小肺不张和盘状肺不张。

急性肺不张的潜在后果是气体交换的恶化，易发生肺炎和增加呼吸功。如果支气管突然发生阻塞，则 PaO_2 可以在几分钟到数小时内急剧降到最低点，但是通过低氧性血管收缩和增加局部肺血管阻力，数小时至数日后，PaO_2 可逐渐得到改善。患者低氧血症的临床表现取决于低氧性血管收缩的反应、肺不张发生的速度以及累及的肺组织的容积。如果肺不张发生的部位较小、发生速度较慢，则临床上可能无低氧血症的表现。

影像学检查很难发现弥散性微小肺不张，但是查体可发现这些微小肺不张，肺下垂部位或肺底部听诊有吸气末湿啰音，深吸气或咳嗽后湿啰音可消失。盘状肺不张查体也可以发现湿啰音，此外受累部位还可以有管状呼吸音和羊鸣音。如果由于分泌物所致的支气管阻塞而产生肺叶不张，则查体发现叩诊呈浊音，呼吸音降低。如果中心气道阻塞，往往有管状呼吸音和羊鸣音。这些临床表现与影像学检查相一致。盘状肺不张常常发生于胸膜积液之上，或抬高的一侧横膈上方。肺叶不张常见于分泌物明显增加，而且无力排出的患者。一般而言，急性肺上叶肺不张少见，因为肺上叶容易引流。而左下叶肺不张较为多见，这与左下叶邻近心脏、口径较小、支气管的走向角度较为锐利有关。影像学检查容易发现肺不张，其表现为密度增高的阴影、叶间裂移位、周围肺组织有代偿性肺部膨胀和支气管充气征消失。

（2）弥散性肺浸润和渗出性病变

肺泡内充满液体或细胞浸润，可导致严重的难治性低氧血症。间质内液体造成低氧血症，与支气管周围水肿、V/Q 比例失调和微小肺不张相关。肺泡充填的影像学改变包括：叶段分布的实变影、融合阴影、绒毛状边缘、气道充气征、玫瑰样病变和正常肺组织结构的轮廓影。通常，弥散性间质病变的影像学分布主要出现在肺基底部位，肺尖部位很少有间质改变。临床上产生这种肺部弥散性病变和低氧血症的疾病，主要有：肺炎（肺部感染和吸入性肺炎）、肺水肿、血管内液体过多和 ARDS。单从影像学的观点出发，很难鉴别这些疾病。某些特征有助于鉴别诊断。

①水肿性肺水肿：周围肺组织浸润，主要分布在肋膈角，是一种血管病变为主要特征

的肺浸润，血管分布的特征提示容量负荷增加或心源性肺水肿，水肿的重力分布与左心衰竭密切相关，常常伴有心脏扩大，周围斑片状肺部浸润阴影，如果缺乏重力分布，并且随体位改变则提示 ARDS。此外，支气管空气造影征在水肿性肺水肿的病因中相当少见，而在渗出性肺水肿（ARDS）和肺炎中则常见。

②急性肺损伤（ALI）和 ARDS：AU/ARDS 的发生可能与肺部直接损伤有关，如吸入、肺炎、肺淹溺、肺部挫伤和毒气吸入等，这与肺泡上皮直接损伤有关，ALI/ARUS 的发生也可以与肺部间接损伤相关，例如：脓毒血症、输血、胰腺炎伴有系统性炎症反应等产生上皮–肺泡界面创伤，损伤造成肺泡–毛细血管渗出，富有蛋白的液体进入间质和肺泡，并且抑制表面活性物质的功能，造成广泛的肺不张。

3. 低氧血症伴随胸部 X 线片正常

某些患者临床表现为严重的低氧血症，而影像学检查无明显的肺部浸润阴影。这种情况下，最可能的发病机制是隐性的分流和严重的 V/Q 比例失调。心内分流或者肺内分流，哮喘和其他类型的气道阻塞性疾病，闭合容量增加造成的肺容量降低（如患有支气管炎的肥胖患者），肺栓塞和隐性微小血管交通（肝硬化并发肝肺综合征）等常常可以伴发这种类型的低氧血症。混合静脉血氧饱和度的降低、应用血管活性药物治疗低氧性收缩（如硝普钠、钙通道拮抗剂和多巴胺）、头部创伤后发生严重的 V/Q 失调等都可能加剧低氧血症。

4. 单侧肺部疾病

影像学检查发现肺部有单侧肺浸润阴影或双侧肺部阴影明显的不对称，表明患者肯定存在某种疾病，大部分发生在某些特殊的临床疾病中。此时，应该仔细检查患者低氧血症的原因。

（二）急性低氧性呼吸衰竭的解剖结构分类

按照解剖结构也可以对急性低氧呼吸衰竭进行分类。根据原发病变的病理学改变部位，划分为肺泡腔、肺间质、心脏和肺血管、气道与胸膜五类。这一分类能够较容易判断病因，并考虑到某些疾病，如肺水肿或肺炎、过敏性肺炎、肺栓塞、支气管痉挛和气胸等。

二、急性低氧性呼吸衰竭的临床特征和诊断途径

（一）缺氧对机体的影响

机体的生理活动需要充分的能量供应，食物中的碳水化合物、蛋白质、脂肪借氧分子的氧化磷酸化作用转化为高能磷酸键无氧代谢的能量转化效率很低，而且形成大量乳酸，因而可引起代谢性酸中毒。故缺氧对机体的危害比二氧化碳潴留更严重，其危害程度不仅与缺氧程度有关，也与其发生速度、持续时间长短有关。心、脑、肺等重要脏器对缺氧极为敏感。

1. 缺氧对细胞代谢、电解质平衡的影响

在缺氧条件下组织细胞释放能量的生物氧化过程无法正常进行，机体的生理功能将不能维持正常，线粒体内氧分压至少应在 2 mmHg（0.27 kPa）以上，氧化磷酸化过程才能正常进行，同时生成酸性代谢产物——乳酸。其结果是能量供应不足，脏器功能失调。另外乳酸的堆积可导致代谢性酸中毒，又因能量供应不足，钠泵功能失调，钾离子到细胞外，钠、氢离子进入细胞内，可产生高钾血症及细胞内酸中毒。

2. 缺氧对神经系统的影响

中枢神经系统对缺氧十分敏感，缺氧的程度和发生的缓急不同，其影响也不同。大脑的耗氧量大约为 3 mL/（100 g·min），较长时间停止供氧，脑组织会发生不可逆损伤。当颈内静脉血氧分压低于 2.67 kPa（20 mmHg）时，患者即可进入昏迷状态。大脑皮层对缺氧十分敏感，轻度缺氧表现为注意力不集中，记忆力减退，定向力差，严重缺氧则可出现烦躁不安，意识朦胧，昏迷、抽搐等。缺氧引起的脑水肿，与能量供应不足、钠泵功能失调及细胞内酸中毒、多种酶的功能丧失有关。

3. 缺氧对循环系统的影响

心血管系统对缺氧十分敏感心肌的耗氧量为 10 mL/（100 g·min）。急性缺氧早期通过化学感受器兴奋交感神经，可出现心率增快，血压升高，心排出量增加。但在老年人及原有心力衰竭患者，可不出现上述反应。缺氧早期的心排出量增加也与呼吸代偿性幅度增大，胸腔负压增大，回心血量增多有关。慢性缺氧时心排出量与周围循环变化不明显，但可使肺小动脉收缩，肺动脉压升高导致右心负荷加重，以后可逐渐发展成为慢性肺源性心脏病，右心功能不全。身体不同部位血管对缺氧反应不一，脑与冠状动脉扩张，肺血管、腹腔脏器血管、肾血管收缩，血流重新分布。缺氧对心搏节律的影响可出现较早，原有心

脏病患者在 PaO_2 接近 8 kPa（60 mmHg）时，即可发生心律失常。这种心脏传导系统不稳定所致的心律失常，尤其容易出现在应用洋地黄及排钾利尿剂时。

4. 缺氧对呼吸系统的影响

缺氧主要通过颈动脉窦和主动脉体的化学感受器的反射作用来刺激通气。而呼吸中枢对低氧血症时的通气量增加反应较二氧化碳潴留为低。一般来说，只有当 PaO_2 降至 8kPa 以下时，通气量才开始增加，当 PaO_2 在 5.3~4 kPa（40~30 mmHg）时通气量增加达高峰。吸入氧气浓度低于 12% 时通气量才会有明显增加。其原因是，化学感受器对低氧血症的敏感性较差，另外，通气量增加后二氧化碳排出增多，$PaCO_2$ 下降反而对呼吸有抑制作用，严重缺氧也可引起不规则呼吸和潮式呼吸。

5. 缺氧对血液系统的影响

慢性缺氧可刺激骨髓造血功能，红细胞体积及数量增加，一方面可增加血液的携氧能力，但另一方面也增高了血液黏滞度，使血流阻力增加，加重心脏的负担。缺氧及血液黏滞度增加也是导致弥散性血管内凝血（DIC）的原因。

6. 缺氧对肾的影响

缺氧可使肾血管收缩，肾血流量减少，如再伴有低血压、DIC 等，很易产生肾功能不全，严重时可引起肾小管变性、坏死以至引起急性肾衰竭。

7. 缺氧对消化系统的影响

低氧血症是呼吸衰竭时产生消化道溃疡与出血的原因之一，肝细胞氧的供应来自氧分压较低的门静脉血，故易受缺氧的影响，缺氧可引起肝细胞水肿、变性，甚至坏死，因而可出现谷丙转氨酶增高，个别还可出现黄疸。多脏器、系统性功能衰竭的出现，是呼吸衰竭，缺氧的最为严重的并发症，可使死亡率大大增加。

（二）临床特征和诊断途径

急性低氧性呼吸衰竭患者的基础疾病不同，其临床表现也千差万别，如果患者的中枢呼吸驱动功能完好，并且患者也无呼吸肌疲劳，低氧血症的患者可表现为呼吸急促和心动过速。当血红蛋白浓度下降（去氧饱和度）大于 5 g/100 mL 时，患者常有口唇和舌发绀（所谓中心性发绀）。急性低氧性呼吸衰竭的鉴别诊断相当广泛，而且往往需要紧急处理，临床医师必须富有实际经验且理论知识丰富。首先需获得基础病史以鉴别患者的危险因素。如心功能不全、肺部感染或吸入性肺炎、静脉血栓栓塞以及阻塞性肺部疾病。如果胸部有创伤，则应该考虑气胸、血胸和肺部挫伤。急性低氧性呼吸衰竭的少见原因也应当考虑到。临床查体的重点是心脏和呼吸系统，以确定患者有无充血性心力衰竭、有无肺实变或胸腔积液、同样，通过仔细的临床查体也能较为迅速和满意地诊断气胸，而不是单单依靠胸部 X 线检查来诊断气胸。

在进行急性低氧性呼吸衰竭鉴别诊断的同时，应该积极治疗。通常可以用"ABC"来表示，即：气道（airway）、呼吸（breathing）和循环（circulation）。一旦"ABC"得以保证，患者应该给予氧疗（如果合并高碳酸血症，则应当仔细调节氧流量）和建立静脉通道，并且应该进行心脏监护和氧饱和度监测。

所有患者都必须进行胸部 X 线、心电图、血常规和血液生化检查，并做血气分析和计算肺泡动脉氧分压差。如果在动脉低氧血症的情况下，而肺泡-动脉氧分压差正常，则提示低通气可能是低氧血症的唯一原因。血气分析对诊断酸碱失衡同样也相当重要、根据初步检查，可以考虑进一步的检查，包括支气管镜检查、胸部 CT 和超声心动图等。如果急性低氧性呼吸衰竭患者的胸部影像学检查正常，则其后的鉴别诊断范围大大缩小。此时，临床上应该考虑到肺栓塞和右向左的分流（如心内分流或肺动静脉分流）。

第四节　高碳酸-低氧性呼吸衰竭

一、高碳酸-低氧性呼吸衰竭的病因和分类

（一）高碳酸-低氧性呼吸衰竭的病因

通常，临床上可将 $PaCO_2$ 升高所致的高碳酸血症原因归纳为以下几种：①通气驱动力下降所致的急性通气衰竭。②神经肌肉疾患和呼吸肌疲劳等产生的通气频率减慢、幅度缩小，而致每分通气量绝对不足。③限制性肺疾患所致的急性通气衰竭。④阻塞性通气障碍时，无效腔通气量增加，但因气道阻力增加，呼吸功增大，呼吸肌疲劳，每分通气量得不到足够的代偿性增加，而发生每分通气量相对不足。⑤血管疾患造成的急性通气衰竭。⑥各种原因所致二氧化碳产量增大，而肺泡通气量不能得到相应提高，在呼吸衰竭经机械通气治疗好转，脱离通气机之初，如补充大量高二氧化碳负荷的营养物质，使二氧化碳产量增高，因此时患者通气功能增加有限，往往可发生高二氧化碳血症，又需要机械通气。

（二）高碳酸-低氧性呼吸衰竭的分类

1. 通气驱动降低所致的通气衰竭

（1）药物所致

药物引起的通气驱动的降低相当常见，阿片是最强有力的通气驱动抑制剂，既能抑制缺氧所致的呼吸驱动，又能抑制高碳酸血症所致的呼吸驱动；但其他药物，如各种镇静药物，催眠药和抗焦虑药，只要服用剂量足够大，均可发生通气驱动的抑制。当药物从体内得以清除，患者可以逐渐恢复自主呼吸。

（2）疾病所致

肥胖低通气综合征，其特点为对低氧血症和高碳酸血症反应迟钝，某些情况下，患者首先出现的临床症状是急性通气衰竭，常常合并有严重的高碳酸血症和呼吸性酸中毒。患者典型的临床表现：体重增加、显著的水潴留和肺心病的临床特征。由于胸壁顺应性降低、心脏肥大和大量胸腔积液等因素，患者呼吸功的增加，可进一步加重低氧血症，这些也与呼吸肌群疲劳有关。黏液性水肿、因性腺功能减退而应用外源性睾丸激素治疗的患者，由于通气功能低下，同样也可以出现低氧和（或）高碳酸血症。急性卒中是引起急性通气衰竭的另一个通气驱动性疾病。

（3）原发性肺泡低通气（Primary Alveolar Hypoventilation，PAH）

PAH 为一种原因不明的低通气疾病，其特征为慢性高碳酸血症和低氧血症，诊断原发性肺泡低通气时，需除外各种神经系疾病，呼吸肌衰竭或通气功能障碍所致的低通气。该疾病的发生可能与代谢性呼吸控制系统衰竭有关，使之产生中枢性呼吸驱动作用下降。大多数患者中，在睡眠时低通气更为加重，常有呼吸暂停的表现。因为 PAH 患者的自主呼吸控制系统是完整的，PAH 患者能应用过度通气来降低 $PaCO_2$ 至正常水平。PAH 是一种代谢性呼吸控制系统的病变，往往与化学感受器功能障碍或脑干神经元的功能不全有关，而并不是呼吸肌或通气功能障碍所引起的疾病。

2. 神经肌肉损伤所致的急性通气衰竭

（1）颈脊髓束损伤

颈脊髓束上部损伤可以损伤脑干呼吸中枢的呼吸信息传递到膈肌和其他呼吸肌群。因为供应膈肌的膈神经根起源于 C_3 到 C_5 的脊髓段，在这一水平造成的急性损伤患者，通常需要机械通气治疗。在 $C_1 \sim C_2$ 脊髓水平造成的损伤，患者需要终身机械通气治疗；而在

$C_3 \sim C_4$水平造成的损伤，患者最终可能部分依赖呼吸机。C_4以下水平的损伤，患者可能不需要机械通气，除非患者还有其他并发症，如胸内创伤或者精神状态的损伤。

脊髓束损伤的病理效应，在初期有肺容积的丧失，患者不能深呼吸（易产生肺不张），不敢咳嗽（易发生肺炎和其他并发症）和损害低氧性血管收缩，如果伴有肺不张或发生肺炎，易出现严重的和常常为难治性低氧血症。尽管患者的短期内病程与脊髓损伤的部位相关，但是，回顾性研究发现脊髓损伤的患者，如果和脊髓损伤的水平向比较，其死亡率和住ICU的时间与发生肺炎以及其他呼吸系统并发症更为相关。

（2）影响膈神经的损伤或疾病

膈神经损伤可以导致膈肌麻痹，其原因大都为膈神经损伤，通常发生在单侧膈神经，往往与心脏手术有关。临床表现差异很大，轻者仅仅在放射学检查时被发现有异常，而无临床症状；重症患者则需要长期机械通气治疗。

双侧膈肌麻痹是急性通气衰竭的罕见原因，某些患者可能既无创伤也无手术治疗的病史，也不能发现系统性疾病或者某些特异的病因。神经肌肉疾病的最初表现可能为通气肌群无力，例如重症肌无力和肌萎缩性（脊髓）侧索硬化。

（3）神经肌肉疾病

急性麻痹和神经肌肉通气衰竭最常见的原因是急性炎症性脱髓鞘性多发性神经病（吉兰-巴雷综合征），患有此综合征的患者，约1/3可发生急性通气衰竭。血浆交换免疫球蛋白治疗能改善患者的预后，但仍然有3%~8%的患者死亡。存活的患者中，5%~10%可能仍然合并有严重的残疾。重症肌无力所致的急性通气衰竭相对而言较为少见。肌萎缩性（脊髓）侧索硬化和其他运动神经元疾病可以出现进行性的球麻痹和通气肌群无力，其临床表现和进展情况各有异同。典型肌萎缩性（脊髓）侧索硬化病例在确诊之初，即可有通气肌群的无力。然而，呼吸困难或急性通气衰竭也可能是运动神经元疾病的最初临床表现。此外，肉毒杆菌中毒仍然是急性通气衰竭的重要原因皮肌炎也可造成呼吸肌群的无力，如病情严重同样会伴发急性通气衰竭。

（4）重症患者伴有神经肌肉无力

重症患者伴有神经肌肉功能不全常常是难以撤离呼吸机的重要原因。以下几种情况常见：①长期使用神经肌肉阻断剂，机械通气患者中有时在应用镇静刑的同时，还应用神经肌肉阻断剂以降低氧耗量，如果患者有肝功能不全，尤其存在肾功能不全，则大部分神经肌肉阻断剂排出会变慢，这种清除延缓的后果常常可以造成长期的肌无力。②危重症疾病合并多发性神经病变和肌病，住入ICU的患者常常合并全身性炎症反应综合征（SIRS），如果进行神经生理检查可以发现患有危重症疾病合并多发性神经病变和肌病，临床上患者表现为严重的神经肌肉无力，并长期依赖呼吸机治疗，这种情况在没有控制的高血糖症患者中更易发生，神经传导试验或肌电图检查可以明确这一疾患。③急性四肢瘫痪性肌病，发生急性肌病后，患者表现为严重的衰弱，需要长期机械通气治疗，这种情况见于重症哮喘患者在使用皮质激素治疗的同时，也应用神经肌肉阻断剂，通常患者应用较大剂量的皮质激素，但是也可见于没有使用皮质激素和神经肌肉阻断剂的患者，这些患者的近端和远端肌群均可受到影响，包括膈肌，肌电图或肌活检可协助诊断。④呼吸机诱发膈肌功能不全，机械通气本身可以诱发膈肌功能不全，动物实验表明：3~10 d 的控制机械通气，如果无自主呼吸则膈肌的收缩能力会发生时间相关性降低。

3. 限制性通气功能障碍所致的急性通气衰竭

（1）胸壁和胸膜疾病

严重的脊柱后侧凸所致的肺部受限和通气肌群功能不全，常常可导致进行性呼吸功能障碍，可以表现为急性或慢性通气功能障碍急性发作。脊柱后侧凸的患者合并急性呼吸衰竭时，其肺和胸壁的功能均有功能不全的表现。胸腔积液或气胸也可能参与急性呼吸衰竭的发作，但患者往往存在限制性或阻塞性通气功能障碍。肥胖低通气综合征伴有失代偿性肺心病是慢性呼吸衰竭急性发作的另一种类型，常常表现为限制性通气功能障碍。

（2）肺实质疾病

特发性肺间质纤维化（IPF）和其他肺实质限制性疾病往往伴有高通气，而不是低通气。但是，在这些疾病的晚期阶段可并发急性通气衰竭，可以为原发疾病过程的临床表现，或者是合并肺炎，也可能是外科手术及患有其他伴随疾病的缘故。晚期 IPF 患者可以出现严重的肺部僵硬和阻力增加的表现，伴有急性通气衰竭和低氧血症，往往需要机械通气治疗。这些晚期肺间质疾病患者，如果出现通气衰竭，则预后相当差。

4. 气道阻塞所致的急性通气衰竭

（1）上气道阻塞

上气道阻塞偶尔可以引起急性通气衰竭，，患者发病常常急剧发生，例如，外来异物阻塞声门，急性会厌炎造成会厌水肿等。病程亦可呈隐匿性，发病过程需要数月，例如：气管内肿物。进行性上气道狭窄，患者往往在静息时尚可以耐受，但是当气道直径狭窄至 5mm 时，为狭窄的最低限度，则易发生急性通气衰竭、当然，狭窄的部位和狭窄的变异程度也决定其临床表现。病理生理上，上气道阻塞引起急性通气衰竭的主要原因是气道阻力的增加，此时呼吸肌群不能再维持适当的每分通气量和二氧化碳的动态平衡。

（2）慢性阻塞性肺疾病（COPD）

COPD急性加重是急性通气衰竭的最常见原因，细菌感染或病毒感染是最为常见的诱因，其他原因还有急性肺炎、充血性心力衰竭、肺栓塞、气胸和环境因素等。诱因破坏了呼吸系统通气储备与代谢需要之间的平衡，将导致COPD患者急性通气衰竭的发生。急性通气衰竭是呼吸肌群承受的高吸气负荷与既已存在的解剖和（或）生理异常相互作用的结果，是神经肌肉代偿能力与呼吸系统所承受的机械负荷之间的一种失衡，这种失衡触发了继发于呼吸肌疲劳的通气衰竭。

（3）哮喘

哮喘所致的急性通气衰竭不常见。一般而言，只要哮喘患者坚持应用糖皮质激素吸入治疗、监测峰流速和按照峰流速率选择治疗方案，患者不会发生呼吸衰竭；但是，如果哮喘触发因素持续存在，呼吸道感染，糖皮质激素使用不当，水、电解质紊乱和酸中毒，精神因素，阿司匹林或其他非甾体类抗炎药物的不适当使用或出现严重的并发症，患者可以出现重症哮喘。通常，重症哮喘是指哮喘患者虽经吸入糖皮质激素（$\leqslant 1000\mu g/d$）和应用长效β_2受体激动剂或茶碱类药物治疗后，哮喘症状仍持续存在或继续恶化，或哮喘呈爆发性发作，从哮喘发作后短时间内即进入危重状态。这类哮喘患者可能迅速发展至急性呼吸衰竭并出现一系列的并发症，既往也称之为"哮喘持续状态"。重症哮喘对常规治疗反应较差，与其特异的病理生理机制有关。重症哮喘发病机制中，支气管黏膜水肿和黏液栓塞比支气管痉挛起了更为重要的作用，因而其哮喘症状难以缓解且对支气管扩张剂反应欠佳，故哮喘持续状态是支气管哮喘临床上的危重症，可严重地影响气体交换，如病情不能得到有效控制，可危及患者的生命。重症哮喘临床上可以分为两种类型：急性重症哮喘和急性窒息性哮喘。

5. 血管疾病所致的急性通气衰竭

患有肺血管疾病时，由于生理无效腔的增加，相对于每分通气量而言肺泡通气量是下降的。在这种情况下高碳酸血症可能发生，但是稍增加总通气量即可预防，肺血管疾病患者很少发生急性通气衰竭。如肺血栓栓塞时，患者如果没有并发其他疾病（重症COPD或药物诱发的通气驱动低下），高碳酸血症很少见。肺循环疾病，如肺静脉空气栓塞，可能发生急性通气衰竭，但这种情况很罕见。此时，患者有高碳酸血症，动脉血二氧化碳水平和呼出气二氧化碳水平之间可有显著差异。

二、高碳酸-低氧性呼吸衰竭的临床特征和对机体的影响

（一）高碳酸-低氧性呼吸衰竭的临床特征

如果通气需要超过患者的通气供应能力（泵衰竭）或者由于患者的呼吸驱动不足，肺泡通气与二氧化碳生成相比较，就显得不足。尽管急性通气衰竭是一种肺泡通气衰竭，也常常存在低氧血症。按照气体交换方程式：$PaO_2 = PIO_2 - (PaCO_2/R)$，可以解释肺泡低通气时出现动脉血氧分压下降的机制。应用方程式也能获得肺泡 PO_2，从而计算肺泡-动脉氧分压差。通过计算，能够分辨两种不同的低通气，一种为单纯的低通气，其肺泡-动脉氧分压差正常；其二是通气-灌注比例降低和右向左的分流。

如果气体交换严重恶化，高碳酸血症也可为低氧性呼吸衰竭的一个临床表现。ARDS患者右向左的分流和通气-灌注比例降低，根据 Bohr 方程式，V_B/V_T 可以增加，从而影响二氧化碳的排出并造成高碳酸血症。急性 HHRF 可见于原先健康的正常人或原有基础肺部疾病的患者。

1. HHRF 继发于每分通气量的下降

继发性的每分通气量下降所致的 HHRF 见于多种情况和疾病。每种疾病或病情情况，从症状、体征到基本病理改变都有其本身的特征。

呼吸衰竭可表现为急性发作，如高位脊髓受损伤或肉毒中毒；亚急性发作可见于多发性神经炎或重症肌无力；缓慢发生的呼吸衰竭常见于甲状腺低下和呼吸肌群的萎缩。脊柱侧突所致心肺疾病和肥胖-低通气综合征、睡眠-呼吸暂停综合征，到发生呼吸衰竭，常需数十年的时间。许多慢性神经肌肉或骨骼肌肉疾病中，一些微小的呼吸系统病变也许就能加重呼吸衰竭，如重症肌无力患者，发生吸入性肺炎等。

呼吸中枢受影响时，呼吸衰竭的程度与患者的意识水平并不一定相平行。这里最好的例子就是巴比妥和吗啡过量，巴比妥常导致昏迷，但并无 CO_2 的潴留，而吗啡中毒时，常常有明显的高碳酸血症而只有中等程度的意识障碍。对于所有患意识障碍和感觉迟钝的患者，都应怀疑呼吸衰竭的可能性，对于患有神经肌肉疾患的患者也如此诊断呼吸衰竭应该依靠动脉血气分析的数据。所有患神经肌肉疾病的患者，都应定期测定其肺活量和负压吸气力。如当肺活量小于 1 L 或吸气力不能超过 15 cmH_2O，应该考虑到急性呼吸衰竭，应将患者转移到 ICU 密切观察。

2. HHRF 继发于下呼吸道疾病

COPD 和哮喘是急性 HHRF 的主要原因。许多患者常有急性发作的病史或过去曾有急性呼吸衰竭的病史。查体可发现患者有呼吸困难、焦虑和呼吸频率增加，发绀明显，但如无明显发绀也不能排除严重的低氧血症。偶可有视神经乳突水肿、球结膜水肿，多见于昏迷的患者，但是也可为呼吸衰竭的突出症状。严重的 COPD 患者常见室性心律失常和右心衰竭的症状。胸像可以发现慢性肺部病变或急性肺部浸润性改变，然而，许多 HHRF 患者的胸像帮助不大，白细胞增多意味着感染。

（二）高碳酸血症对机体的影响

$PaCO_2$ 升高对机体的危害程度与 $PaCO_2$ 的绝对值有关，但主要与 $PaCO_2$ 增高的速度有关。如 COPD 患者长期逐步形成的二氧化碳潴留，机体通过各种代偿机制已慢慢耐受，并不对机体产生大的危害。相反，如在短时间内 $PaCO_2$ 迅速升高，则对机体危害更大。高碳酸血症对机体的影响来自二氧化碳本身的直接作用及氢离子浓度升高两个方面，慢性二氧化碳潴留因机体代偿，pH 往往在正常范围，故对机体影响较少。

1. 对神经系统的影响

高碳酸血症对神经系统的影响包括以下几方面：

（1）对脑血流的影响：$PaCO_2$ 的升高可引起脑血管扩张，因而脑血流量增加，$PaCO_2$ 每升高 0.133 kPa（1 mmHg），脑血流量增加约 4%；脑血流过度增加可产生头痛、颅内压升高。

（2）对脑脊液的影响

与 H^+、HCO_3^- 相比二氧化碳较容易透过血脑屏障，在急性通气衰竭时，数秒钟内脑脊液 pH 即可发生改变。再加上二氧化碳本身的作用，呼吸中枢兴奋，通气量增加，并产生相应的细胞代谢改变。

（3）对意识的影响

二氧化碳潴留对中枢神经有类似氧化亚氮（笑气）的麻醉作用，出现所谓的"二氧化碳麻醉"，患者可出现嗜睡、昏迷，但也可表现为扑翼样震颤、抽搐等。

（4）对周围神经的影响

刺激交感神经，肾上腺、神经末梢，使儿茶酚胺分泌增多。

2. 对循环系统的影响

$PaCO_2$ 升高可使心率减慢、心肌收缩力下降，但这些作用可被儿茶酚胺的释放作用所掩盖，其结果是血管阻力轻度下降，心排出量增加，血压轻微升高。$PaCO_2$升高使血管平滑肌松弛，血管扩张，而继发的儿茶酚胺增多则引起血管收缩，其结果与单纯缺氧相类似，心、脑、皮肤血管扩张，血流增加，肺、肾、腹腔脏器血管收缩，血流量减少。急性二氧化碳潴留也可引起心律不齐，有的呼吸衰竭患者在行气管插管时，偶可发生心脏骤停，可能与$PaCO_2$升高加强了迷走神经对心率的抑制作用有关。

3. 对呼吸系统的影响

二氧化碳是强有力的呼吸兴奋剂。$PaCO_2$增高，兴奋呼吸中枢，增加通气量，吸入15%以下二氧化碳时，$PaCO_2$每增高 0.133 kPa（1 mmHg）每分通气量可增加 2L，但COPD 患者因长期二氧化碳潴留，中枢对二氧化碳反应并不敏感 $PaCO_2$升高引起肺小动脉轻度收缩，二氧化碳对支气管平滑肌的直接作用是使其松弛，但它也通过刺激迷走神经使平滑肌收缩。因 $PaCO_2$升高，肺泡二氧化碳分压（$PaCO_2$）相应升高，$PaCO_2$相应下降，PaO_2亦可有一定程度下降，$PaCO_2$升高使血红蛋白氧解离曲线右移，有利于组织细胞对氧的利用。

4. 对肾及电解质的影响

轻度高碳酸血症对肾小球滤过率影响不大，当$PaCO_2$大于 60 mmHg（8 kPa），pH 明显下降时，肾血流量可减少，引起少尿，为代偿呼吸性碱中毒，近端肾小管回收碳酸氢钠增多。但当二氧化碳高度潴留时，这种能力可能会减弱$PaCO_2$升高直接影响到 pH，可产生呼吸性酸中毒，继而钠离子和氢离子进入细胞内，钾离子转到细胞外，肾代偿性减少碱的排出，使碳酸氢根增多，并可因此产生低氯血症。

第五节　急性呼吸衰竭的并发症

急性呼吸衰竭的并发症大致分为呼吸系统、心血管系统、胃肠道、肾脏、感染、营养和其他几个方面。

一、呼吸系统

急性呼吸衰竭时的肺部并发症包括：肺栓塞、肺部气压伤、肺纤维化和应用机械通气后产生的直接并发症。监护病房中1/4 以上的急性呼吸衰竭患者可发生肺栓塞，这种情况下，诊断较为困难，因为患者有广泛的肺部疾病，异常的气体交换，其临床表现、影像学检查以及病理生理改变，与肺栓塞有相似之处。肺部气压伤，是指患者接受机械治疗之后，正常情况下不含有气体的组织结构内，出现了肺泡以外的气体；常见于 ARDS 的患者。肺部气压伤的表现有肺间质气肿、气胸、纵隔气肿、气腹、皮下气肿和胸膜下含气囊肿等。急性肺损伤伴发 ARDS 之后，常出现肺纤维化，此外，应用高浓度氧吸入之后可加速肺纤维化的发生。临床上常用的检查方法，如肺动脉漂浮导管、气管插管和气管切开等也可产生某些肺部并发症。

二、心血管系统

ARDS 患者的心血管系统并发症，包括高血压、心排出量下降、心律失常、心包炎和急性心肌梗死等。这些并发症常常与患者的基础疾病过程、机械通气或应用肺动脉漂浮导管有关。

三、胃肠道

急性呼吸衰竭时主要的胃肠道并发症有：胃肠道出血、腹胀、肠梗阻、腹泻和气腹。急性呼吸衰竭时"应激性"溃疡相当常见，其相关的危险因素有创伤、各种原因所致的休克、脓毒血症、肾衰竭和肝病。

四、感染

医院内感染是急性呼吸衰竭的一个常见并发症，其中以肺炎、脓毒血症和泌尿系统感染最为常见。这些感染常发生在应用某些医疗器具之后，包括气管插管和气管切开，应用中心静脉和肺动脉导管和导尿管等。医院内获得性肺炎在 ICU 内的发生率为 70%，尤其好发于 ARDS 患者、长时期机械通气往往是发生医院内获得性肺炎的先兆因素，呼吸衰竭患者如长期住在内科 ICU 也易发生医院内获得性肺炎，且有较高的死亡率。

五、肾脏

10%~20%的急性呼吸衰竭患者可发生急性肾衰竭。急性呼吸衰竭患者如发生急性肾衰竭，其预后较差且病死率较高。发生急性肾衰竭的原因相当多，其中包括因低血压和应用肾毒性药物所致的肾前性氮质血症和急性肾小管坏死。

六、营养

急性呼吸衰竭患者营养方面的并发症，包括营养不良及应用经肠营养或肠外营养的各种并发症。经肠营养的并发症有经鼻胃管所致的鼻窦炎和吸入性肺炎。此外，呕吐、腹胀和腹泻也较为常见。肠外营养的并发症有静脉插管时发生气胸、感染（如导管相关的脓毒血症）或代谢的异常（如代谢性酸中毒、高血糖、高渗性昏迷和低磷血症等），经肠营养或肠外营养所诱发的高碳酸血症可使通气储备受限的患者治疗更为困难。

🔒 第七章　呼吸科疾病护理

近年来，随着社会进步和经济发展，人们生活水平得到了显著提高，但严重的空气污染、人口老龄化及其他因素，导致呼吸系统疾病的发病率呈逐年上升趋势，对人们健康造成了极大的影响。正确的给予护理方法，可以使呼吸系统疾病加快康复，减少痛苦。

第一节　气管插管术/气管切开术的配合与护理

一、气管插管术的配合护理

（一）目的

气管插管是指将特制的气管导管经口腔或鼻腔插入气管内，以保持呼吸道通畅，清除呼吸道分泌物，保证有效的通气，为有效给氧、人工正压呼吸及气管内给药等提供条件，为进行气管内吸引，减少胃内容物、唾液、血液及呼吸道分泌物等误吸的可能等。

（二）适应证

1. 呼吸、心搏骤停而进行心肺脑复苏者。

2. 严重呼吸衰竭、ARDS，不能满足机体通气和氧供的需要而需人工加压给氧和机械辅助通气者。

3. 昏迷或神志不清而有胃内容物反流，随时有误吸危险者。

4. 需建立人工气道行全身气管内麻醉或静脉麻醉等各种手术患者。

5. 存在有上呼吸道损伤、颌面部、颈部等部位大手术，呼吸道难以保持通畅者。

（三）禁忌证

1. 急性喉炎、喉头水肿和黏膜下血肿、脓肿、插管创伤引起的严重出血等。

2. 胸主动脉瘤压迫，插管可导致主动脉瘤破裂。

3. 咽喉部肿瘤、烧灼伤或异物存留。

4. 颈椎骨折、脱位者。

5. 下呼吸道分泌物潴留所致呼吸困难，难以从插管内清除者。

（四）用物准备

气管导管：应根据患者的年龄、性别、身材选用不同型号的气管导管、开口器、插管钳、导管芯、牙垫、注射器、吸引器、吸痰管、听诊器及简易呼吸器等。

（五）操作步骤

1. 经口插管术

经口插管术为最常用、最广泛的一种气管内插管方法。

（1）体位：仰卧位，头向后仰，使口、咽和气管基本保持在一条轴线上，可在患者的肩背部垫一枕头，抬高头部 8~10 cm，使头尽量后仰，以利于喉头的充分暴露。

（2）操作者位置：站在患者的头顶侧。

（3）开口：用一手的拇指和示指适当使患者张开嘴，以两手为开口器，使嘴张开。昏迷或牙关紧闭而难于用手法张口者，可应用开口器。

（4）置入喉镜打开喉镜，一手持喉镜手柄，另一手将带照明的喉镜呈直角自一侧口角舌面插入，将舌体推向对侧，并缓缓向下推进，见到会厌壁的腭垂后，镜片移向中线，顺舌背的弯度再稍前进，看到会厌的边缘，并显露声门。

（5）插入导管：紧贴喉镜镜叶，在患者声门打开时，将导管轻轻插入，导管气囊过声门后，先拔出导管芯，再将导管沿弧形弯度旋转继续进入气管，并缓慢送至预定的深度，并判断导管在气管内，而非在食管内。同时用吸痰管清除呼吸道内分泌物。

（6）妥善固定：导管插入并确定无误后方可固定，摆正患者体位，将胶布剪成"工"字形，两条横臂的一条将气管导管和牙垫固定一起，另一条粘在上唇和两颊部。

（7）囊套充气：一般用注射器给气囊充气，压力大小可以通过挤压注气导管尾端的小气囊判断，使气囊恰好封闭气道为准。导管气囊充气后，将导管与其他通气设施相连接即可。

2. 经鼻插管术

对需较长时间留置气管导管者或口插管难于耐受者，可使用该方法，但因所用气管导管较细，会增加气道阻力，同时也不利于呼吸道分泌物的清除；技术要求较高，操作难度大且费时，易损伤鼻腔黏膜等。患者体位及操作者位置同经口插管。

（六）护理配合要点

1. 检查、评估、核对患者，向患者（清醒）及家属解释气管插管的目的、方法以及可能发生的意外，以取得配合；术前备齐气管插管物品；做好充分的准备工作，防止各种意外情况的发生。

2. 协助患者取合适体位，以便于气管插管。

3. 在插管过程中及时吸出呼吸道分泌物，以防窒息。

4. 术中密切观察患者生命体征，发现异常，及时报告医生并进行及时处理。

5. 气管插管固定要牢固并保持清洁，要随时观察固定情况和导管外露的长度。

6. 术后协助患者取合适体位；整理用物，物品分类处理；对病情进行观察记录。

（七）注意事项

1. 应根据置患者的特点或插管的目的选择相适宜插管方法。需较长时间置管，可选经鼻插管，而手术麻醉一般选经口插管。

2. 经鼻插管者，应先检查鼻腔是否有鼻中隔歪曲等。

3. 避免造成口唇、舌、鼻咽黏膜、咽后壁、声带的损伤，牙齿松动，以及喉头水肿等。操作者要动作轻柔，操作迅速、准确；操作喉镜时，不应以门牙为支持点，以防门牙脱落。

4. 对颈短、体胖而难以暴露声门者，可借助手按压喉结、肩垫高以便清楚暴露声门。

5. 误入食管多由操作不当，导致插管位置不当误插入食管内。插管过程中应认真细致，注意暴露声门；插管后应检查是否插入气管内。

6. 导管脱出：对导管位置进行评估，记录导管外露的长度；对意识障碍的患者要经常巡视，以防止其自行拔管等。

二、气管切开术的配合护理

（一）目的

解除呼吸梗阻，保持呼吸道通畅；改善通气，便于加压给氧或机械通气；清除气道内分泌物或异物，以防窒息危险发生；取出不能经喉取出的较大的气管内异物。

（二）适应证

1. 上呼吸道阻塞：各种原因造成的上呼吸道阻塞造成呼吸困难，如喉水肿、急性喉炎、上呼吸道烧伤、喉部及气管内异物；严重颌面、颈部外伤，以及上呼吸道外伤伴软组织肿胀或骨折、异物等。

2. 下呼吸道分泌物潴留造成的呼吸困难：严重的颅脑外伤及其他原因造成的昏迷患者以及重大胸、腹部手术后患者，导致咳嗽、排痰功能减退，呼吸道分泌物黏稠潴留，使下呼吸道阻塞、肺不张等，造成肺泡通气不足。

3. 肺功能不全所致的呼吸功能减退或衰竭，需要机械通气。

4. 某些手术的前置手术：颌面部、口腔、咽、喉部手术时，为防止血液流入下呼吸道或术后局部肿胀阻碍呼吸，行预防性气管切开术。

5. 不能经口、鼻气管插管者，以及呼吸道内异物不能经喉取出者；气管插管留置时间超过72h仍然需呼吸机支持者。

（三）禁忌证

一般而言，气管切开无绝对禁忌证，只有相对禁忌证。有明显出血倾向时要慎重，下呼吸道占位而导致的呼吸道梗阻等需注意。

（四）用物准备

气管切开包，根据年龄及体形选择合适型号的气管套管、1%~2%普鲁卡因或2%利多卡因1支、简易呼吸器、吸痰装置、10 mL注射器、无菌手套、棉签、消毒液、无菌生理盐水、照明灯、备抢救药物等。

（五）操作步骤

1. 体位

患者仰卧位，肩部垫一枕头或沙袋，头后仰，并固定于正中位，使下颌对准胸骨伤切迹，让下颌、喉结、胸骨切迹在一条直线上，以便暴露和寻找气管。

2. 麻醉

皮肤消毒铺巾后，局部颈前皮下及筋膜下浸润麻醉，颈前正中线上甲状软骨下至胸骨上切迹。对昏迷、无知觉或情况紧急者可不予麻醉。

3. 切口

手术切口有横、纵切口两种，其中纵切口较为常用。应选择在胸骨上窝、两侧胸锁乳突肌前缘的三角区域内，以第3、4气管软骨环为中心做切口。

（1）横切口：在环状软骨下约3 cm处，沿颈前皮肤横纹做4~5 cm切口，切开皮肤、皮下达颈前筋膜。

（2）纵切口：自环状软骨下缘至胸骨上窝上一横指处，颈前正中线，纵行切开皮肤及皮下组织，并进行分离，暴露颈前正中白线。

4. 暴露气管

分离颈前组织，用拉钩用相同的力量拉开双侧肌缘，保持气管正中位置，分离气管筋膜与肌肉，即可暴露气管。甲状腺峡部的大小影响暴露气管，如甲状腺峡部妨碍气管暴露，可在其下缘用小钩将峡部向上牵拉，必要时可用血管钳夹持切断包扎。

5. 气管切开

用示指触摸气管以确认气管，显示第3、4、5气管软骨环，用刀片自下而上切开，一般切开两个软骨环即可。

6. 插入气管套管

气管切开后，迅速用弯钳或气管切口撑开器将切口撑开，插入大小合适的气管套管，之后取出管芯，放入内管，并吸净气管内的分泌物及血液，使气管与其他通气管道相连，气囊适当充气。

7. 缝合切口及固定气管套管

如皮肤切口长，可在切口上方缝合1~2针，套管下方创口不予缝合，以免发生气肿及便于引流；在套管与伤口之间垫一开口纱布，覆盖伤口；气管导管两侧用系带打结固定，两侧系带与皮肤之间垫纱布，减少系带对皮肤的摩擦，松紧度以插进一指为宜。

（六）护理配合要点

1. 检查、评估、核对患者，向患者（清醒）及家属解释气管切开的目的、方法及可能发生的意外，以取得配合；术前将物品备齐。

2. 协助患者取合适体位，仰卧，垫高患者肩部，使头向后仰，以充分暴露气管轮廓。

3. 协助医生进行颈部皮肤消毒及打开气管切开包，操作过程中严格无菌操作。

4. 术中密切观察患者生命体征，发现异常，及时报告医生并进行及时处理。

5. 术中应及时吸出气管内分泌物及血性液体。

6. 配合医生固定气管套管，并用剪刀剪开纱布快夹于气管套管两面侧，覆盖伤口；两侧系带与皮肤之间垫纱布，松紧度以插进一指为宜；气管套管口覆盖 1~2 层无菌生理盐水湿无菌纱布或连接呼吸机。

7. 术后协助患者取合适体位，一般取平卧位；整理用物，物品分类处理；对病情进行观察记录。

（七）注意事项

1. 医护人员要严格执行无菌操作原则，预防交叉感染。

2. 取合适体位，不能仰卧者可以取坐位或半坐位，对呼吸困难者不必强求体位，以不加重呼吸困难为原则。

3. 做切口时保证在颈前正中线上，以免损伤颈部的血管及甲状腺；术中分层切开皮肤及皮下组织，进行仔细止血。

4. 气管前筋膜、胸骨上窝及气管旁组织不需过多分离，以免引起纵隔气肿或气胸。

5. 分离颈前组织后要确认气管，可用示指触摸有弹性及凸凹感；对不能确定者，用注射器穿刺，在 3、4 软骨环间进入，抽出气体即为气管。

6. 气管切开时，切开时刀刃应向上，自下而上挑开，刀尖不可刺入太深，以 2~3mm 为宜；刀尖插入过深，容易刺伤气管后壁及食管前壁，可引起气管食管瘘。

7. 气管套管插入时，拔出管芯，应确定在气管内，可听诊两肺呼吸音及观察是否有气流从导管中流出进行判断；如患者有强烈咳嗽，应立即拔出管芯，并及时吸尽气管内分泌物及血性液体，再放入内套管。

8. 术后应进行仔细检查：伤口有无出血，皮下有无气肿，导管是否通畅，呼吸运动情况及听诊心肺，一切正常可以离开。

第二节　机械呼吸的监护及人工气道的管理

机械呼吸是抢救呼吸衰竭的一项应急措施，是支持呼吸、改善通气和氧合的一种手段。它的应用为重患者的急救争取了宝贵的时间；但是这些作用只有在全面有效的医疗护理措施的保障下，才有实现的可能。因此，它是 ICU 护理的重要内容。

一、机械呼吸及护理

（一）机械呼吸的病情观察及护理

机械呼吸应设专人护理，严格遵守操作规程，密切观察患者，并做好记录。

1. 意识水平

脑组织对缺氧的耐受性很差，机械呼吸的患者若通气不足或氧合不良，缺氧和二氧化碳潴留加剧，可表现为意识状态的改变，甚至昏迷。若呼吸机调节适当，可逐步纠正缺氧和二氧化碳潴留，神志转为清醒，各种反射逐渐恢复。

2. 血压

由于正压通气回心血量减少，因此可以出现低血压及心率增快，特别是吸气压力过高，吸气时间过长或 PEEP 过大且同时伴有低血容量症时。此时应适当调整以上指标，并积极补足血容量。

3. 呼吸

对呼吸的频率、幅度及呼吸肌运动的观察有助于判断治疗效果。使用呼吸机后如调节恰当，则患者安静，自主呼吸与呼吸机同步；如出现烦躁不安、自主呼吸与呼吸机不同步，则应重新调整呼吸机参数，或检查气道有无阻塞或泄漏。机械通气时，两肺呼吸音强弱应相等，若胸部两侧起伏不等或一侧呼吸音减弱，应排除插管固定不牢、在患者躁动时滑入一侧支气管等原因，并给予相应处理。

4. 皮肤

皮肤潮红或表浅静脉充盈，经治疗后减退，提示二氧化碳潴留缓解，肤色苍白、四肢末端湿冷，可能是低血压、休克或酸中毒的表现。

5. 体温

体温升高通常是感染的表现。至少每 4 h 测一次体温，必要时给予物理降温等措施，并应降低电热蒸发器的温度，改善呼吸道的散热作用。体温下降伴皮肤苍白、湿冷，则应注意发生休克，并找出原因。

6. 尿量

长期机械通气影响肾功能，常伴有少尿。一般随着低氧血症和高碳酸血症的缓解，肾功能的改善，尿量增多，水肿随之逐渐减退。每日应记录出入量。

7. 口腔护理

机械通气患者绝大部分不能经口进食，又由于患者抵抗力减弱，口腔内微生物大量繁殖。口腔内黏液又可流入气管内，从而诱发肺部感染，所以做好口腔护理很重要。为预防感染，每日需做 2~3 次口腔护理，并注意观察黏膜的变化，必要时将气囊充气后用凉开水进行口腔冲洗。

8. 血气监测

血气分析是判断肺通气和氧合情况的重要依据，是使用机械呼吸治疗监测的重要手段，所以要经常进行动态观察，尤其是在开始机械呼吸、重新调节参数或病情变化时，均必须检查。在抽取血标本时，如此前曾进行吸引呼吸道分泌物，或调整通气参数的操作，则应 20 min 后再抽取血标本。采血后应立即进行测定，如标本不能及时送检，应放在冰水中保存。采血及保存过程中谨防标本与空气接触。抽血前注射器内的肝素应推尽，以免影响 pH 的测定结果。

9. 通气过度

每分通气量过大可导致通气过度，而造成呼吸性碱中毒。此时患者出现兴奋、谵妄、抽搐、肌痉挛，甚至低血压昏迷。对此应减少通气量，或适当增加管道无效腔或封闭部分呼气口。

10. 通气不足

主要由于各种原因引起通气量过低，如气源压力不足、气路漏气或气道梗阻等。临床上常表现心率增快、血压升高、自主呼吸频率减慢或增快、呼吸同呼吸机拮抗、胸廓运动幅度减小等。

11. 气胸

肺的压力损伤通常是由于潮气量过大或压力过高造成，多发生在有肺大泡、严重肺气肿等慢性肺部疾患病史者及肺部手术后。表现为气胸、纵隔气肿、肺间质气肿等。临床上，气道压力较高时患者如又出现憋气、发绀、心率增快、血压下降、呼吸困难等症状时要给予高度重视，警惕肺压力损伤的发生。

12. 心理护理

对于使用机械呼吸的患者，人工气道造成的咽喉不适是清醒患者难以接受的；加之语言交流的障碍及医务人员对非致命后果交代得不够清楚，造成患者很多的心理障碍，影响配合治疗。因此，需要护理人员在患者神志清醒，但有表达障碍的情况下，对各阶段的治疗耐心解释。护士要经常主动到床旁，认真观察病情变化，把床头呼叫器放到患者身边，使他们有安全感，从而减少心理上的压力，增加治愈的信心。

（二）呼吸机的监测

密切观察机器运转的情况，及时观察它的各项指标，严密监视机械工作状态，确保患者的安全是护理人员的责任。不能完全依赖报警装置，如呼吸器报警失灵或关闭就不能发现可能发生的问题。因此，除注意报警外，还要密切观察各种指示仪表和显示。一旦发生故障要镇静，按顺序检查，如故障不能立即排除，首先应使患者脱离呼吸机。如果患者无自主呼吸，可使用简易呼吸器维持通气及给氧，保证患者安全，脱机在断电、停电和呼吸转换障碍时非常重要。

1. 检查故障的一般规律

（1）可按报警系统所提出的问题进行检查。

（2）如无报警可先检查电源，注意稳压器有无保护或故障，电源是否接紧。

（3）查气源，注意中心供氧压力或氧气瓶压力的变化，并注意空气压缩机的工作压力变化。

（4）空氧混合器是否通畅。

（5）查看连接部分是否衔接紧密，尤其是机器与人工气道、各管道的连接是否漏气。

2. 对气囊的检查

听：有无漏气声。看：口鼻有无"烟雾状"湿化的气体漏出。试：气囊放气量与充气量是否相等。查：套管位置有无改变致使漏气。

3. 气道压力的监测

气道压力表上的数值直接反映了通气道的状态，其数值的变化往往有很重要的临床意义气道压力报警是最常见的，其原因很多。

（1）吸气压力增高的因素：呼吸道有痰液滞留；患者气管痉挛，或并发气胸；气道异物阻塞或套囊脱落；输入气体的管道打折或被压于患者身下；输入气体管道内的水逆流入呼吸道，发生呛咳；人工设置气道压力"上限报警限"太低；胸部顺应性降低等。

（2）气道压力降低的因素：各部位管道衔接不紧；气囊漏气或充盈不足；供气不足等。如果排除气道梗阻和气胸，则气道压力过高通常提示肺顺应性下降，在这种情况下，绝不应使气道内压力大于 60 mmHg（8 kPa），否则有导致肺泡破裂的可能。

4. 通气量的监测

呼吸机的作用主要是维持有效的通气量，通气量的设置要视病情、年龄、体重而定。为保证恰当的通气量，应经常监测每分钟实际呼出气量表的变化并与设置的通气量比较。通气量下降的原因有：①气囊漏气；②管道衔接不紧；③气源不足。

5. 氧浓度的监测

氧浓度要根据病情和血气结果来调节，一般不超过40%。如浓度大于50%，则不应持续超过 $1 \sim 2$ d，以免发生中毒。一般情况下，PaO_2 维持在 $70 \sim 80$ mmHg（$9.3 \sim 10.6$ kPa）即可，不必为追求过高的 PaO_2 而给予过高的氧浓度。

6. 监听呼吸机运转的声音

不同类型的呼吸机有不同的监测重点，监听呼吸机节奏或声响的改变是判断呼吸机是否正常运转的重要方面之一。比如定压型呼吸机，要监听呼吸机送气声音的变化，送气声音延长或不切换，可能有管道系统漏气或气源不足。吸气声变短，提示呼吸道阻力增大。多功能呼吸机报警说明有异常情况，必须立即处理，不能擅自关掉报警装置。

7. 检查呼吸道湿化效果

注意湿化瓶内耗水量，及时补充液体，螺纹管内及积水器中的积水要及时倾倒，以免误吸。

二、人工气道管理

（一）气管内吸痰

机械呼吸时由于人工气道的建立，使呼吸道纤毛运动失效；又因患者多数神志不清、反射迟钝，或即使神志清楚，也因声门失去作用，不能形成肺内足够的压力。因此，咳嗽反射减弱甚至消失。有鉴于此类患者自身难以清除淤积的分泌物，故正确、及时地吸痰，保持气道通畅是防止严重并发症的重要措施之一。

1. 一般采用 $40 \sim 50$ cm 表面光滑、柔韧适度、头端有侧孔的吸痰管，其管径不宜过粗，外径应小于套管内径的一半以上，防止负压过大造成肺泡萎陷。

2. 吸痰动作要稳、准、快，避免损伤黏膜：将吸痰管下到底后，再踩吸引器，将痰管轻轻提出，一次吸痰便可完成。切忌将吸痰管在气道内反复长时间地抽插，因为这样易造成黏膜损伤。吸痰管插入不宜过深，因强烈刺激支气管隆突部可引起反射性心跳、呼吸骤停。

3. 每次吸痰时间不要超过 15 s，以免吸痰后出现低氧血症；危重患者吸痰前后要充分吸氧，痰多者不宜一次吸净，应与吸氧交替进行。

4. 痰少或"无痰"常是痰液过于黏稠或由于某些原因未能有效地将痰吸出。为保持呼吸道通畅，应每隔 0.5~1 h 吸痰一次，防止分泌物阻塞。

5. 吸痰时痰管进入人工气道可引起呼吸困难，故吸痰前最好将气滤内气体放尽。

6. 对严重肺部感染伴有痰液潴留的患者，可行气道洗涤术，成人可向气道内注入 2% 碳酸氢钠溶液或质量分数为 0.9% 氯化钠溶液 5~10 mL。操作前提高氧浓度及通气量，吸痰动作要迅速，吸痰管在气道内停留应小于 20s。操作全过程最好同步心电监护，出现明显心电图改变及发绀应立即停止操作并给予吸氧。

进行有效翻身、叩背是机械通气患者不可忽视的问题，它可改善通气/灌注比例，预防褥疮，促进痰液的引流。

在翻身的同时，应给予叩背，叩背时手掬起呈杯状，在胸背部进行有力的叩击。翻身时注意头部与人工气道及机械送气管道保持在一条水平线上，并注意固定人工气道防止脱出。

（二）气道湿化

正常的气管黏膜分泌黏液，呼吸道纤毛使黏液向上移动并排出体外，起到自净作用。这种黏液在温度 37 ℃、湿度 100% 的情况下，方可保持适当的黏度而易于清除。机械通气的患者由于人工气道的应用，失去了鼻腔的过滤、加温、湿化功能，同时每日由呼吸道丢失的水分达 450 mL，若得不到有效的加温、湿化，可导致气管黏膜干燥，降低纤毛的保护功能，增加分泌物的黏稠度，使之结痂更不易吸出。因此，患者必须吸入相当于体温的、经过水蒸气充分湿化的气体，才有利于呼吸道的净化。机械通气的气道湿化效果受气流量、室温及输气管道长短等因素的影响。

1. 电热蒸发器湿化吸入：①电热蒸发器一般要求每小时蒸发 20 mL 左右。②温度以 35~38 ℃为宜。使用电热蒸发器加温时要监测患者吸气入口的温度并以其温度作为调节指标。此时加热器内的水温可达 40~45 ℃。③蒸发器与呼吸道的连接管不能过长，否则会降低吸入气温度。④对发热患者应降低加湿温度。加入湿化罐的水应是蒸馏水，切忌加入生理盐水，以免损坏湿化器。

2. 雾化吸入：超声雾化器是目前临床上使用最普遍的湿化装置。这种雾化方法对于使用人工气道，尤其对停机过程的患者更有意义。护理人员在做雾化治疗时将气雾对准气道开口，教会患者在呼气末缓缓吸气，在吸气末再屏气 10 s 以增加雾粒沉降的机会。某些型号的呼吸机具有雾化装置，可在机械通气的同时进行雾化吸入。

3. 气管内直接滴入：在没有超声雾化器及其他加湿装置，或呼吸机无良好的加温湿化装置时，可用气管内直接滴注的方法，一般湿化液在 200~400 mL/d。痰液的黏稠程度和吸引是否通畅，是衡量湿化效果的可靠指标。如果痰液稀薄无痰痂说明湿化满意，患者出现频繁咳嗽，分泌物稀薄、量多，提示湿化过度。在间断停机或停机观察阶段的气道湿化也不能忽视。此时吸入气体无鼻腔及上呼吸道的加湿作用，要特别注意室内的空气湿化及气道内湿化液的滴注，或进行雾化吸入治疗，并要及时吸痰，以保持呼吸道通畅。

（三）防止气道阻塞

1. 气囊脱落：导管气囊滑脱可堵塞导管出气口形成活瓣，机械正压进入肺的气体不能呼出，可很快导致患者窒息死亡。因此，选择套囊时应与套管型号相符，并在套囊外留部分测量长度做好标记，以判断套囊有无移位。

2. 管道扭曲：聚氯乙烯一次性套管可发生扭曲，因此，插管前要注意充气用的侧细管位置，并做好标志（一般在 9 点处），以此位置判断有无扭转。

3. 管腔内异物造成管腔内部分或完全阻塞：气道分泌物形成痰液堵塞是最常见的原因。气管切开时，如用金属套管，要注意清洗内套管。最好准备有同型号管芯两个，交替使用，管芯采用流水冲洗法清洗较为安全。

（四）防止气道压伤

人工气道和气囊的压迫可引起声带或气管的水肿、溃疡、肉芽肿形成以至狭窄。气管黏膜溃疡可发生于导管气囊压迫部位及导管头端摩擦气管壁的部位，对此患者可诉疼痛。因此机械呼吸时，最好选择高容积低压套囊，或双囊套囊。当套囊压力在 30 mmHg（4kPa）时，相应部位气管黏膜血流减少，压力在 50 mmHg（6.7kPa）时血流完全中断，尤其在低血压时对患者的危害更大。所以，充气量大而压力低的气囊，可在使单位气囊壁承受压力最小的情况下，有效地封住气道。气道力宜维持在低于毛细血管充盈压的水平，即小于 25 mmHg（3.3 kPa）。现多认为气囊充气量掌握在以允许少量漏气的水平为佳，即在吸气高峰时允许 50~100 mL 的气体自气道溢出，这时气管壁受压部位的缺血最轻。插管或气管切开前，要检查气囊是否完整、漏气，气囊与套管是否相符，并先注入气体，了解气量和压力，以减少盲目性。在使用橡胶套管时必须注意每4 h放气囊一次。不使用呼吸机时气囊则不必充气，但进食时气囊应无气，以防吞咽时食物或液体误入气管。

（五）气管切开护理

气管切开是较理想的人工气道，使用机械呼吸时，气道阻力小，解剖无效腔也小。切开早期要注意局部出血及皮下气肿、纵隔气肿等发生。后期注意伤口感染、气道阻塞、气管食管瘘、气管肉芽肿等并发症。

1. 带橡胶套囊的套管要每4 h放气一次。并将充气细管的位置做标记，随时观察其深浅度，防止套囊脱落。

2. 内套管应每日煮沸消毒2次。最好备同型号内套管在消毒时交替使用。

3. 保持套管外清洁，每日应对切口周围皮肤进行清洁消毒。外套管至少要2周更换一次。

4. 及时进行痰液的吸引及充分湿化，保持气道畅通。

5. 床旁应备急救物品，尤其在切开早期。

（六）气管插管的护理

气管插管多用于临床危及生命的通气障碍患者，一般维持6~7 d，否则，过久地压迫声门和气管黏膜可致缺血、水肿、糜烂、出血或坏死，因此，护理上要求做到以下几点：

1. 为减轻插管对咽后壁的压迫，头部宜稍后仰，并定时轻轻左右转动头部。

2. 为保持插管深浅适度，可在其入口处做一标记，便于发现导管移位。

3. 为防止气囊长期压迫黏膜，应每4 h放气囊一次，要采取小容量充气。

4. 吸入气体应注意充分湿化。

5. 口腔护理每日3次，必要时做口腔冲洗，冲洗时将气囊充满。

6. 吸痰管宜选用长约50 cm，质地适宜的塑料管，以便充分吸痰。

7. 经鼻孔插管口径小，痰液极易阻塞管道，对此充分湿化与吸痰更为重要。

（七）拔除人工气道

决定拔管时应向患者讲清程序及要求，并在拔管前充分湿化、叩背和吸痰。

1. 先吸净气道内痰液，然后吸净口腔、鼻腔内分泌物。

2. 提高吸入氧浓度。

3. 放气囊，再次吸净气管内及气囊上可能存留的分泌物。

4. 令患者深呼吸后，在吸气时轻轻将管子拔出。

5. 继续从口腔或鼻腔吸痰，并给予吸氧，鼓励患者深呼吸和咳嗽。

6. 拔管后的监护：①喉痉挛，是一种较常见的随拔管而出现的问题。因声带痉挛导致气道梗阻，因此应备好插管急救设备。②拔管后因声门水肿可出现声音嘶哑、咽喉疼痛，要给予蒸汽吸入、激素和抗生素等药雾化治疗。③注意吸入气体的湿化和加温，掌握好给氧浓度，必要时配合面罩给氧。拔管并不代表治疗的结束，而是新阶段治疗和护理的开始，只有正确治疗和严密观察护理，才能帮助患者进一步康复。拔除气管切开套管与拔除气管插管有所不同，拔除气管切开套管前，先试行部分堵管，再予完全堵塞，只有患者完全能够耐受时，才能拔管。拔管后局部伤口用油纱敷料覆盖。

三、机械呼吸感染的预防

对机械呼吸过程中呼吸机及其配件的消毒，在操作过程中严格执行无菌技术，是预防发生肺内感染的重要环节，也是取得机械呼吸治疗成功的保证。

（一）加强消毒隔离工作

气管切开时，应做好房间消毒，术中、术后应尽量减少人员流动，严格控制探视人员。术后每日做好房间、空气及地面消毒或采用空气净化器等洁净措施。

对接受机械通气治疗的患者，医护人员要严格无菌操作，每次操作或接触导管前后均应洗手或戴手套。

（二）吸痰的无菌技术操作

1. 每位患者应单独地准备一套吸痰用盘，其所有用物均应 24 h 更换、消毒一次，并专人专用。

2. 吸痰管要高压灭菌或煮沸消毒，一根管只能吸引一次。口腔吸引后的痰管切忌再用于气管内吸引，痰管用完在消毒液中浸泡后清洗。

（三）套管的清洗及消毒

1. 每日更换和煮沸消毒内套管 1~2 次，煮沸前应在流水下清洗表面附着物。

2. 导管口在停机时应盖双层盐水纱布，防止空气中的细菌、灰尘及异物吸入气道。

敷料及周围皮肤应保持清洁、干燥并经常更换敷料。

3. 长期使用机械呼吸、气管切开的患者应定期更换气管外套管，进行彻底清洗消毒。

（四）湿化器及湿化液

1. 用于湿化的液体，必须保持无菌，药液应在 24 h 更换，湿化液要注意保存方法并注意失效日期。

2. 每日加湿化液或雾化液前要倒掉残存的药液。湿化器每日要冲洗，保持湿化器装置的无菌状态。管道及积水器中的积水要及时倒掉，防止逆流入气道。

（五）机械及配件的更换与消毒

1. 停止使用的呼吸机必须将其气路系统进行彻底的终末消毒，即将所有管道（包括主机内部管道系统）逐一拆下彻底消毒后再装好备用。

2. 持续应用呼吸机治疗时，应每 24 h 更换一套呼吸管路，尤其是连接导管开口处的短管更应注意消毒。

3. 按要求定时更换或消毒呼吸机中的空气细菌过滤器、传感器和吸入气体过滤气体管道等。

（六）防止误吸

因气管套压迫食管，胃管的插入阻止了食管下段括约肌的收缩关闭和气管切开后声门关闭受到干扰等原因，机械通气患者常有误吸现象发生。为了减少食物反流和误吸的机会，尤其在进食时床头最好抬高 30°~45°。

第三节 呼吸内科临床护理新进展

一、COPD 患者长期家庭氧疗的护理新进展

长期氧疗（Long-Term Oxygen Therapy，LTOT）是指患者脱离医院环境后返回社会或家庭，每日实施吸氧，并持续较长时期。一般用鼻导管吸氧，氧流量为 $1.0 \sim 2.0$ L/min，吸氧时间大于 15h/d。目的是使患者在静息状态下，达到 $PaO_2 > 8.0$ kPa 和（或）SaO_2 升至 90%

慢性阻塞性肺疾病是一种世界范围的常见疾病，由于病情迁延反复，逐渐加重，对个人、家庭和社会都造成了沉重的精神和物质负担。研究表明，长期氧疗能够提高患者的生命质量。患者每天平均吸氧 15 h，5 年存活率提高 62%，10 年提高 26%。

（一）LTOT 的指征

1. $PaO_2 \leqslant 7.33$ kPa，或 $SaO_2 \leqslant 88\%$，有或没有高碳酸血症。

2. PaO_2 $7.33 \sim 8.0$ kPa，或 $SaO_2 < 89\%$，并有肺动脉高压、心力衰竭或红细胞增多症（血细胞比容大于 0.55）。

（二）长期家庭氧疗的主要目的

纠正低氧血症，减缓和逆转缺氧所致的组织损伤和器官功能损害，同时尽量保持患者的活动能力。

（三）LTOT 对 COPD 患者的主要作用

1. 纠正低氧血症。

2. 改善肺功能。

3. 降低肺动脉压。

4. 延长 COPD 的生存期，降低病死率。

5. 提高生活质量 LTOT。

6. 改善神经精神症状。

（四）氧疗（LTOT）的依从性是达到良好治疗效果的关键问题

1. 影响氧疗依从性的因素

包括以下几点：

（1）患者知识缺乏：患者知识缺乏是氧疗依从性差的原因之一。患者缺乏相关的医学知识而不能正确认识氧疗，从而影响了氧疗的依从性。患者常认为吸氧对疾病治疗无效或意义不大而自行减少吸氧时间。国内研究显示患者不能坚持长期吸氧的主要原因是患者认为长期吸氧容易产生依赖，吸氧对于预防、治疗疾病意义不大。COPD 患者严重缺乏家庭氧疗知识，其家人对氧疗知识了解也很少。由于缺乏正确的氧疗知识，患者往往根据自觉症状的轻重来调节吸氧时间和吸氧流量；另外由于不了解长期家庭氧疗的真正含义，大多数患者的吸氧时间远远小于 15 h，使 LTOT 失去了真正的意义，变成缓解胸闷、气急的手段。一些患者错误地认为吸氧只是为了缓解症状，没有从根本上认识到其治疗的意义，有些患者认为长期吸氧会"成瘾"，会产生"依赖性"，或像使用抗生素一样产生"耐药现象"，而拒绝氧疗。

（2）病情的严重程度：LTOT 的依从性与年龄轻度正相关，与动脉血氧分压轻度负相关。病情严重、住院频繁、动脉血氧分压越低、动脉二氧化碳分压越高的患者氧疗的依从性好。由此可见，患者病情的严重程度与患者的依从性有关。

（3）治疗的不适感：供氧装置和吸氧工具均可产生不适感。制氧机工作时发出的噪声影响患者的休息和睡眠。吸氧会引起患者鼻咽部干燥不适，甚至引起鼻黏膜损伤。

（4）社会支持系统：LTOT 多在患者家中进行，需要专用的供氧装置和给氧工具，从而增加了治疗的费用，氧气费用高、设备不方便、患者的家庭经济条件、社会支持系统、居住城市的条件、医疗保障系统的不健全，社会医疗落后等因素在一定程度上也影响了患者对家庭氧疗的依从性。

（5）医务人员方面：医务人员在 LTOT 方面的宣教力度不够，其原因可能与医务人员对氧疗知识宣教的时间不足，并且目前并无对健康教育的监测及评价，因而影响了患者对氧疗知识的掌握程度。

2. 提高患者氧疗依从性的主要措施

包括以下几点：

（1）加强对患者 LTOT 知识的宣教：护士针对 COPD 氧疗患者知识缺乏的现状应做好

相关知识的健康教育，让患者充分认识 LTOT 的必要性和重要性。根据患者的不同情况，采取不同的方式，给予患者有效的指导。对患者的教育形式可多样化，如编写宣传手册、知识讲座、一对一指导等。健康教育的内容可涉及 LTOT 的基本知识。应向患者指出氧疗是属于治疗的一种方法，对疾病的预后有重要的影响，氧疗的效果是目前所有药物不能比拟的，更要向患者说明氧疗是改变 COPD 自然病程的一种方法，不会产生"成瘾"及"耐药"现象。指导患者具体实施 LTOT 治疗的方法，如氧疗的时间和浓度，给氧的方式，日常活动时如何去做，用氧安全，氧气的湿化，用氧装置的清洗和消毒等。

（2）协助患者选择合适的给氧装置和给氧方式：目前常用的供氧装置有三种：压缩氧气瓶、液态氧和氧浓缩器俗称"制氧机"。压缩氧气瓶的主要优点是价格便宜、不存在浪费或耗失以及容易获得等；而缺点是较笨重、贮氧量少、需反复充装，适合于用氧量少的患者。制氧机的主要优点是无需贮氧设备及固定供氧源，使用期间特别是需要连续供氧时，费用较低，对持续吸氧者特别是家庭氧疗比较方便；而缺点是设备购入价格昂贵、移动不便、有噪声和需要定期维修。液态氧的主要优点是贮氧能力大（1 立方英尺液氧 = 860 立方英尺气态氧）、轻便，适合于长期康复治疗；而缺点是费用高、容易泄漏和造成浪费。一般认为当患者每月需要使用 10 个以上压缩氧气瓶时，应建议患者使用液氧系统。这些供氧装置各有优缺点，患者应根据自身的生活方式进行选择。给氧方法包括鼻导管、鼻塞、面罩及节氧装置。节氧装置是一组更符合呼吸生理要求，并能减少氧需要量和提高氧疗效益的装置。目前主要有 3 种：经气管导管、贮氧导管和按需脉冲阀。贮氧导管简便、实用、价廉、应用范围广，适合于我国国情。

（3）加强对医护人员的培训：护士与患者接触时间及交流机会最多，应成为氧疗知识宣教的主角，因而要重视护士的自身学习，培养专科护士，进一步加强 COPD 治疗、康复、护理等方面的新知识、新进展等的学习，提高业务水平。确保在氧疗过程中给予患者合适的指导，使患者能清楚地了解氧疗的时间和使用条件。

（4）加强社会支持系统：现在我国的家庭随访做得不到位。定时家庭访视是我们应尽快完善的工作。医护人员应做好定期的家庭访视，反复提醒患者正确使用氧疗装置，强调长期家庭氧疗的重要性，提高患者氧疗的依从性。提供换氧服务，建议医院、社区医院安装供氧电话，电话联系，送货上门，负责安装，保障用氧安全。同时呼吁社会、家庭、子女的支持，在医疗保险中增加家庭氧疗的项目，加大宣传力度，鼓励患者积极投保。

LTOT 在欧美国家和发达国家开展较为普遍，在亚洲及一些发展中国家由于受到社会经济发展水平和医疗保险不完善的限制，开展较少。但是随着给氧设备向小型便携式发展，吸氧管向节氧方面改进，以及我国医疗保险和社区医疗的逐渐成熟，长期家庭氧疗将在我国得到越来越广泛的应用。医护人员应加强自身教育，更好地掌握家庭氧疗的有关知识，以便更好地指导患者。

二、COPD 患者肺康复方案

肺康复又称呼吸康复，是康复医学的分支。肺康复研究的是慢性呼吸系统疾病给患者带来的由于呼吸功能受损而产生的呼吸困难、运动耐力下降、生活质量下降、心理-行为的异常。肺康复的对象以慢性阻塞性肺疾病患者为主，其他慢性肺疾病只要存在呼吸困难、运动耐力下降同样需要康复治疗。

肺康复的临床意义是尽量改善被损害的肺功能，通过治疗提高呼吸效率，作为一个对社会有用的人回归社会。但实际不能回归社会的严重肺功能不全患者不占少数，对于这些患者，通过治疗使之能够从医院回归家庭具有非常重要的意义。近来，随着医学的进步，肺康复已经扩大到包括使患者经过治疗后减少反复住院的次数，提高生活质量，尽量维持长期的家庭生活等内容。

COPD 是慢性呼吸疾病中所占比例最大的疾病，COPD 患者是肺康复的主要对象，因此 COPD 的康复方案也是使用最广的方案。这些患者由于支气管慢性阻塞导致一系列病理生理改变而使他们日常生活活动能力下降，社会参与能力下降，临床则表现为呼吸困难。除了呼吸困难，COPD 患者活动能力下降的主要原因是外周肌肉疲劳导致的运动耐力下降，因此 COPD 的康复方案是以运动疗法为中心的综合肺康复方案。

（一）肺康复的定义

肺康复是为慢性呼吸损伤患者进行的，按照个体化原则设计的一个多学科的治疗计划，其目的是尽可能有效地促使患者躯体和社会功能及自主性得到改善。

（二）肺康复治疗的目的

阻止或延缓肺部病变进展，改善生活质量；有效地利用现存的肺功能，并争取改善肺功能，预防肺功能进行性降低；提高机体活动能力，防止急性加重，预防和治疗并发症；改善心理及情绪状态；延长生命。

（三）肺康复的技术结构

肺康复依靠的是多学科的康复小组。多学科康复小组是以患者和他的家庭为中心，由呼吸科医生、康复医生、护士、物理治疗师、呼吸治疗师、精神科医生、营养师、社会工作者组成的医疗康复小组。

（四）肺康复的适应证

根据 20 世纪 70 年代美国胸科医师协会（ACCP）和美国心肺康复协会（AACVPR）的肺康复指南，肺康复适用于所有的稳定期呼吸系统疾病患者的治疗，对于呼吸困难等临床症状未得到改善，运动耐力低下，日常生活有障碍的患者均可以进行呼吸康复。对于肺康复的适宜人群不需要根据肺功能来判断，轻症到重症的患者均适合于肺康复。将肺康复确定为对患者实施全面治疗的一部分，其中患者主动参与康复的意义是非常重要的。

（五）肺康复的禁忌证

COPD 的急性加重期、近期心肌梗死和不稳定心绞痛、进展期的关节炎使得患者活动受限、并发其他器官功能衰竭、老年痴呆症、高度近视、听力障碍、糖尿病酮症、血氧饱和度小于 90%。以上禁忌证是相对的，主要是针对运动疗法而言，其他的康复课程（如戒烟、教育、心理和营养干预等），上述的大多数患者仍可参与。活动很少的患者不是肺康复的理想人选、但是如果他们参加康复课程，其活动水平可能会改变。

（六）肺康复形式

肺康复的形式有住院康复、门诊康复、家庭康复、社区康复四种。

肺康复的条件设置因为工作人员情况、康复周期、组织结构，以及个别组成部分的不同而可以有很大不同。选择何种条件设置常依赖于患者在康复前的生理的、功能的和心理-社会状况，还有实用性和距离的远近，保险支付协议，以及患者的意愿。进行在门诊、住院和家庭为基础的肺康复。

住院康复的优点是可以使重症或伴随其他系统疾病患者得到在医疗监护下的肺康复，所谓重症是指那些在严重度分级处于Ⅱ级或Ⅲ级的患者。老年人特别是 70 岁以上者以住院康复更为安全。医院康复可以提供完善的医疗监护，除了心肺功能监护外还可以提供辅助通气治疗、运动中的血氧监测以及对意外事件的及时处理等。

门诊康复可以节约经费，又有医生监督和指导，能够保证康复质量，对于需要长期康复的患者是十分有利的，但是对于路途较远、没有家属陪同者是有困难的。

家庭为基础的康复的优点是节约和方便，对于自我控制力强的患者，家庭康复是延续住院康复效果的最佳选择，但是即使在密切监督下的运动疗法，家庭康复在运动耐力和生活质量上的改善都小于门诊和住院康复的改善。而且对于病情重、并发其他系统疾病患者效果不肯定。

社区康复介于门诊康复和家庭康复之间，在有条件的社区可以取得与门诊康复同样的效果。所谓条件是指基础设施和训练有素的医生和护士（或呼吸治疗师），有一套完整的康复流程和康复方案。

（七）肺康复方案

方案主要有4个内容：包括运动疗法、教育、心理-社会/行为干预和效果评价。其中核心是运动疗法。

1. 运动疗法

（1）运动疗法的目的：运动疗法是肺康复的基础。维持身体活动是正常生活的基础。运动训练可以改善呼吸功能，提高包括肌力、耐力等在内的全身运动能力，使之适应日常生活及社会活动。

（2）COPD患者运动能力减退的原因：COPD患者往往病程较长，肺功能已遭到不同程度的损害，出现呼吸困难、恐惧、抑郁等。呼吸困难限制了患者的活动，活动减少使身体适应能力下降，病情加重。病情加重使活动进一步受限，导致恶性循环。以上状态长期持续存在容易引起低氧血症、红细胞增多症、肺心病和心力衰竭等并发症，影响患者的生活质量。

（3）运动疗法在COPD患者康复中的作用：运动能增加最大摄氧量，增强运动能力；运动能增强运动耐力，减轻再运动时的痛苦，缩短恢复运动所需时间。

（4）适用于肺康复的运动方法：适用于肺康复的运动方法有床上锻炼、呼吸体操、10 min步行、上台阶、蹬自行车等。选择运动方式的关键是因人而异，使患者能够耐受。一般通常采用的是平地步行和呼吸体操。

（5）进行运动训练时的注意事项：

①根据自觉症状终止运动的标准：胸痛、急剧的气促、极度的疲劳、头晕、恶心等。

②运动的正常反应：适度的疲劳感、适度的气促、适度的出汗、适度的肌肉痛。

（6）运动负荷试验：运动负荷试验对于检查患者的呼吸困难程度或活动受限程度，有无活动后血氧饱和度降低是非常有意义的。呼吸系统疾病患者属运动负荷试验禁忌者不多。6 min步行试验非常简单易行，不需要特殊的仪器和设备，对患者的负担小，对于设定运动初期处方非常有用，现在临床应用非常广泛。

6 min 步行试验的具体实施方法是让患者在 6 min 内以最快的速度进行步行，要有在此时间内"再也不能走了"的感觉。最少应进行 2 次，取距离较长的一次。记录并评价步行距离，步行后心率的上升，血压的变动，呼吸困难，血氧饱和度下降的程度和恢复时间等。

（7）运动方式：根据运动部位不同分为上肢运动和下肢运动。上肢运动包括举重物（小沙袋 250~500g，每组 10~15 次，每次 2~3 组）、上肢弹力带操、上肢功率车等。上肢运动对完成生活自理、家务劳动是非常重要的。下肢运动包括步行、蹬车、爬山、跑步机和功率自行车运动等。下肢运动对于提高运动耐力、扩大活动范围、生活自理、社会活动参与是重要的。在肺康复循证医学指南中上肢运动的证据级别为 B 级，下肢运动证据级别为 A 级。但是在临床肺康复实施中对于上肢和下肢运动都要进行，因为上肢运动对于进行精细动作，完成日常生活活动是必要的。

（8）运动量的调整：运动量的调整需要根据患者当前身体状况、年龄、对初始运动的反应。进行康复前运动较少的患者对运动的适应性较差容易出现运动性并发症，对这类患者开始运动时的水平应较低，需要逐渐增加运动量和运动时间。对于功能储备低的患者也应从低运动量开始，一般开始时可以用低于目标运动强度的 10% 的运动量，运动持续时间和频率也从低限开始。在开始调整时也应先通过调整运动时，来增加运动量而不是调整强度和频率。

（9）通气肌训练：通气肌训练对患者改善症状和生活质量的用处还没有得到循证医学的证据，还缺少大样本的随机对照研究。最近有研究报告在严重 COPD 患者使用吸气压力支持训练取得良好效果。目前推荐伴有严重呼吸困难、呼吸肌无力、中至重度呼吸损伤但不是终末阶段的肺气肿和膈肌变平的 COPD 患者进行通气肌训练。

通气肌训练的方式是阻力训练，强度可以从 10% 的最大吸气压开始，逐渐增加至 50%，至少应在 30% 以上，尽量接近最大吸气压更好。每周训练 5 次，2 次/d，15 min/次。呼吸 12~15 次/min。可以使用手持吹气装置或其他训练装置。

2. 教育

单独的教育对患者的运动耐力和生活质量的影响没有显著的意义，但是与其他康复内容一起组成的方案中必须包括教育。教育鼓励自主参与健康管理，使患者能够更好地理解患肺疾病时生理的和心理的改变，帮助患者及其家庭找出应对这些改变的方法。通过教育的过程使患者更加熟练自我管理和支持治疗计划。

教育可以是以小组的形式或个体的形式，根据患者的需要、地点和资源来设计康复方案。一般来说，在初期评价时就确定了肺康复参与这种需要教育干预的患者。

（1）呼吸训练：患者可能从缩唇呼吸和膈肌呼吸中得到益处。缩唇呼吸包括鼻吸气，随之让气流对抗紧缩的口唇，避免用力呼气。这种方法经常被 COPD 患者无意识地使用，以便在呼吸困难期间增加运动耐力和通气需求。膈肌呼吸的方法是在吸气时主动地扩张腹壁，使膈肌下降。从理论上讲，这将增加 COPD 患者通气时膈肌运动的效果，减少上抬肋骨的无效运动。尽管早期的研究报告膈肌呼吸增加了膈肌的活动，但是后来的研究显示整个胸部运动不同步，腹部的矛盾运动，减少了胸部的机械运动效果，用这种方法增加了呼吸做功，没有改善肺的通气分布。最终发现膈肌呼吸增加而不是减少呼吸困难。根据这些结果，在肺康复中不推荐常规使用膈肌呼吸训练。

（2）能量保持和工作简单化：能量保持和工作简单化的原则是帮助患者维持日常生活活动能力，像自我照顾、做家务、购物和完成职业相关的任务。方法包括步行调节呼吸，在身体活动时计算呼吸频率，有效地利用体能，改进计划，优先安排必需的活动，使用辅助的装置。这些技术可以帮助患者有效地利用能量，保证从事基本日常生活、业余生活和社会活动。结合运动训练，能量保持技术可以使一些晚期疾病的患者甚至重新开始独立生活。

（3）药物疗法和其他疗法：在一个综合的肺康复程序中在药物治疗方面的教育包括药物的类型、作用、不良反应、剂量、服药频率、所有口服和吸入药物的合理使用。

（4）生命终末期教育：COPD 患者由于通气限制，未来的病情进展存在呼吸衰竭的危险，而且这种危险将随着时间的延长而增加。患者面临着一旦出现呼吸衰竭时需要做出是否进行气管插管和机械通气的选择，这将提供保全生命的支持，治疗呼吸衰竭的发作或延长疾病终末期的死亡过程。但是，由 COPD 引起的呼吸衰竭临床可以评估的影响因素中很少能预测机械通气的后果。开始生命支持的决定并不纯粹是自然的医疗问题，它需要患者决定是否接受生命维持阶段的管理，这是一个他们的医生也不能明确地判断对于恢复患者自身生活价值的意义的复合治疗。然而，由于大多数肺疾病患者在疾病的稳定阶段没有与他们的疾病管理提供者讨论有关的问题，因此很少能参与这种从开始讨论到做出决定的过程。这些讨论常常被推迟到终末住院阶段，才为患者提供有限的机会做出正式的决定。

在肺康复阶段，生命终末期教育为患者提供一个理解生命维持干预和预先计划重要性的机会。近期的数据表明，参加肺康复的患者中99%的人要求更多地了解生命终末期的管理。也就是说，大多数患者希望在他们的疾病没有进展到出现急性并发症之前的稳定阶段，在门诊治疗时有能力讨论这个问题的时候预先提出计划。还没有研究者检验在肺康复中对提出生命终末期计划问题的不同的授课技术的效果，只有一个研究提出了通过一盘录像带就这个问题做演示、说明和小组讨论，这样教育者只花很少的时间就能够促使更经常地在患者和医生之间就生命终末期管理交换意见。而在肺疾病患者中对这个问题的讨论有很高的兴趣，在肺康复课程中需要更多地编入这个题目。在美国，现在对肺康复患者提供生命终末期教育的仅有8%。

对于生命终末期的讨论就像安乐死的讨论一样涉及医学、道德伦理学和法学，患者有充分的知情权但是缺少必要的医学知识和经验，医生既要尊重患者的选择又要用通俗易懂的讲解使他们了解实施插管/机械通气的利和弊，而在机械通气的过程中又有很多不确定的影响因素，特别是患者家属在其中所起的作用也是很重要的。因此这个问题目前还是一个模糊不清的问题，这种讨论能否给患者带来益处也是不清楚的。而在中国文化的影响下与患者讨论死亡会使一些人认为是不近情理的，所以医生在与患者本人讨论这一问题时应慎重选择对象和时机。

3. 心理-社会和行为干预

心理和行为问题，像焦虑、抑郁，对与慢性肺疾病抗争感到困难，自我效率减低（与疾病抗争的能力）是进展性呼吸系统疾病患者发生障碍的原因。呼吸困难有明显的情绪影响，呼吸困难产生的主观恐惧可以进一步限制患者参与日常生活活动的能力。此外，与慢性肺疾病相关的焦虑和减少活动水平可以影响患者的自我效率。

在综合肺康复方案中心理-社会和行为干预能够作为常规教育课程或者作为强化管理的支持的特殊问题。使肌肉松弛的指令，减少紧张，控制恐惧可以帮助减少呼吸困难和焦虑。因为家庭在慢性呼吸疾病中的作用，鼓励家庭成员和朋友参加肺康复小组。在肺康复期间对常见症状，忧虑和问题的非正式的讨论可以使患者得到情感的支持。在肺康复中偶尔提供集体治疗，应对困难和角色转变。肺康复中的集体治疗的有用性还没有确定。

肺康复的心理学效果还没有清楚的定义。在一个肺康复的非对照研究中观察到肺康复1个月以后抑郁和焦虑症状的显著减轻，在这个康复程序中除了每周5 d的运动训练和教育课题，还包括了每周2次的集体心理面谈和强化管理课程。而在另一个随机对照的门诊肺康复研究中，抑郁没有显著改变。

日常生活能力是行为功能的基本体现。日常生活自理能力下降（如洗澡、洗漱、穿衣、吃饭需要他人帮助）、睡眠有障碍和活动性减少是由于COPD患者体能下降所导致的。另外，步行和做家务困难，不能参加娱乐和社会活动也是他们在日常生活活动中功能降低的表现。但是肺功能与功能状况并不直接相关，而心理因素和行为表现直接或间接影响功能。

运动对减轻抑郁和焦虑都体现了很好的作用。但是在伴有严重抑郁焦虑的患者，其参与运动的主观愿望和依从程度会使运动的效果受到限制。因此对这些患者就更要注重综合肺康复，通过改善心境、提高社会支持和家庭支持来使患者提高改善生活质量的需求，提高主动参与意识，达到康复目的。

医疗顺从性也是行为医学中的重要内容。在 COPD 患者中对医疗顺从性普遍较差。在 COPD 患者中自行减少药物种类和剂量，忘记服药是经常发生的。造成这种现象的原因一方面与患者文化水平有关，而主要的原因与我们在教育上的不足有关，因为目前我国医院医生为患者诊病的时间约 10 min，医生无法在如此短的时间内对患者进行教育，这就使我们必须对患者进行集体教育，集体教育在支气管哮喘上的优势已经得到证明，我们在设计患者教育内容时也将药物的正确使用单独列出。除了对药物治疗的依从性外，在营养、运动、戒烟等方面都要进行集体教育，有利于改善患者的依从性。

4. 效果评价

效果评价是综合肺康复的重要的内容，一方面确定个体患者对康复的反应，另一方面评价了方案的整体有效性。康复方案的评价是通过标准化的结果测定来确定方案的总体有效性和作为质量改善的工具。

康复效果评价的基本原则：康复的目的是减轻症状、增加能力、改善生活质量。结果评价就是用定量的方法来表示以上方面经康复后取得的改变。因此康复效果评价并不是评价肺的生理改变，例如 FEV，而是评价患者的呼吸困难症状、周围肌肉耐力和心血管状况、与呼吸困难相关的焦虑等。

（1）肺康复效果评价的基本原则

①肺康复效果评价是与生理学异常无关的参数，如呼吸困难减轻、生活质量改善。

②评价患者在症状、运动能力、功能状况、生活质量方面的基线损伤和康复后的改变。

③个体化的肺康复干预方案在患者中是不同的，因此改善的程度也是不同的。

④评价也可以让患者看到他们症状改善的证据，对于促进患者长期坚持康复的努力是有益的。

⑤评价后的结果有利于康复医生为患者调整更理想的康复方案，以此鼓励患者继续努力，取得更好的康复效果。

⑥康复前后效果评价为第三方付款人（保险人）提供康复方案有效性的客观证据，而进一步得到他们的支持。

⑦为临床研究提供康复的有效性结果。

（2）肺康复效果评价内容

①运动试验。包括峰值递增运动试验、稳态耐力试验。递增运动试验能够显示肺康复的运动训练的生理学效果，是理想的评价方法。耐力运动试验也是评价康复效果的良好指标。

②场地运动试验。6 min 步行试验、递增的和稳态的往返步行试验。6 min 步行试验有意义的改变距离最低是 70 m。改良的 10 m 往返步行试验是在室外以步测量的运动容量测定。

③呼吸困难。

用力呼吸困难：VAS 和 Borg 刻度尺评分。

总的呼吸困难：基线的和变化的呼吸困难指数和医学研究会呼吸困难评分。

④健康相关生活质量问卷。

全身状况的问卷：SF-36。

呼吸特异性的问卷：慢性呼吸病问卷、St. George's 问卷。

⑤功能状况测定问卷。

全身状况问卷：ADI 评分。

呼吸特异性问卷：肺功能状况刻度尺、肺功能状况和呼吸困难问卷。

⑥营养状况。

⑦生存状况。

⑧健康照顾资源利用。

🔒 第八章 心血管疾病的基础认知

心血管疾病的科学技术在迅猛的发展，现在许多疾病的分子发病机制和遗传基础都已明确。拥有这些理论基础后，诊断和治疗越来越个体化。心血管疾病治疗和预防措施的改进，明显改善了患有这些常见的、潜在的致死性疾病患者的生活。

第一节　心脏的基本结构与功能

一、心脏的位置及与周围结构的关系

一般情况下，心脏位于下纵隔，横径的 1/3 位于中线右侧，2/3 位于中线左侧。心底平面由左上斜向右下，心尖位于左季肋部后。从心尖沿心脏长轴观察，心脏近三棱锥形，有三个面、两个缘，前面紧贴胸壁为胸肋面，位于前面的坚固胸骨，在钝性损伤时对心脏有保护作用。下面紧贴膈肌为膈面，范围较大。心脏后面主要由左心房后壁构成，其后为食管、支气管分叉和进入两肺有左右支气管。前面和膈面以锐角相连形成右侧的锐缘为右心室，左下方，前面和膈面以弧形相连形成的钝缘是左心室。

心脏左、右两侧均被胸膜覆盖。右侧胸膜覆盖心脏右侧，接近正中线，而左侧胸膜折返远离正中线，左胸前到中线约 5cm 左右范围内无肺组织覆盖，称为心脏裸区，也叫心前切迹。

二、心包和心包返折

心包腔为一密闭的囊腔，囊壁由纤维组织构成。整个心包腔将心脏及大血管的起始部包盖，贴在心脏及大血管表面的心包称为脏层心包，未与大血管直接接触的称为壁层心包，脏层与壁层心包之间即为心包腔，腔内有少量心包液，可在心脏跳动时起润滑作用。整个心包呈圆锥形，底部坐落在膈肌上面。心包的返折均在心脏的大血管起始部和左房后

壁的一小部分，而整个心尖完全包埋在心包内，因而心包腔的绝大部分都在心尖部，这对心脏搏动十分有利。

心包内有两个可辨别的隐窝，第 1 个为横窦，其前方为主动脉和肺动脉干的后面，后方为右肺动脉的前面；第 2 个为斜窦，位于左心房后面，围以肺静脉和下腔静脉周围形成的心包返折。心包返折在心脏外科有重要意义，心脏直视手术时可于横窦钳夹阻断升主动脉和主肺动脉。当缩窄性心包炎施行心包部分切除术时，心尖和心膈面的游离范围应接近斜窦。手术中需要显露心脏后壁如不停跳冠脉旁路术时，以纱带置于心包斜窦中可提供牵拉以利显露。

三、纵隔神经及其与心脏的关系

迷走神经和膈神经沿纵隔下降，与心脏关系密切。膈神经经胸腔入口进入，位于前斜角肌的前面，紧靠胸廓内动脉之后。右侧膈神经行走于上腔静脉的外侧面，在体外循环静脉插管前游离上腔静脉时，注意不要损伤。膈神经在肺门前方自上而下紧贴心包的外壁行走，到达膈肌后分散成小分支进入膈肌。如有左上腔静脉，左侧膈神经直接行走于左上腔静脉的外侧面，在肺门前方紧贴心包的外壁下行。迷走神经在膈神经后方进入胸腔，到达肺门上缘即分散入肺门内。迷走神经走行过程叫喉返神经，右侧喉返神经自右锁骨下动脉绕过，左侧喉返神经则于动脉导管韧带远侧绕过主动脉弓下缘，然后向上到达喉部。在食管手术和动脉导管手术时应慎防损伤喉返神经。

四、心脏是一个神奇的泵

心脏是维持血液循环的一个泵，它把血液泵到脑子里和全身各个器官，心脏停止工作几分钟就能导致脑的损害，而且不可恢复。身体内的静脉血带着全身各部位的代谢废物和二氧化碳，通过许许多多根静脉，回到右心房，然后通过右心室把血泵到肺部，在肺部把二氧化碳呼出去，将氧气结合到血液中；有氧的血液又通过肺，回到左心房，并通过左心室把血泵到全身。

五、心脏的腔室与门和管道系统

心脏有四个腔，分别叫右心房、右心室、左心房和左心室。左右心房或左右心室不能直接相通，由房间隔和室间隔隔开。如果心房之间或心室之间相通，就叫先天性房间隔缺损或室间隔缺损。从脑部和上肢流回心脏的静脉血，经过一根叫上腔静脉的管道回流到右心房；从身体下部回流心脏的静脉血，通过叫下腔静脉的管道回流到右心房。右心房与右心室之间有三扇"门"，叫三尖瓣。右心室血液流出口的"门"，叫肺动脉瓣，血液通过这些"门"被泵入肺动脉再进入肺部；在肺部，氧和新鲜化了的血液，通过四根叫肺静脉的管道，被送入左心房。左心房与左心室之间的二扇"门"，叫二尖瓣。左心室血液流出口的三扇"门"，叫主动脉瓣。血液通过这些"门"，被泵到外周全身。如果这些门发生狭窄或关闭不严，就会得一种心脏病，分别叫二尖瓣、主动脉瓣和三尖瓣狭窄和/或关闭不全。

六、心脏的大小、重量、位置和泵血量

人类的心脏大小，约和拳头相近，大约1磅重，位于胸骨后方偏左一些，每分钟泵血4.7 L，每天泵血6 768 L。许多原因可以引起心脏形状增大、重量增加和泵血量减少，并产生各种类型的心肌病变和心功能不全。

七、心脏的指挥联络系统——电生理系统

心脏的每一次搏动，都是依靠心脏的电信号而运作的（见心脏的电传导路径示意图）。最高指挥部是一个叫窦房结的东西，它发出的指令，控制着心脏的节律和次数；这种指令，通过电话线似的传导系统，把电信号传送至心脏的各个位置。当信号传送到心房时，就引起心房收缩，于是把血液泵到舒张的心室中；当信号传送到心室时，心室就会收缩，使右心室把血液泵向肺部，而左心室则把血泵向全身。心房的电信号，要通过叫房室结的类似变电站的结构，再通过叫左右束支的类似传导电线的结构，传导到左右心室。所有这些，组成了心脏的指挥联络系统。如果由于种种原因引起了心脏指挥联络系统发生问题，就会出现心律紊乱，也叫心律失常。

八、心脏的跳动参数

心脏本身对人体内部的需要很敏感，心脏跳动的快慢原本会根据人体的需要而自动调整；运动时需要更多的氧和各种营养物质，心脏跳动就会加快；出现发热或其他需要消耗更多的氧和营养物质的疾病（如癌症）时，也会出现心跳加快的现象。在休息或睡眠时，心脏跳动就会减慢。正常情况下，健康的心脏每分钟跳动在60~140次之间，它会根据身体需要而调整每分钟的心跳次数。平均每天跳动120 000次。当身体运动、需要泵血量增加时，心脏可在数秒之内使泵血量增加4倍。

九、心功能指标——射血分数

心脏在每次收缩时喷射到全身的血液量，除以心脏舒张时心腔内的血液量，称为射血分数。正常健康心脏的射血分数是 55% 或更多，各种心脏病都可能导致射血功能减低，就是射血分数减少，当减少至 40% 或更少时，心脏泵出的血液就不足以提供全身各个器官的需要。

十、营养心脏的血管——冠状动脉

心脏是一个将血液和营养输送到全身的器官，但它自身也需要营养。它是通过冠状动脉获得营养的。冠状动脉分为左冠状动脉和右冠状动脉。左冠状动脉从开口处到分叉前的那一段叫左主干，其情况各个人常不相同，有的长一点，有的短一点；左冠状动脉分叉后，主要分为两支，一支叫前降支，另一支叫左旋支，右冠脉主要是一支，到最后分为后降支和左室后侧支。如果病变斑块在这些冠脉内形成而造成狭窄，运送到心脏的血流量就会减少，从而出现轻微的胸痛到心跳骤停等症状，严重时可以危及生命。

十一、心脏的主要成分——心肌细胞

心脏主要由心肌细胞组成，每个心肌细胞之间靠一种叫闰盘的相互连接，齐心协力地一起收缩和舒张，从而构成心脏的跳动。人类经过幼年、少年期后，成年人的心肌细胞在生理状态下已失去了增殖能力，就是说心肌细胞数量将不会再增加。成熟的心肌细胞逸出细胞周期，成为终末化细胞。但心肌内没有能够增生心肌细胞的干细胞，因此，心肌细胞最后就成为终末化组织，成年后就定型了，不能再生长。一旦心肌受到损伤，心肌细胞将发生玻璃样变性、纤维化，只能进行瘢痕修复，心肌梗死后坏死的心肌必然被纤维组织代替。当前我们的内科药物、导管介入及外科搭桥手术，均不能修复及逆转已经坏死的心肌，最终就会发展为充血性心力衰竭。即心肌收缩力减弱，从而使心脏的射血功能下降。这必然导致全身供血不足。随着"干细胞生物工程"的蓬勃展开，人们发现骨髓中含有多分化潜能和自我复制的干细胞，为细胞移植重建坏死心肌提供了理想的细胞源。如果将骨髓干细胞作为增加心肌细胞的细胞源，则可以通过移植骨髓干细胞来增加心肌细胞，修复因坏死而减少的心肌细胞。目前已有研究选用骨髓干细胞作为供体细胞，应用创伤性小的临床内科介入方法，经冠状动脉移植，使急性心肌梗死患者重建坏死心肌，改善心脏功能。这种新的治疗方法，已经取得一定疗效。

十二、心脏还是一个内分泌器官

心脏和胰腺、甲状腺等腺体一样也是一个内分泌器官，分泌许多种激素。肾素-血管紧张素-醛固酮系统也存在于心脏内，它还分泌出多种多肽，其中研究最早的为心房钠尿因子、心房利钠肽又叫心钠素或心房钠尿激素。能与其他激素相互作用精确地调控血压和容量。它所分泌的脑钠肽，对于诊断是否有心力衰竭有很大作用。这些激素在治疗心力衰竭等方面，都具有重要意义。

第二节　心血管内科疾病概述

一、概述

心血管疾病，又被称为循环系统疾病，它是涉及循环系统的一系列疾病。循环系统是指人体内包括心脏、血管等在内的运送血液的器官与组织，可根据起病的急骤与缓慢分为急性和慢性。心血管系统疾病的特点包括起病急及高患病率、致残率、致死率，由此可以看出，心血管系统疾病已经成为人类健康的重大威胁。如何及时发现心血管系统疾病、如何正确诊断疾病，特别是对心血管系统急危重症的诊断与治疗，具有重要的意义。

二、常见心血管病症

（一）冠心病和高血压

在中国，高血压疾病已经逐渐出现低龄化趋势，据调查，6~18岁的中小学生之中，高血压的发病率已高达8%。一些有高血压家族病史的人应定期进行血压测量，不仅有利于及早发现病情，而且可以在病情之初进行及时的对症治疗。冠心病是冠状动脉粥样硬化性心脏病的简称，冠状动脉是供应心脏"养料"的血管，如果发生粥样硬化，会导致心脏缺血、缺氧，出现心绞痛、心肌梗死，甚至致命。血管的动脉发生病变早在青年甚至幼年时期就已经开始，进展到一定程度，会发生粥样硬化斑块破裂阻塞血管，造成心肌梗死。导致冠心病的发生原因有多种，除了最常见的高血压、高脂血症、糖尿病等因素以外，遗传、不健康的饮食、不良的生活习惯以及恶劣的外界环境等因素，也是导致冠心病发生的危险因素。近年来，冠心病的发病年龄有年轻化的趋势，提醒我们，冠心病的预防应从年轻时开始。

（二）心绞痛

心绞痛是冠心病最常见的症状，也是心脏的"呼救"信号。但是很多冠心病患者出现心绞痛的时候总是先忍着，尽量不吃药，以为经常吃药以后就无效了。一般情况下，诸如硝酸甘油、速效救心丸等心绞痛急救用药，间断用药，或一天服用 3~4 次不会形成耐药性，只有在长期服用并且每日服用药物的频率很高时，才可能产生耐药性。除此之外，当心绞痛急性发作时，应尽早服用急救药物，用以快速缓解心绞痛症状，使心肌缺氧、缺血症状得到缓解，以免发生急性心肌梗死。

（三）急性心肌梗死

由于冠心病患者对当今临床的先进技术及创新疗法知之甚少，又担心手术的风险率高，因此，在发生急性心肌梗死的紧急时刻不愿采取最佳的急诊介入手术，而错失了救治的关键时机，甚至失去生命。事实上，冠心病的介入治疗发展至今已有二十余年的历史，除药物治疗之外，介入治疗是对冠心病治疗的一种非常有效的治疗方法，具有手术创伤小、治疗效果好的特点。

（四）高脂血症

高脂血症是一种血脂代谢紊乱疾病，一般情况下，通过服用降脂药物，可将血脂控制在正常范围，但这并不意味着高脂血症的痊愈。一旦停止服用降脂药物，血脂将会在一定的时间内快速升高。据临床观察发现，当血脂达到目标血脂时，将降脂药减量常常会引起血脂的反弹。在动脉粥样硬化斑块中，作为主要也是最危险的因素——血脂，也是冠心病的最主要危险因素。

三、危险因素

（一）超重

饱和脂肪酸及不饱和脂肪酸的过多摄入将会导致超重与高血压病。据研究显示，血压与 BMI 指数常呈正比，具体说来，BMI 指数每增加 3 kg/m^2，在四年内高血压的发生风险增加比例，男性为 50%，女性为 57%。据一项长期随访表明，超重与肥胖均为心血管系统疾病的危险因素。

（二）蛋白质缺乏

据调查结果显示，脑卒中与动物蛋白常呈负相关，这就表明，动物蛋白的摄入可以对脑卒中的发生发展起到抑制的作用。但是，并不是说动物蛋白的摄入越多越好，过多摄入蛋白质会导致脂肪的过量摄入，会加重肾脏的负担。

在老年人中，蛋白质的摄入量应控制在每天 1.2~1.5 g/ kg 体重较为适宜，这其中应至少有 1/3 为诸如蛋、奶、瘦肉及鱼等优质蛋白质。研究显示，摄入大豆蛋白和鱼类蛋白可对脑卒中的发病率起到降低作用。

（三）缺乏膳食纤维

据调查研究表明，在人类的饮食中，高血压仅仅与膳食纤维呈负相关，因此，对膳食纤维摄入量的增加，可以对高血压起到预防的作用。由此可以看出，在日常饮食过程中，要少吃糖果等甜食，要多摄入谷类食物、蔬菜和水果等。

（四）盐

我国高血压患病率具有明显的地域特点，北方高于南方。全国高血压患病率最高的地区分别是西藏、北京、内蒙古、河北、天津；患病率最低的是海南。高血压和食盐摄入量关系密切，摄入量越高，收缩压、舒张压水平就越高。与每天食盐摄入量小于 6 g 人群比较，每天食盐大于等于 12 g 的人患高血压的风险增高 14%，而每天食盐大于等于 18 g 的人患高血压的风险增高了 27%。调查显示我国居民每天食盐摄入量为平均 15~16 g，尤其是北方居民，对高血压的防治非常不利。从预防角度来说，人们的饮食应尽量清淡，减少食盐用量。

四、治疗进展

心脏导管射频消融治疗快速性心律失常是近些年发展起来的对快速性心律失常的治疗方法，该方法对心房扑动、阵发性室上性心动过速及室性心动过速等疾病的治疗，成功率可达 90% 以上。

心脏导管射频消融技术主要是将射频电流通过导管引入心脏，对心律失常产生或维持的关键部位进行定位，并利用射频能量将"病灶"进行阻断，以达到治疗目的。随着导管技术研究的不断发展和对心律失常电生理机制认识的不断深入，临床上越来越多的心律失常可以被治愈。在心律失常疾病中，心房颤动是危害最大、涉及病种最多、易患人群最广、药物治疗效果最差的疾病，但随着近些年来三维标测系统及一系列新技术、器械的不断发展，射频消融在心房颤动的治疗上取得了较好的成绩。

在治疗缓慢性心律失常的过程中，心脏起搏器治疗已有半个多世纪之久，其技术与方法均已成熟。近年来，心脏起搏器有诸多新的发展。例如，三腔起搏器在伴有左束支阻滞、射血分数低的慢性心力衰竭患者的治疗中取得了较好的临床治疗效果，使患者的生活质量得到了明显改善，并大大降低了心力衰竭的再入院率，使患有该疾病的患者病死率明显降低。

除上述之外，针对患有遗传性或家族倾向性心脏病的患者，通过筛选致病基因来对疾病进行防治干预，具有重要的临床意义。此外，血管新生及干细胞治疗在基础实验研究阶段也已取得成功，具有诸多良好的应用前景。

五、预防

（一）饮食

指导患者在去除病因、药物治疗的同时，改善饮食习惯。饮食应以清淡为主，多吃新鲜蔬菜、瓜类和粗粮，少吃油腻及含脂肪高的食物，如动物脂肪、内脏、肥肉、鱼子、蛋黄及高脂奶粉等，多吃有降血脂作用的洋葱、大豆、绿豆、花生、生姜、玉米、芹菜、海带、菠菜、枣等。另外，饮食勿过饱、过咸，甜食也应少吃。

（二）合理应用免疫抑制剂

免疫抑制剂是引起高脂血症的重要原因之一，合理使用免疫抑制剂是防治高脂血症的重要措施。肾移植受者撤除肾上腺皮质激素，继续应用 CsA、硫唑嘌呤，可使血浆总胆固醇、LDL-C 分别下降 17%、16%，HDL-C 也可下降 18%。

（三）降血脂

降胆固醇药物有：羟甲基戊二酸单酰辅酶 A 还原酶抑制剂（Hmg-CoA）还原酶抑制剂、纤维素衍生物、烟酸三类。纤维素衍生物主要应用于血浆三酰甘油高的患者，抗氧化剂只用于不能耐受其他降胆固醇药物者。根据最新国内外关于血脂异常治疗指南，他汀多为首选。

（四） 健康教育

锻炼对循环系统功能和调节血脂有着重要作用。对于血脂不太高的人，各种活动可以不受限制，但对于有器官受累者，特别是心脏供血不足而症状明显者应控制活动，经药物治疗，病情好转后再逐渐增加活动量，以防不测。

此外，临床医生还应对患者宣教，注意药物、饮食、锻炼三结合的方针。特别是长期脑力劳动、工作压力大者，以及急躁、超重，或摄入高脂血症诱发元素（铅、钴、镉）者等，在治疗高脂血症的同时，应减少高脂血症的诱发因素。

第三节　临床思路的诊断技巧与哲学思考

在临床诊断与治疗的过程中，许多疾病往往不能通过"特异病征"进行确诊，也不能通过某些实验性材料来进行推理诊断，特别是当疾病具有复杂性及不典型性时。基于此，这就需要我们以辩证唯物主义的哲学思想作为指导，从系统、全面的资料中寻找出带有特殊性以及规律性的临床迹象，从而将疾病所表现的临床本质进行揭示。

一、考虑一个疾病——现象与本质的辩证统一

在临床疾病诊断中，一个病种常常有各种各样的临床表现，可以概括为两种症状。第一，一种病可表现为多系统症状，虽然表现为多疾病并存的特征，但究其本质仍为一个病种；第二，一种病可表现为多种特殊表现，即该疾病往往被其中一种特殊表现覆盖而误诊为其他病种，但其本质仍是一种病。事实上，对于上述情况，只有确切地了解疾病的本质及其规律性，才可快速诊断该种疾病。而这里说的疾病的规律性并不是虚无缥缈的词汇，而是在临床诊断中客观存在的事实。由此可以看出，在诊断时，要将多种临床表现归纳为一种疾病的临床表现来解释其本质，这就是哲学中所讲的"透过现象看本质"，这就需要我们在临床诊断中要正确处理现象与本质的辩证关系。

二、考虑常见病——共性与个性的辩证统一

在众多的疾病病种的诊断中，我们常优先考虑比较常见的几种疾病，这样做是为了避

免在临床疾病的诊断中少走弯路。在诊断常见病时，首先需要分析的是这一类常见病种的共同性及相似表现，即哲学中所说的共性和矛盾的普遍性，其次要考虑的是该病种的特殊临床表现，即哲学中的个性与矛盾的特殊性。前者是在疾病诊断中的选择依据，而后者是对被选择的疾病进行筛选、分析诊断的重要方式。在经过筛选与排除之后，确诊一种多发病或常见病的诊断。除此之外，也可在初选的疾病范围内，将患者所在的地区实际情况以及疾病出现的概率进行分析，来筛选出几种常见病，然后再筛选出与患者所患疾病较为相似的疾病，并分析其共性与特性来进一步对该疾病的诊断进行完善。而上述两种诊断过程均体现着哲学中所讲的共性与个性的辩证关系。

三、考虑其他疾病——主观与客观的辩证统一

通常情况下，在临床诊断中首先将疾病的考虑范围定在常见病及多发病之中，这也是临床诊断的原则，但临床中还有可能出现常见病范围之外的"其他疾病"。在这里所说的"其他疾病"指的是在临床中不常见或不易被临床医师考虑到的一些疾病病种，亦可称之为非常见病。这体现了哲学中的尊重客观存在的事实，在临床疾病诊断的过程中要尊重疾病客观存在的事实，并且正确处理其主客观之间的辩证关系，不能固执己见，主观臆断。

四、考虑主要病症——主要矛盾与次要矛盾的辩证统一

一种疾病的发生发展常因其复杂的病理生理过程存在各种各样的矛盾，若要在其中识别出该种疾病的本质，就必须抓住主要的临床特征，这就体现了哲学中的集中抓主要矛盾的观点，并且在疾病的诊断过程中要正确处理好主次矛盾的辩证关系。

五、全面考虑问题——局部与整体的辩证统一

人体是一个相互联系的统一整体，若身体中某一部分发生了病理性改变即可影响整个机体的正常。除此之外，整个机体发生改变还有可能影响局部的改变，例如，当人患上风湿热时，会影响到心脏瓣膜及身体关节，使其造成瓣膜损害和关节病变。只有辩证地认识和处理局部与整体的关系，才能摸清疾病发生、发展规律，因此要提供确切的诊断依据，必须把各个局部病征联系起来进行全面考察，对病史、体查与实验材料做综合分析，而某些误诊病理往往是孤立地、片面地以某一临床征象或实验室结果做出判断，缺乏综合分析、全面考虑的构思。

六、验证原来的考虑——理论与实践的辩证统一

通常情况下，正确的认识是需要不断实践才能得到的。临床医师在诊断过程中需要对该种疾病进行反复的临床调研、分析，得出诊断结果，这仅是对疾病的一种认识，但对于比较复杂以及疑难疾病的诊断，则需要继续通过观察分析，并通过特殊检查或是诊断性治疗来进行实践研究，特殊情况下可以进行剖腹来进行探查，以此来验证诊断正确与否。这即是哲学观点中的理论与实践的辩证统一，同时也是实践—认识—再实践—再认识的哲学过程。

七、医患沟通的哲学考虑——矛盾的主要方面与次要方面的辩证统一

一般情况下，在临床疾病诊断与治疗方面的准确与否往往与临床医师的临床思维与实践技能相联系，而在临床诊疗的过程中人们往往忽视了一个最关键的问题，即"医患沟通"。临床医生在对患者进行疾病的诊断过程中，需要认真听取患者对自身疾病的主诉，并从其所述信息中提取出有用的信息加以分析研究，来进行疾病的诊断。这就说明临床医师与患者的初次接触即开始了沟通的过程，这一沟通形式是建立在询问病情及查体的浅层基础之上，而"医患沟通"的深层意义即是在临床医师与患者及患者家属之间建立起相互信任的沟通桥梁。在临床诊疗的过程中，无论是诊断疾病还是治疗疾病，都需要临床医师与患者及患者家属的沟通过程，这一过程不仅包括病情信息的获取，还包括在诊治的过程中征求患者及其家属的意见，从而获取患者及其家属的合作态度。良好的医患沟通方式可以帮助临床医师更加深入、透彻地了解患者的真实病情，能够提高病情诊断的正确率以及治疗的效果，从而使医护人员从中找到职业成就感，并得到尊重，继而更加爱岗敬业，为患者服务。

第四节　心血管内科疾病常用诊断技术

一、心电图检查

心脏的收缩活动依赖于心肌的电活动，在整个心动周期中，心房和心室有序地除极和复极，产生微小的电位差。从体表上记录这一微小的电位变化，即成体表心电图，常简称

为心电图。

正常心电图常表现如下：

（一）P 波

P 波为心房除极波。

1. 方向：Ⅰ、Ⅱ和 aVF 导联直立，aVR 导联倒置。

2. 时间：小于 0.11 s。

3. 电压：肢体导联小于 0.25 mV，胸导联小于 0.2 mV。

（二）P-R 间期

从 P 波的开始至 QRS 波开始前，代表窦性冲动自心房向心室传导。在正常心率时，正常值为 0.12~0.20 s。心率可以影响 P-R 间期。

（三）QRS 波

心室除极波是心电图中最重要的波。

1. 时间：成人为 0.06~0.10 s。

2. 各导联中的图形和电压：通常在Ⅱ导联和 V_4~V_6 导联中，QRS 波的主波向上，而在 aVR 导联和 V_1 导联中，QRS 波的主波向下。由于正常时也可能存在电轴的左偏或右偏，Ⅰ、Ⅲ、aVL 和 aVF 导联的 QRS 波主波可以随电轴的偏移而发生变化。胸导联中的 QRS 波极性，通常是由主波向下，逐渐转变成主波向上。

（四）ST 段

自 QRS 波的终点（J 点）至 T 波的开始，正常时位于等电位线，或轻微偏移。判断 ST 段偏移，常以 PR 段作为基线。正常 ST 段下移，在任何导联中应小于 0.05 mV；ST 段上移，在肢体导联和 V_4~V_6 导联应小于 0.1 mV，在 V_1~V_3 导联中应小于 0.3 mV。

（五）T 波

正常时，T 波在Ⅰ、Ⅱ和 V_3~V_6 导联是直立的，在 aVR 导联是倒置的。在其他肢体导联中，T 波可随 QRS 波的电轴改变而改变。V_1 导联 T 波也常倒置，但胸前导联 T 波均直立也是正常的。

（六）U 波

U 波是在 T 波后出现的低幅波。正常时，U 波的振幅应小于 0.1 mV，U 波的极性与 T 波相一致。

（七）Q-T 间期

自 QRS 波的开始，至 T 波的终点，代表左右心室除极和复极的总时间。Q-T 间期的时间随心率的改变而改变，心率慢，Q-T 间期长。QTc 间期是指心率在 60 次/min 时的 Q-T 间期。

（八）电轴

在额面，心室除极综合向量的方向称为电轴。在 0～90° 之间为电轴不偏，若小于 0°，为电轴左偏；若>90°，为电轴右偏。通常可以从 Ⅰ 和 Ⅲ 导联中 QRS 波的主波方向来估计电轴是否偏移。Ⅰ 和 Ⅲ 导联中 QRS 波主波均向上，电轴无偏移；Ⅰ 导联中 QRS 波主波向上，而Ⅲ导联中 QRS 波主波向下，电轴左偏；反之，Ⅰ 导联中 QRS 波主波向下，而Ⅲ导联中 QRS 波主波向上，电轴右偏。

二、超声心动图

（一）常规超声心动图

常规超声心动图包括 M 型超声心动图、二维超声心动图、脉冲波式多普勒、连续波式多普勒和彩色多普勒血流显像等五类。

1. M 型超声心动图

M 型超声心动图是最早应用的心脏超声检查技术，目前仍有重要价值。M 型超声主要观察取样线（声束）所通过的一条线上的心脏结构，而对心脏各结构的空间方位及周邻关系的认识判断较为困难。

2. 二维超声心动图

二维超声心动图是心脏超声诊断技术最重要的组成部分，检查时将探头置于胸骨旁、心尖、剑突下或胸骨上凹，采用相控阵或机械扇扫系统对心脏某一薄层进行快速扫描，然后将从多条声束线上返回的大量回声信号进行重构处理，按其空间位置排列成扇形的实时动态二维（平面）图像。

3. 频谱多普勒超声心动描记术

频谱多普勒是利用多普勒效应，也就是声源与目标之间的相对运动，从而导致声波频率发生变化的一种现象，进而对心脏大血管内的血液流动方向、部位、时相、速度以及持续时间和其他特征进行测定。

4. 彩色多普勒血流显像（CDFI）

CDFI 所采用的技术即二维脉冲波多普勒技术，它是利用脉冲波多普勒在二维显像的每条扫描线上进行多门选通，以记录到大量血流信息。该技术主要应用于：①异常血流的动态观察。②异常血流的快速检测。③对先天性心脏病进行检测。④对心瓣膜反流及瓣膜狭窄程度进行定性或者半定量估计。⑤对心动周期及血流变化的关系进行评价。⑥对频谱多普勒检查血流时的角度校正进行指导。⑦对脉冲波式及连续波式多普勒检查时的血流部位取样进行指导，从而使多普勒检查所需的时间缩短。

（二）经食管超声心动图

经食管超声心动图所采用的是与胃镜检查中使用的插入超声探头的方法相类似。该技术是通过使用高频超声探头，经食管及胃底部来观察心脏的结构与血流情况。该种技术的优点是在观察心脏结构与血流情况时，避开了肺部气体及胸壁组织的影响，进而使绝大多数的患者得到清晰的心脏和大血管图像。

该种技术主要应用于：①如胸廓畸形、肺气肿、肥胖等患者在常规经胸壁超声检查显像困难者。②如上腔静脉、左右肺静脉、左心耳及胸主动脉等经胸壁超声检查难以显示的位置。③如急性主动脉夹层、感染性心内膜炎等经胸壁超声检查所获得的信息有局限性的病种。④在心脏手术过程中的，对围手术期心脏功能的监测。但需要注意的是，经食管检查会对患者带来明显的不适感，并具有一定的危险性，所以在临床应用过程中，应在确切需要使用的情况下才考虑采用该技术。

（三）超声心动图新进展

随着超声新技术的不断发展，对超声心动图在临床诊断过程中的能力进一步提高，也使其大大拓展了在临床的应用范围，诸如对比超声心动图、组织多普勒显像、负荷超声心动图及三维超声心动图等新技术最有价值。此外，直线和曲线解剖 M 型、心肌组织定征、心肌应变率测定、经胸壁超声冠状动脉血流显像等技术也在随着时代的进步稳步发展。

三、磁共振（MRI）心脏成像

MRI 作为一种非创伤性手段，在心脏大血管疾病的诊断上应用始于 20 世纪 80 年代中期。仅针对心脏大血管病，MRI 的优点主要表现在五个方面：第一，无损伤，也不需使用造影剂，因此检查具有较高的安全性；第二，灵活性，无须改变患者的体位，即可获取任意角度的断层图像；第三，可以使心脏结构与心内血液形成鲜明的对比，这是因为血流通常表现为无信号或是低信号；第四，MRI 对于软组织来说，具有较高的分辨率，可以将心内膜、心肌及心包等软组织清晰地分辨出来；第五，通过运用心电门控，可动态观察处于心动周期中的不同时相的心肌情况。

由此可以看出，通过 MRI，可以对心脏的解剖生理及组织特征、心脏大血管的运动情况进行观察，并对心脏功能做出定量分析。随着超快速 MRI 技术的发展，特别是平面回波成像（EPI）的应用及发展，为快速、准确地对心功能和心肌灌注功能进行判断提供了可能。常用的 MRI 技术有以下几种：

（一）自旋回波技术（SE）

SE 主要是对血液流空效应的应用，又可称之为"黑血"技术，使心脏大血管腔内快速流动的血液出现无信号区，其与管壁形成鲜明的对比。在舒张期，因血流变慢，腔内可呈现出缓流信号，这一信号出现的决定性因素即为自旋相位及流入效应。除此之外，还与血流的方向、速度以及是否漏流、血细胞比容、磁场强度等有关系。

（二）电影磁共振成像（cine MRI）技术

该技术主要应用的是梯度回波技术，即应用较小的偏转角和重复时间（TR），优点是与 SE 相比，其成像时间有明显的缩短，该技术又可称为"白血"技术。

（三）磁共振血管成像（MRA）技术

MRA 包括相位对比法（PC）和时间飞跃法（TOF），前者是通过血液流动引起的相位偏移来对静态组织及流动的血液进行区分的，而后者是通过对血液流动相关的增强效应来进行区分的。此两种方式都有二维、三维两种显示模式。

（四）心肌组织标记技术

该技术通过跟踪心肌运动和变形客观评价心脏收缩和舒张时的室壁运动异常，可以客观显示局部心肌机械动力学有无畸形，可以鉴别血栓和缓流血液，可以观察药物治疗对局部心肌功能的影响。

（五）心肌灌注 MR 功能成像

目前心肌灌注 MR 功能成像主要采用造影剂团注首次通过法。

（六）冠状动脉 MRA

该技术可检测冠状动脉狭窄段。

第五节　心脏康复患者的营养问题基础

心脏康复的对象主要为心血管疾病患者及与心血管疾病相关疾病的患者，包含疾病起始、发生、发展、治疗和预后等各个阶段。膳食营养是影响心血管病的主要环境因素之一，不平衡膳食会增加心血管病发生的风险，合理科学的膳食可降低心血管疾病风险。心脏康复患者的营养问题主要包括营养过剩、营养不良、营养失衡等，涉及的营养因素包括总能量、脂肪（饱和脂肪和胆固醇）、维生素和矿物质等。

一、膳食结构

在心脑血管疾病的发生、发展过程中，膳食结构因素与其有着密切地联系。在日常生活中，膳食中的各种食物的数量及其在膳食中所占的比例称为膳食结构。在我国，居民常以植物性食物为主要的膳食结构类型，其次为动物性食物，但是，这种膳食结构在 20 世纪末已经有了潜移默化的改变，特别是在一些经济发达的省份和城市，人们的膳食结构逐渐转变为以动物性食物为主的趋势，具体表现为成倍增长的动物性食物以及逐渐下降的主食粮食的消费量。基于此，虽然人们的营养情况有了很大的改善，但是随之引发的心脑血管疾病问题危险因素也随之增高。

二、能量摄入超标引起的超重和肥胖

超重与肥胖在现代工业化国家越来越常见，评估指标包括体重、体脂率和体质指数。作为衡量人体发育和营养情况的基本指标——体重，其受遗传、年龄、性别、饮食、生活条件、健康及运动情况等诸多因素影响。

体脂率又称体脂百分数，它是指脂肪重量与人体总体重的百分比。体脂率常可反映在人体内的脂肪含量，正常情况下，男性的体脂率为15%～18%，女性体脂率为25%～28%。

通常情况下，体脂率应始终保持在正常的范围内，若其过高，体重高于正常值的20%以上者，可称之为肥胖。

BMI即指身体质量指数，是通过身高与体重的相对关系来反映营养与肥胖的指标。在我国，通常将BMI>28称为肥胖，具体公式如下：

$$BMI = 体重（kg）/身高^2（m^2）$$

三、脂肪酸摄入不合理

要在数量和质量上考虑不合理脂肪酸的摄入，尤其是摄入物的脂肪酸的组成造成的影响会很大。在日常生活中，如果每人每天摄入的脂肪量超过当天总能量的30%，将增加冠心病的发病率和死亡率。饱和脂肪酸的吸收越高，冠心病的发病率和死亡率越高。七国研究已经讨论了"脂肪摄入是一个风险因素"的问题，并得出结论，如果摄入更多的反式脂肪酸和少量的饱和脂肪酸，将增加患病风险，如果摄入的是非氢化多聚不饱和脂肪，单不饱和脂肪和橄榄油可以降低风险。

四、胆固醇摄入过多

除了各种脂肪酸外，类脂中过量摄入胆固醇会导致心血管疾病。膳食胆固醇越高，血脂越高，就增加了发生动脉粥样硬化和冠心病的可能性。如果摄入饱和脂肪酸和高胆固醇，血脂会显著增加，然而，如果使用不饱和脂肪酸代替饱和脂肪酸，则血脂生长不太明显。在正常情况下，人会出现高饱和脂肪酸和高胆固醇，因此胆固醇摄入量应该有限，每天不应超过300 mg。

五、糖类心脏康复

根据高脂血症的产生原因，可以分为脂肪引发的高脂血症和糖引发的高脂血症，这两种起因引发的高脂血症都会促进动脉粥样硬化高脂血症。近年来，国外许多大规模的临床流行病学研究表明，冠心病患者常常伴有葡萄糖代谢异常。在心肌梗死期间发生的高血糖可能在大多数时间持续存在并且可能由代谢紊乱引起。如果身体长时间处于高血糖的情况，血管的水平变化很大，糖基化产物会不断地作用于细胞的接收单元，引起促炎性胁迫和氧化,并且将伴随着氧化炎症因子而增加。

六、盐的摄入

长期过量的钠盐摄入是国际公认的高血压发病的主要危险因素之一,进而影响心血管发病率和死亡率。世界健康组织(WHO)推荐的人均食盐摄入量不超过 5 g,我国居民膳食指南里提出的是 6 g,而我国居民每日食盐摄入量平均为 10.6 g,有 72.6% 的居民的食盐量超过建议量。更糟糕的是,受访者对盐和健康的了解程度较低,60% 的人知道每天服用盐,但他们对如何控制盐知之甚少,超过七成的人在外面的饭店或餐馆吃饭时通常不会对食物的盐量做出要求,只有 17.7% 的人经常选择低盐食物。

七、心血管疾病新的危险因素——同型半胱氨酸

同型半胱氨酸是含硫的氨基酸,它是必需氨基酸甲硫氨酸分解的产物。叶酸、维生素 B_6 和维生素 B_{12} 水平及其摄入量越高,血浆同型半胱氨酸水平越低。70% 的高同型半胱氨酸血症患者血清水平和维生素 B 水平较低,95% 的叶酸缺乏和维生素 B_{12} 患者有较高的同型相关性。血浆同型半胱氨酸血浆可引起心血管疾病有以下几个原因:①促进血栓形成。②促进平滑肌细胞的扩散。③增加 LDL 诱导的动脉硬化。④增加氧化应激和氧自由基的水平。

🔒 第九章 心血管常用监护技术

随着现代医学基础理论研究的深入和临床医疗技术设备研究成果的广泛应用，专科监护技术在临床中得到了快速的发展。

第一节　血流动力学监测与护理

一、血压测量

血压是估计心血管功能的最常用方法，准确和及时监测血压，对于了解病情，指导心血管病的治疗，保障重危患者安全，降低死亡率具有重要意义，临床上将血压监测分为无创血压监测和有创血压监测。

（一）无创血压监测

1. 适应证

无创测血压是常规监测项目，对于低血压、休克患者应改为有创测压法。

（1）普通测压法：①指针显示法，用弹簧血压表测压，袖套充气使弹簧血压表指针上升，然后放气，指针逐渐下降，当出现第一次指针摆动时为收缩压（SBP），但舒张压（DBP）不易确定；②听诊法，袖套充气后放气，听到第一声搏动音即为 SBP，当搏动音突然变弱或消失时为 DBP。

（2）震荡测压法：用微型电动机使袖套自动充气，袖套内压高于 SBP，然后自动放气，当第 1 次动脉搏动的振荡信号通过袖套传到仪器内的传感器，经放大和微机处理，即可测得 SBP，振荡幅度达到峰值时为平均动脉压（MAP），袖套内压突然降低时为 DBP，本法可按需自动定时或手动测压，有脉率和血压显示（SBP、DBP、MAP）并可设定上下限报警。

2. 并发症

与袖带血压监测有关的并发症：①尺神经损伤，常见于袖套位置太低，压迫肘部尺神经；②肱二头肌间隙综合征、上臂水肿、局部瘀斑、压伤或水疱等；③输液受阻。

3. 注意事项

（1）袖带宽度要适当，袖套过大，血压偏低；袖套过小，血压偏高。成人袖带宽度一般应为上臂中部周径的 1/2，小儿袖带宽度应覆盖上臂长度 2/3。

（2）袖带应平整地缠于上臂中部，松紧以能放入一指为宜，袖带下缘应距肘窝 2~3 cm。

（3）测量血压前应保持患者安静，以确保测量的准确性。

（4）袖带放气速度不能太快，以免影响测量的准确性，一般以每秒 4 mmHg 左右的速度放气。

（5）偏瘫、肢体外伤或手术的患者测血压，应选择健侧肢体。

（6）袖套与接管连接紧密，防止漏气。

（7）长时间监测无创血压，应更换手臂，防止相关并发症的发生。

（8）血压表应定期校对，误差不可超过+3 mmHg。

（二）有创血压监测

1. 适应证

①严重创伤和多器官功能衰竭；②各类休克；③体外循环心脏直视手术；④大量出血患者手术；⑤低温麻醉和控制性降压；⑥严重高血压危重患者；⑦急性呼吸衰竭需经常做血气分析者；⑧嗜铬细胞瘤手术；⑨心肌梗死和心力衰竭抢救时；⑩无法用无创法测量血压的患者。

2. 方法

见动脉穿刺与动脉插管术的操作要点。

3. 常见有创血压波形及意义

正常动脉压力波形分为升支、降支和重搏波，升支表示心室快速射血进入主动脉，到顶峰为收缩压，正常值为 100~140 mmHg；降支表示血液经大动脉流向外周，当心室内压力低于主动脉时，主动脉瓣关闭与大动脉弹性回缩同时形成重搏波。之后动脉内压力继续下降至最低点，形成舒张压，正常值为 60~90 mmHg。

4. 并发症

①血栓形成与动脉栓塞；②动脉空气栓塞；③渗血、出血和血肿；④局部或全身感染。

5. 注意事项

（1）测压前先做零校正。将换能器接通大气，使压力基线定位于零点。

（2）将压力换能器置于第 4 肋间腋中线水平，即相当于心脏水平，低或高均可造成压力误差，应做好换能器和管道的固定。

（3）测压管道需保持通畅，不能有任何气泡或凝血块，用肝素盐水以 2 mL/h 的速度均匀输入。

（4）发现血块应及时抽出，严禁注入。

（5）测压管道不宜长于 100 cm，直径应大于 0.3 cm，质地须较硬，以防压力衰减。

（6）测压肢体末梢循环不良时，应及时更换测压部位。

二、中心静脉压测量

中心静脉压是指右心房与上下腔静脉交界处以远数厘米内大静脉的压力，反映右心房的充盈压力，表示右心能承受容量的能力，是心脏射血能力及静脉回心血量的综合反映。目前，中心静脉压监测在临床上广泛应用于评估血容量、前负荷及右心功能，已成为危重患者抢救治疗的方法之一。

1. 适应证

中心静脉穿刺插管不仅用于监测中心静脉压（CVP），还可以静脉输液、给药以及实施静脉高营养疗法，在紧急情况下还可插入肺动脉导管及经静脉放置起搏导管。临床监测中心静脉压适应证包括：①判断循环功能障碍是否因血容量不足引起；②鉴别心源性休克和低血容量性休克；③鉴别少尿或无尿的原因是血容量不足还是肾功能不全所致；④作为指导输液量和速度的参考指标；⑤体外循环心内直视手术等心脏大血管手术和其他重危患者常规监测。

2. 中心静脉压测定法

做中心静脉压测定前需先做中心静脉插管，然后将中心静脉导管与压力计相连接，方可测定中心静脉压。

简易的压力监测装置由一个简单的液体测压管及一个三通接头构成。患者血管内压力经过导管、三通接头连接到测压管上。打开三通,将测压管底部放置于患者右心房高度(腋中线),测压管刻度上读出的数字就是右心房压或中心静脉压。三通的另一端接输液装置,间歇输入每毫升含 2 U 的肝素盐水,防止导管内血液凝固。现代电子压力监测装置可将液体压力转变为电势变化显示于监护仪上,连续监测中心静脉压。

3. 并发症

(1)感染:中心静脉导管感染发病率为 2%~10%,病原菌中以革兰阴性杆菌为主,主要是由于携带了穿刺部位皮肤的细菌所致,因此操作者必须严格掌握无菌操作技术原则。

(2)心律失常:导管插入过深时,其顶端进入右房或右室,对心肌造成机械性刺激可诱发心律失常,应避免钢丝或导管插入过深。

(3)出血和血肿:穿刺时误伤动脉所致,在颈部可形成血肿,凝血机制不好或肝素化后的患者更易发生,一旦发生血肿,应做局部压迫,不要急于再穿刺。

(4)气胸和血胸:气胸主要发生在锁骨下静脉穿刺时,发生率较低。血胸多出现在插管后 1~7 d,患者常表现为突然出现的呼吸困难,胸片出现新的胸腔积液。导管的硬度、导管顶端在血管腔内的位置及穿刺部位是影响血管损伤的重要因素。为减少血管损伤,穿刺时应保持血管腔内的导管与血管壁平行。

(5)可损伤臂丛、膈神经、喉返神经和迷走神经等。损伤胸导管可并发乳糜胸。

(6)气栓:穿刺过程中、更换输液器、导管没有连接好或导管撤除后造成空气进入是造成空气栓塞的主要原因。空气栓塞常不易确诊,但却可以引起生命危险。当患者活动后突然发生不明原因的低氧血症或心血管系统衰竭应怀疑空气栓塞的可能。一旦发生应立即让患者左侧卧位,用导管将气泡从右室吸出。

(7)血栓形成和栓塞:导管引起的血栓在临床上很常见,血栓形成发生率高达 30%~80%,多见于长期置管和静脉高营养的患者。血栓的发生率与导管置留的时间有关,与穿刺的部位无关。

(8)血管和心脏穿孔:为少见的严重并发症,可发生血胸、纵隔血肿和心脏压塞,后者往往致死(死亡率高达 80%)。

4. 注意事项

(1)操作过程中应严格遵守无菌技术,预防感染。

(2)中心静脉置管操作过程中应持续 ECG 监测,发生心律失常时可将导管退出 1~2

cm。

（3）在穿刺过程中应给予吸氧，如发生呼吸困难，必须停止操作，并检查原因。

（4）为防止气栓发生，穿刺时应取头低位，避免深呼吸和咳嗽，导管接头脱开应立即挂上或暂时堵住，穿刺置管时应尽可能不使中心静脉与空气相通。

（5）测压时，应先将测压管和导管中的空气排尽，以免气泡进入管道内影响测压的准确性。

（6）除非有局部感染症状，勿常规使用抗菌软膏于穿刺部位。

5. 护理要点

（1）严格遵守无菌操作，每48小时更换敷料1次，更换敷料时，使用2~3支浸透消毒剂的棉签，由内向外做圆周状消毒，保证足够的消毒时间。皮肤消毒后，勿触摸穿刺部位，以防污染，

（2）使用无菌纱布或透明敷料覆盖穿刺部位，固定留置针，防止留置针不必要的移动。注意导管在体外的刻度，以确定其在体内的深度。

（3）防止穿刺部位遭受外源性的血液或体液的污染，当敷料变湿、脱落或弄脏时，应及时更换。

（4）应注意液体持续滴注和定期用肝素生理盐水冲洗，抽血后应立即冲洗，防止堵塞，如发生栓塞要立即拔管。

（5）注意压力及波形变化，严密观察心率、心律变化，注意心律失常的出现，及时准确地记录生命体征。若发生异常，准确判断患者的病情变化，及时报告医生进行处理。

（6）确保连接管牢固可靠，注意预防空气栓塞。

（7）每天在完整敷料表面触诊穿刺部位，检查有否触痛，如穿刺部位有触痛，患者出现无明显原因的发热，或有局部或血液感染的症状，应检查穿刺部位。

三、肺动脉压测量

肺动脉压监测是利用漂浮导管经外周静脉插入心脏右心系统和肺动脉进行心脏及肺血管压力以及心排血量等参数测定的方法，多年来在全世界被广泛地应用于危重患者的床边监护，为抢救危重患者的生命提供了有力的保障。

1. 适应证

①急性心肌梗死合并严重心力衰竭患者；②鉴别休克的原因；③心脏外科术后监护；④伴心血管疾患的其他各科危重患者；⑤观察药物对急、慢性心力衰竭治疗的血流动力学

效应。

2. 漂浮导管的置入方法

（1）肺动脉导管（Swan-Ganz 漂浮导管）的选择：常用的是四腔导管，成人一般用7.5 F，小儿用 4 F。从顶端开始每隔 10 cm 有一个黑色标记，用来判断插管的深度。每个导管有三个腔和一根金属线，第一腔通导管顶端，用于测量肺动脉压和抽取血标本，第二腔近端孔距离顶端 30 cm，用于测量右房压（RAP）或 CVP，并可在测量心排血量时供注射生理盐水用；第三腔开口于导管顶端的气囊，气囊的容积为 0.8~1.5 mL；距离导管顶端3.5~4.5 cm 处有一小的热敏电阻，金属线一端与它相连，另一端接上测定心排血量的计算机，用于测量心排血量。

（2）物品准备：具有压力监测功能的床旁监护仪、压力换能器、装有肝素生理盐水的冲洗系统、压力连接管及三通开关等；穿刺物品包括穿刺针、钢丝、扩张管、鞘管和消毒器械包等，检查漂浮导管气囊是否漏气，备好急救设备。

（3）患者的准备：向患者及家属做好解释工作，得到患者的充分信任，减少其思想压力以取得配合。根据穿刺部位做好皮肤准备，剃去毛发及清洁局部皮肤。常用的穿刺部位包括颈内静脉（首选途径）、锁骨下静脉、股静脉。

（4）导管的置入，临床上最常用的穿刺方法为经皮穿刺法，具体操作步骤如下：穿刺针进入选定的静脉后，放入导引钢丝，撤除穿刺针，通过钢丝将静脉扩张器插入静脉，拔除导引钢丝，再将鞘管沿扩张器插入静脉，拔除扩张器，将准备好的漂浮导管沿鞘管插入，插入漂浮导管之前应将气囊完全排空。送管过程中要动作轻柔，当导管进入血管中时，给气囊充气 1.2~1.5 mL，导管随着气囊的漂移前进，在监护仪上依次出现右房、右室、肺动脉及肺小动脉楔压的特征性波形。

3. 注意事项

（1）协助医生进行操作，严格执行无菌技术。

（2）为了获得准确的数据，应将压力管道中气体完全排除，保持换能器与人体腋中线第 4 肋间的位置处于同一水平。

（3）在导管置入过程中，密切监测心电图波形及心率、呼吸、血压等生命体征，一旦出现异常，应及时报告医生，给予处理。

（4）严密观察心脏与肺血管各部的压力变化，并准确记录。

（5）肺动脉压力波形需要连续监测以确保漂浮导管的正确位置。

（6）测量心排血量时应保持患者平卧位或头高足低位，在患者安静状态下进行测定。

每一测定至少要连续 3 次，取其平均值。每次测量的时间间隔要在 1 分钟以上。

（7）注入的液体一般是常温盐水或冰盐水，应在 4 秒内将液体快速均匀地注入右心房。在呼吸周期的不同时间注入液体，会改变心排血量的输出结果，因此注入液体应统一在呼吸末期进行，以减少心排血量的变化。

4. 并发症

（1）静脉损伤：多见于腋静脉或锁骨下静脉与腔静脉交界处，局部可发生血肿或静脉血栓。

（2）心律失常：由于肺动脉导管对心内膜的刺激，在血流动力学的监测过程中很容易发生心律失常，它主要发生在导管通过右室流出道或肺动脉瓣时，常见为室性期前收缩和短阵室速。一旦发生，应立即退出导管或预备临时心脏起搏器备用。持续性室性期前收缩或室性心动过速常预示导管在体内打结或扭曲。

（3）导管打结、扭曲：血流缓慢或心室腔扩大的患者是发生导管打结或扭曲的高危人群，当气囊充气小于 1.5 mL 时也易发生。导管缠绕心内结构可造成组织损伤。若已打结，则需在 X 线透视下操作使导管松解。

（4）肺动脉破裂、肺出血：肺动脉破裂是肺动脉导管所致的最严重的并发症，引发肺动脉破裂最常见的原因是气囊充气过少，使导管进入了远端肺小血管。高龄、肺动脉高压和接受抗凝治疗的患者肺动脉破裂的危险性较高。临床表现为患者突然出现咯鲜血而导致严重的大出血，其死亡率高达 50%。为了避免此并发症的发生，应减少气囊充气的频率，充气时应在监护仪上压力波形的指导下缓慢充气，如出现了楔压波形则应停止充气。

（5）气囊破裂：导管放置时间过久造成气囊老化，注入过量气体使气囊过度膨胀易造成气囊破裂。术前应仔细检查气囊，勿过量充气。

（6）血栓形成和栓塞：肺动脉导管在体内置留 1~2 小时就会在其表面产生血栓。在低心排血量、充血性心力衰竭及 DIC 患者，血栓的发生率较高。血栓形成后会阻塞静脉血回流到右心，还可引起肺栓塞。为了减少血栓的发生应使用肝素包裹的导管，定时用肝素生理盐水冲洗导管。

（7）感染：继发于肺动脉导管的感染可发生在局部穿刺组织，严重者导致败血症、细菌性心内膜炎，是目前导致患者死亡的主要原因。导管使用 72 小时以上感染发生的危险性会增加。为了预防感染要严格遵守各项无菌操作规程，加强护理，提高医生的技术水平。

5. 护理要点

（1）密切观察穿刺局部皮肤血液循环，伤口敷料视具体情况随时更换，预防静脉炎的发生。

（2）保持各管道通畅，肝素生理盐水每 2 小时冲洗导管端孔 1 次，若管腔已经堵塞，切不可用力推注，以免发生栓子脱落造成栓塞。如发生栓塞要立即拔管。

（3）注意导管在体外的刻度，以确定其在体内的深度，气囊充气时向前嵌入，放气后可退回原处。

（4）换能器由于受温度变化的影响会导致零点的漂移，监护仪本身也会发生零点改变，因此在每次测压前要再次调定零点。如果数据之间存在偏差，无论传感器的位置及周围环境温度是否发生变化，都要再次调定零点。

（5）注意各波形变化，若肺动脉压或右房压波形发生异常，应检查管腔是否堵塞。严密观察心率、心律变化，注意有无心律失常的出现，及时准确地记录生命体征，发现异常情况及时报告医生进行处理，减少各类并发症的发生。

第二节　心电监护

心电监护是指对被监护者进行持续或间断的心电监测。心电监护仪是监测危重患者各种生命体征的最重要的设备之一。心电监护仪通过全天对患者心电等项目的监测与分析，准确评估患者的生理状态，在参数超出某一范围时发出警报，提醒医护人员寻找原因，及时抢救患者，为临床诊断及救治提供了重要的参考指标。随着科技的不断进步与发展，心电监护仪在心脏科病房、老年病房、急诊科、ICU 及 CCU 等发挥着越来越大的作用。

一、心电监护仪的使用

（一）基本功能与结构

1. 显示、记录和打印心电图（ECG）波形和心率（HR）数字。

2. HR 报警上下限。

3. 图像冻结供仔细观察和分析。

4. 数小时到 24 小时以上的趋势显示和记录。较高级的心电监护仪尚可提供心律失常分析功能，如室性期前收缩次数报警和记录；S-T段分析，诊断心肌缺血；ECG与除颤起搏器相结合。

（二）心电监护仪的基本组成

1. 心电信号输入：心电信号输入分有线及无线两种方式。有线信号输入是通过导线直接将与患者皮肤接触电极的心电信号引入监护仪内，称为"有线监测"，是临床上最常用的方法。无线信号输入是将与患者皮肤接触电极的心电信号，通过学习导线引入一个小型携带式无线电心电信号发射装置盒，再通过无线电波将心电信号传到心电监护仪或中心监护站的接收器，通过解码、放大、还原为心电波，称为"遥控监测"。

2. 显示器：目前采用较多的是存储显示器，其特点是可以处理并储存信息。

3. 记录器：除简易的床旁监护仪不带记录器外，多数监护仪都带有记录装置。

4. 报警装置：最初的心电监护报警仅限于心率，由于电脑技术的推广应用，目前已能对某些心律失常进行报警，并能自动将心律失常进行分类，将心电图冻结、储存和记录。

5. 其他附属装置：由于电子技术的快速发展，心电监护仪已能根据临床的需要扩展他们的功能。包括呼吸频率及呼吸波形的监测、血氧饱和度的监测等。

（三）心电监护仪的种类

根据监护仪的功能和监测的目的不同，心电监护仪可以划分为不同的类型。

1. 中心监护仪，包括系统控制器、中心显示器、记录器三部分。系统控制器是核心部分，不仅控制床旁监护仪和中心监护仪之间的信号传输、交换过程，而且对中心显示器的显示状态进行调控。中心显示器集中显示床旁监护仪获取的波形和信号，包括心电、呼吸、血压等项目，记录器用于记录床旁与中心监护仪监测到的各种波形。中心监护仪集中监测床旁监护仪所获得的信息，当监测的项目超出或低于预设的范围时，能够发出中心报警信号。

2. 床旁监护仪，直接监测患者的生命体征等项目，对获得的信号进行处理、分析。①显示、记录，床旁监护仪能够持续以数字和图像的形式显示患者的心电、血压、呼吸等监测内容，随时打印出心电图形的记录；②计数用报警，床旁监护仪有设置各种监测项目上下限报警的装置，报警方式主要包括发声、指示灯和屏幕符号指示，可以自动计数心率、呼吸等，并在屏幕上显示；③图像冻结，当心电图波形出现异常时，床旁监护仪能够使其显示处于静止状态，供仔细观察和分析；④趋势显示、记录与分析，床旁监护仪能够显示、记录数小时至 24 小时的心率、血压等趋势图，并对其进行综合分析；⑤心律失常检测、分析，床旁心电监护仪配有心律失常自动分析装置，能对患者的心电进行自动分析，显示异常心律，提供报警。

3. 动态心电监护仪，①动态心电监护仪主要结构包括记录仪和分析仪两部分，前者由患者随身携带，属于小型心电图磁带记录仪，通过胸部皮肤电极 24 小时记录心电图波形，显示心脏不同负荷状态的心电图变化，有利于动态观察；后者为磁带回放扫描集编系统，可应用微机进行识别、分析。②临床应用：可长时间连续记录，能捕捉到常规心电图记录瞬间未出现的、间歇发生的心电现象，也能获得大量连贯性的心电图资料；记录时受检者活动不受限制；它是无创性检查方法，利于多次重复进行；能观察心绞痛自然发作的心电图变化过程。发现无症状的心肌缺血及心律失常；评价可能与心脏有关的各种症状（例如晕厥、胸闷、心悸、猝死等）；客观地评价抗心律失常药物的疗效，帮助选择药物；提供安装心脏起搏器的指征及评价和监测起搏器的功能。

4. 遥控心电监护仪，该监护仪采用遥控的方式，不需要用导线连接，遥控半径一般为 30 m。中心监护台可同时监护多个患者，患者身旁携带一个发射仪器，便于中心监护台的监护。遥控心电监护仪设有高限和低限心率报警装置，能够 24 小时回顾心率、心律、ST 段改变情况，可以自动检出心律失常，对危重患者进行心电监护及协助诊断。

二、监护项目

（一）心电监测

1. 心电图：心肌细胞去极和复极而产生的电信号变化是一种重要的参考指标，其表现形式为心电图，描记了心肌细胞的电生理活动。心脏活动时，心肌细胞产生的生物电信号，通过仪器将其记录下来的综合性曲线称心电图。通过监测心电图，观察各波形，分析各段有无可疑情况，以便及时进行 12 导联常规心电图检查，进行完整综合的判断，协助疾病诊断，指导心脏相关治疗的进行。

2. 心率：是监护患者的基本的指标之一。心率计数的方法分为平均计数和瞬时计数两种，平均计数是计算一定时间内（如 5 s 或 6 s）心跳的次数，然后推算出 1 min 心跳次数的方法；瞬时计数是计算两个相邻 QRS 波群的时间间隔，然后再除以 60 s 的方法。监护中通常使用瞬时心率。心率计数带有报警装置，监护时根据临床需要设定心率的上限、下限，当心率超过预置范围时，触发报警装置产生报警信号。

3. 心律：是监护患者的另一个最基本的指标。观察患者有无心律失常，具备心律失常分析程序的仪器可自动分析报警。

（二）呼吸

呼吸功能的监测主要包括呼吸的频率、节律，如观察有无潮式呼吸、呼吸暂停、浅慢呼吸，以维持患者良好的呼吸状态。

（三）血压

血压是手术后监护危重患者的重要项目之一，及时、准确地监测血压的动态变化，有助于判断患者体内血容量、心肌收缩力以及外周血管压力等病情变化。

（四）温度

患者的体温能够提供生理状态的重要信息。严重感染、创伤和大手术后，体温多有上升；临终患者体温常有下降。体温过高或过低均对疾病的防治不利，因此，危重患者及外科大手术后，体温作为常规监测项目之一，以便及时发现病情变化，采取有效措施。体温监测包括中心体温监测和外周体温监测两个方面，中心体温监测选择直肠、鼻咽部、食管等部位，外周体温监测的部位在指、趾。

（五）血氧饱和度

血氧饱和度即氧合血红蛋白总数的百分比，能够有效地反映血液中血红蛋白与氧结合的水平。通过对血氧饱和度的连续监测，不仅可以间接判断患者的供氧情况、及时发现有无低氧血症的发生，而且可以作为患者是否能够离开手术室以及脱离氧疗的一个参考指标。动脉血氧饱和度的正常值大于等于 0.95。当血氧饱和度为 0.85~0.90 时，患者可有轻度缺氧症状；当血氧饱和度小于 0.85 时，患者可出现严重的缺氧症状，应及时给予有效处理。

三、监测导联

危重患者在监护时往往需要监测心电图，作为判断病情的重要依据。监测导联需要选择能进行长期监护，而又不影响其他抢救措施进行和太多限制患者活动的导联体系，以胸导联较为适宜，因为胸导联信噪比高，引出信号大，肌电干扰小，不影响四肢活动，极化电位低，并且较稳定，电极可长时留置。胸壁综合监护导联有三个电极，既正电极"+"、负电极"–"和接地电极"G"，电极颜色多已正规化：黄色——正极，红色——负极，黑色——接地电极。

（一）综合 I 导联

正极置于左锁骨中点下缘，负极在右锁骨中点下缘，地线置于右侧胸大肌下方。其波形类似标准 I 导联，QRS 波的振幅较小。

（二）综合 II 导联

正极置于左腋前线第 4~6 肋间，负极在右锁骨中点下缘，地线置于右侧胸大肌下方。心电图波形与 V5 导联相似，波幅较大。

（三）综合 III 导联

正极置于左锁骨中线肋弓上缘，负极置于左锁骨中线中点下部。心电图波形类似于标准 III 导联。

（四）MCL_1 导联

正极置于胸骨右缘第 4 肋间，负板置于胸骨左缘第 2 肋间（改进的 CM_1 导联，负极置于左锁骨中线中点下部），地线放于右侧胸大肌下方。监测心律失常多选用 MCL_1 导联。

（五）CM_5 导联

正极放在左锁骨中线第 4 肋间或第 5 肋间，负极置于胸骨右缘第 2 肋间（改进的 CM_1 导联负极置于右锁骨中线中点下部），地线放于右侧胸大肌下方。监测急性心肌梗死、心绞痛多选用 CM_5 导联。

四、监测操作步骤

1. 物品准备：床边监护仪 1 台，监测导线 3~4 根，电极板 3~4 个，乙醇棉球等。
2. 监测前向患者说明监测的意义，以便消除患者的顾虑，取得患者合作。
3. 患者取高枕或半卧位。

4. 床边监测仪要先接好地线，再接电源线，然后打开监护仪电源开关。

5. 选好电极安放位置，并用乙醇棉球清洁该处皮肤。

6. 固定电极于选定的导联位置上，选择导联，调好心电监测基线振幅后即可监测。

7. 停机时，先向患者说明，取得合作后关机，断开电源。

五、监护电极常见故障

（一）肌电干扰

患者因紧张、寒冷引起的肌肉颤抖可造成肌电干扰，尤其当电极安放在胸壁肌肉较多的部位时易出现。

（二）基线漂移

可能原因为电极固定不良、患者活动或受呼吸的干扰。

（三）严重的交流电干扰

常见原因为电极脱落、导线断裂、导电糊干涸及电毯等机器的干扰等。心电图特点为基线上出现有规律、每秒 50~60 次的纤细波形。

（四）心电波形振幅低

可能原因为正负电极间距离太近，或两个电极之一正好放在心肌梗死部位的体表投影区。

六、注意事项

1. 放置电极前，应清洁局部皮肤，必要时刮去体毛。

2. 操作过程中要注意患者的保暖，定期观察患者粘贴电极片处的皮肤，监护时间超过 72 小时要更换电极位置，以防皮肤过久刺激而发生损伤。

3. 放置监护导联电极时，应避开电除颤及做常规心前区导联心电图的位置。

4. 应选择最佳的监护导联放置部位，QRS 波的振幅应足以触发心率计数。如有心房的电活动，要选择 P 波清晰的导联，通常是 Ⅱ 导联。

5. 监测者要注意力集中，随时注意监测变化，填好监测记录，发现病情变化要及时给予处理。

6. 心电监护仪上设有报警电路，监测时应正确设置上限及下限，当心率超过预设的上限或下限时，及时启动报警系统。

7. 通过连续心电监测可及时发现并记录心律失常，但不能用于诊断，对冠心病及疑有心律失常的患者应每日 1~2 次进行常规心电图记录并分析。

8. 密切观察心电图波形，注意避免各种干扰所致的伪差。

9. 对躁动患者，应当固定好电极和导线，避免电极脱位以及导线打折缠绕。

10. 每日定时回顾患者 24 小时心电监测情况，必要时记录。

第三节　电击除颤及护理

心脏电除颤又称心脏电复律，是指用高能电脉冲直接或经胸壁作用于心脏，治疗多种快速心律失常，使之转为窦性心律的方法。具体地说，用除颤器释放高能电脉冲，作用于胸壁，再通过心肌，人为使所有心肌纤维同时除极，异位心律也被消除，此时如心脏起搏传导系统中自律性最高的窦房结，能恢复其心脏起搏点的作用而控制心搏，即转复为窦性心律。电击除颤是心脏复苏最有效的手段。

一、适应证

1. 药物治疗无效的各种异位性快速心律失常心房颤动、心房扑动、室性心动过速、阵发性室上性心动过速。

2. 伴有血流动力学改变、性质不明或并发预激综合征的各种异位性快速心律失常。

二、禁忌证

1. 心脏明显扩大，心功能不全、年龄过高。

2. 心房颤动伴有完全性房室传导阻滞。

3. 洋地黄中毒引起的心房颤动，或心房颤动同时伴洋地黄中毒。

4. 心房颤动伴病态窦房结综合征。

5. 未纠正的电解质紊乱、未控制的甲状腺功能亢进、心肌的急性炎症。

6. 不能排除心房附壁血栓。

7. 不能耐受服用的抗心律失常药物。

8. 曾经有过多次电复律均不能维持窦性心律者。

三、操作方法

1. 患者平卧于绝缘的硬板床上，取掉义齿，检查并除去金属及导电物质，建立静脉通道（选择上肢血管），连接心电图机，确认患者存在的心律失常后，暴露前胸。

2. 连接电源，打开除颤器开关，并检查选择按钮处在的位置。如为室颤，则选择"非同步"，其他则用"同步"，连接电极板插头与除颤器插孔。

3. 涂导电糊于电极板上，不可涂于手柄上。将两只除颤板相互轻轻地摩擦将导电糊涂抹均匀或包上生理盐水纱布垫。

4. 选择电击部位。左右位：两电极板分别置于胸骨右缘第2~第3肋间及左侧心尖处。将标有 Sternum 的电极板放置在患者胸部右侧锁骨中线第2~3肋间，标有 Apex 的电极板放置在患者胸部左侧心尖处。前后位：两电击分别置于左肩胛下区及胸骨左缘第4肋间水平。两电极之间间距 10 cm 以上。

5. 按下"充电"按钮，将除颤器充电至所需水平（心室纤颤一般为 300 J，心房扑动为 50 J，如不成功可再调高）。

6. 放电除颤。两电极板紧压患者胸部，使电极板与皮肤紧密连接，用两拇指持续按压除颤手柄上的放电键迅速电除颤（电击前要确定非同步状态，警告所有在场人员离开患者；电击时，严禁接触患者、病床以及其他连在患者身上的任何设备，以免出现意外电击）。

7. 立即观察患者心电图，了解除颤是否成功并决定是否需要再次除颤。

8. 除颤完毕，关闭电源，用纱布擦净患者皮肤，擦净电极板，整理用物。

四、并发症及其预防

（一）心律失常

电复律后常见房性期前收缩、室性期前收缩、房室交界区性逸搏，多数属于暂时性，不必特殊处理。如窦房结功能低下，可出现窦性停搏、窦房阻滞或窦性心动过缓。部分患者可能出现房室传导阻滞。如持续时间长，可以静脉注射阿托品或静脉滴注异丙肾上腺素，必要时给予临时性心脏起搏。偶见频发室性期前收缩、二联律、短阵室性心动过速，一般在高能量电复律时，尤其是洋地黄过量者多见。静脉注射利多卡因可使之消失。极少数患者出现严重的室性心律失常，如持续性室性心动过速、心室扑动、心室颤动，可能见于洋地黄中毒、低血钾、酸中毒、对奎尼丁高敏者、心肌严重病变以及电复律除颤器的同步功能不良。一旦出现心室扑动或颤动，应立即给予非同步电复律，静脉注射利多卡因。为预防发生严重的室性心律失常，应严格掌握电复律的适应证，尽可能选用低能量，必要时预防性静脉使用利多卡因。

（二）心肌损伤

高能量的电复律可使心肌受到一定程度的损害，表现为血清心肌酶，如血清磷酸肌酸激酶（CPK）、血清乳酸脱氢酶（LDH）、血清天门冬氨酸氨基转移酶（AS），轻度升高，短暂的 QRS 波群增宽，局部导联的 ST 段上抬，T 波改变。一般历时短暂，持续数小时至数天。

（三）低血压

常见为暂时性轻度低血压，发生率约 3.1%，多见于高能量电复律，可能与心肌损害有关。一般不需要特殊处理，但应严密观察，一旦血压过低或持续不回升，可给予多巴胺或阿拉明静脉滴注。

（四）栓塞

发生率为 1%~3%，多发生于心房颤动持续时间较长、左心房显著扩大、二尖瓣狭窄、新近或反复栓塞病史、已置换人工二尖瓣或心力衰竭的患者，尤其多见于术前未接受抗凝治疗者。栓塞可发生在电复律 2 周以内，多见于复律后 24~48 小时。

（五）急性肺水肿

常在电复律后 1~3 小时发生，发生率约 3.0%，可能与左心房、左心室功能不良及肺栓塞有关。应立即按急性左心衰竭处理，给予强心、利尿、扩血管治疗。

（六）呼吸抑制

见于使用硫喷妥钠麻醉的患者，电复律后可有 1~2 分钟的呼吸抑制。应及时给予面罩加压吸氧及人工呼吸，并备用气管插管。

（七）皮肤灼伤

几乎见于所有的患者，可见局部红斑，严重者出现水疱。主要原因为电复律操作时电极板按压皮肤过紧，或导电糊过少。轻者一般不必特殊处理。

五、临床观察与护理

1. 密切观察心率、心律及心电图改变，发现异常及时报告医生给予处理。

2. 观察患者呼吸频率、深浅度及有无呼吸困难。

3. 注意倾听患者主诉，如胸痛、肢体疼痛、头痛、尿色改变等，观察有无血栓栓塞的发生。

4. 注意皮肤灼伤的护理。一旦发生皮肤灼伤，局部可用紫草油涂擦，并应保持局部干燥，防止感染发生。

第四节　心肺复苏与功能辅助技术

心肺复苏（CPR）是针对呼吸、心跳停止的患者所采取的抢救措施，即用心脏按压或其他方法形成暂时的人工循环，恢复心脏自主搏动和血液循环，用人工呼吸代替自主呼吸并恢复自主呼吸，达到恢复苏醒和挽救生命的目的。而复苏的最终目的是脑功能的恢复，心肺复苏又发展成心肺脑复苏（CPCR）。现代心肺脑复苏技术包括基本生命支持（BLS）、高级生命支持（ALS）、持续生命支持（PLS）三部分。

一、心肺复苏的病因

（一）心源性

是最常见的原因，主要是心脏有器质性的改变，如冠心病、心肌梗死、严重心律失常、心脏瓣膜病、心肌炎、复杂的先天性心脏畸形等，通常以严重的心律失常引起的最为常见。院外发生的心搏骤停多见于有多支冠状动脉病变且病变范围较广泛者，在院内发生者大多因冠心病突发心肌梗死而至泵衰竭。

（二）创伤

胸部挤压伤、触电、溺水、空气栓塞、严重窒息等。

（三）药物中毒

洋地黄、巴比妥、吗啡、酒石酸锑钾、有机磷农药中毒等。

（四）电解质紊乱

如高钾血症、低钾血症、严重脱水、酸中毒。

（五）反射性心跳停止

手术操作刺激气管、肺门、心包、腹腔，盆腔内脏器官的剧烈牵拉等均可诱发。

（六）各种麻醉时对心血管的抑制

全身麻醉过深直接抑制心肌，高位蛛网膜下腔阻滞或硬膜外麻醉时的全脊髓麻醉等。

（七）呼吸功能衰竭

严重的缺氧、二氧化碳蓄积可抑制心肌收缩力和心脏的正常传导，亦为常见的诱发因素。

二、心搏骤停的临床表现

（一）心搏骤停的临床征象

患者突然意识丧失，大动脉搏动消失，面色苍白或发绀，或出现不规则呼吸、喘息甚至呼吸停止。

（二）心搏骤停的心电图表现

1. 心搏完全停止：心室完全丧失活动而处于静止状态，心电图呈现直线或仅有心房波，发生率占心搏骤停开始时心律的 30%。

2. 心室纤颤：这是心搏骤停中最为常见的类型，发生率占心搏骤停开始时心律的

50%~60%，心电图表现为快速颤动波，此时心室有效收缩消失，心脏无排血。

3. 心电机械分离：心肌无明显机械性收缩，心电图可示宽而畸形、频率较慢、较为完整的 QRS 波群。占 6%~10%。

三、基础生命支持

基础生命支持即徒手（或初步）心肺复苏仍是国际心肺复苏指南中最需关注的重点。该阶段的主要目的是采用人工呼吸和人工循环，维持心、脑等重要器官的氧供和代谢，直至第二阶段给予医疗方面的进一步生命支持前，维持足够的通气和循环，因此它是一个"维持性行为"。目前公认在心跳和呼吸突然停止之后 4 分钟内即开始 BLS 可获得较高的复苏成功率。基本措施可归纳为 CAB 原则：C 指胸外按压，A 指开放气道，B 指人工呼吸。在各国急救医疗人员使用多年后，经过丰富和拓展已逐渐发展为 DRCAB 原则。DRCAB 原则中的 D 代表危险，是指在急救现场可能威胁急救人员、目击者和患者安全的任何事物，它包括整个现场，而不仅仅是患者周围发生的事情。R 代表患者的反应，由于创伤患者的特点，所以对创伤患者的危险评估显得尤为重要。

（一）快速识别和判断

1. 判断患者的反应和危险：急救人员必须在判断和避免各种现存的和潜在的危险之后，判断患者有无意识和反应。判断有无反应的方法为轻拍或摇动患者的肩部，并大声呼叫："喂，您怎么了？"如你认识患者，则最好直接呼喊其姓名，如无反应，也可用刺激的方法如用手指甲掐压患者的人中、合谷穴，严禁摇动患者头部，以免损伤颈椎。同时判断患者大动脉搏动是否存在，此时间不能超过 5~10 s。

2. 启动院前急救服务体系（EMS）：如果发现患者无任何反应，应立即使用电话或其他方式呼救，启动 EMS 系统。拨打急救电话启动 EMS 系统时，尽可能提供下列信息：①急救患者所处的具体位置；②急救患者正使用的电话号码；③发生什么事件；④需要救治的人数；⑤患者目前的情况；⑥已给予哪些急救措施处理。但对溺水、严重创伤、中毒及 8 岁以下儿童，应先徒手 CPR 5 次（大约 2 分钟）后再电话呼救，并由医生在电话里提供初步的救治指导。如果有多人在场，启动 EMS 与 CPR 应同时进行。

3. 将患者置于复苏体位：为提高心肺复苏的有效性，须使患者仰卧在坚固的平（地）面上，如果患者心搏骤停时处于俯卧位，则应将其翻转，且颈部应与躯干始终保持在同一个轴面上，将双上肢放置身体两侧，因这种体位更适于 CPR。如果患者有头颈部创伤或怀疑有颈部损伤，只有在绝对必要时才能移动患者。

（二）有效的人工循环

1. 心搏骤停的判断

应在进行人工呼吸之前开始胸外按压。通过从 30 次按压而不是 2 次通气开始心肺复苏，可以缩短开始第一次按压的延误时间。胸外按压 30 次，并进行 2 次人工呼吸，连续 5 个循环后检查大动脉搏动情况（不超过 10 秒）。如果没有循环征象，则再进行 5 个循环。

2. 胸外心脏按压

有效的胸外按压对徒手 CPR 来讲至关重要。它是通过有节律地按压胸骨的中下段以增加胸腔内的压力和直接挤压心脏维持血流，从而为脑和其他重要的脏器提供充足的氧供。尽管胸外心脏按压可使收缩压达到 60~80 mmHg，但由于舒张压很低，颈动脉平均压很少超过 40 mmHg。胸外按压产生的血流仅能提供少量的氧和基质，但这对脑和心肌组织来讲是至关重要的。

（1）胸外按压部位：胸骨中下段。抢救者以示指及中指沿患者肋弓处向中间滑移，在两侧肋弓交点处找到胸骨下切迹，该切迹上方 2 横指之上就是按压区。

推荐可以将双侧乳头连线的胸骨部位作为另一种定位方式，此部位定位容易，能使胸外心脏按压尽早实施。但是，对于女性患者却不一定能准确定位。

（2）胸外按压方法：为达到最佳的心肺复苏效果，患者应仰卧在硬板床或地板上，复苏者左手掌置于患者胸骨的中下 1/3 交界处，手指应向上翘起，右手掌压在左手背上，两手手指紧紧相扣，使手掌手指不触及胸壁和肋骨，双侧肘关节伸直，借助身体的重量和两臂肌肉力量，有节奏地垂直向下按压。胸外按压速率至少为每分钟 100 次。成人按压幅度至少为 5 cm；婴儿和儿童的按压幅度至少为胸部前后径的三分之一。按压用力要均匀，不可过猛。每次按压后必须完全解除压力，胸部回到正常位置，按压和放松所需时间相等，以便心脏舒张充盈。儿童胸外按压只用一只手掌，按压下陷大约为 5 cm，婴幼儿心脏位置较高，应按压胸骨中部，一般只用两拇指按压胸壁下陷大约为 4 cm，以防损伤肝脏。

（3）按压/通气比例：心搏骤停期间，冠状动脉压随按压时间延长而逐渐增高，进行 BLS 时，在稳定人工气道（如气管插管）建立之前无论是单人还是双人 CPR，按压/通气比都要求为 30∶2，即以每分钟至少 100 次按压频率按压 30 次后，给予 2 次人工呼吸，以后按压、通气循环往复，完成 5 个 30∶2 的按压/通气周期约 2 分钟。对于婴幼儿和儿童，2 人施救时还是按 15∶2 的按压/通气比例。在整个复苏过程中应尽可能避免延误和中断。

（4）按压时的注意事项包括：①按压力度要适中，过重易导致肋骨骨折，脏器撕裂，过轻则达不到预期效果；②在进行 CPR 时应强调胸外按压的连续性，因为不连续的胸外按压会降低冠状动脉的灌注压，而且，按压中断越频繁，中断的时间越长，冠状动脉的平均灌注压越低，此外，还可降低患者的生存率，降低心肺复苏后的心肌功能；③现场复苏者持续进行胸外按压直到实施自动体外除颤，或由专业人员接管 CPR 而不应停下来检查患者的循环体征或反应；④因抢救需要停止按压时，如进行气管插管或电除颤，胸外按压中断的时间不能超过 10 秒；⑤胸外按压 1 分钟，施救者就会感到疲乏，使胸外按压的有效性大打折扣，因此，如果有两个以上施救者在场，每 2 分钟（或按 30∶2 按压与通气比做 5 个循环）轮换一次是比较合理的，轮换的时间不超过 5 秒；⑥放松时手不宜离开患者胸骨按压的位置并避免冲击式按压。

（5）按压有效指标：扪及大动脉搏动；动脉血压维持在 60 mmHg 以上；口唇、甲床等皮肤、黏膜的颜色转为红润；瞳孔由大变小，有时出现对光反应；自主呼吸恢复。

（6）并发症：肋骨骨折、胸骨骨折、胸肋骨分离、气胸、血胸、肺挫伤、肝脾裂伤、脂肪栓塞等。

3. 胸内心脏按压法

胸外心脏按压时，患者的心排出量仅为开胸心脏按压的 50%，心、脑等重要脏器的血流灌注不足，因此最终仅 10%~14% 患者完全康复。开胸心脏按压可使冠状动脉血流达正常的 60%，脑血流量达正常的 50%，其长期存活率达 28%。但现代心肺复苏以"早期诊断、早期心肺复苏、早期电除颤及早期进一步治疗"这一存活链为指导，强调早期心脏按压和早期电除颤的重要性，因此除非开胸手术或下列情况下发生心搏骤停，我们主张都应采用胸外心脏按压法。

（1）胸内心脏按压的适应证：包括①胸部穿刺伤伴心搏骤停是直接开胸进行 CPR 的唯一绝对适应证；②心脏撕裂或穿孔，心脏压塞者以及腹腔内大出血者须行胸内挤压术；③严重脊柱和胸廓畸形患者；④心脏病变如室壁瘤、左心房黏液瘤、重度二尖瓣狭窄者；⑤胸部疾病如严重肺气肿、气胸、血胸者；⑥徒手 CPR10~15 分钟，最多不超过 20 分钟，若瞳孔仍散大，口唇、指甲不变红，大动脉虽有搏动，但无心脏跳动，或舒张压小于 40 mmHg，则应考虑立即开胸行胸内挤压术。

（2）胸内心脏按压方法：包括①迅速开胸：左胸前外侧切口，经第 4 肋间进胸（因心搏骤停，切口一般不会出血，所以开胸速度可以很快），进胸后先于心包外行单手心脏按压，若心脏逐渐充盈、复跳，则不必切开心包，否则，应当迅速于左侧膈神经前方 1 cm

处纵行切开心包，进行心脏按压；②准确按压：单手按压时拇指在前（右心室部），其余四指在后（左心室部），主要按压心室；双手按压时，术者立于患者左侧，右手掌放于左心室后，左手掌放于右心室前，或两手拇指在前，两手其余四指在后，进行有节律地心脏按压。按压频率为 80 次/min，每次按压后，应立即尽量将手放松以保证心脏充盈；③需用肾上腺素等 α 受体兴奋剂。

（3）胸内心脏按压时的注意事项包括：①做切口时，若有出血现象则提示心脏已复跳，不应再行开胸术；②按压时应随时观察和体会心肌的色泽和张力，注意室颤的变化情况，若心肌颜色逐渐转红，张力逐渐增加，由细颤转为粗颤，提示按压有效；③按压时不压心房，手指力量不作用于心脏的某一点，不用手指尖按压，以免损伤心室壁；④不使心脏扭转、移位、滑动，以免损伤心脏和大血管。

（三）保持呼吸道通畅

呼吸道通畅是重建呼吸的前提，是进行人工呼吸的先决条件。因此首先应保持呼吸道通畅，同时以耳靠近患者的口和鼻，以听或感觉是否有气流，并观察患者胸廓是否有起伏，以判断呼吸是否停止，此时间 5~10 秒，一般不超过 10 秒。气道操作必须迅速有效，并尽可能减少中断胸外按压。呼吸停止后引起的舌后坠是导致气道梗阻的最常见原因，其次是呼吸道内的分泌物、呕吐物或其他异物。因此在实施人工呼吸前必须清除呼吸道内的异物或分泌物，利用托下颌和（或）将头部后仰的方法消除因舌后坠引起的呼吸道梗阻。

1. 仰头举颏法（或仰头举颌法）：适用于无头颈部创伤的患者。抢救者一只手的小鱼际肌放置于患者的前额，用力往下压，使其头后仰，另一只手的示指、中指放在下颌骨下方，将颏部向上抬起。这样可以使已经后坠而抵达咽后壁的舌根与会厌软骨远离咽后壁，从而解除上呼吸道梗阻。这是一种最常用的开放呼吸道徒手操作法。但操作时应注意手指不要压迫下颌部软组织，以防呼吸道受压。

（2）双手抬颌法：适用于颈部有外伤者。抢救者位于患者头侧，双肘支持在患者仰卧平面上，双手紧推双下颌角，下颌上移，拇指牵引下唇，使口微张。因此法易使抢救者操作疲劳，也不易与人工呼吸相配合，故在一般情况下不予应用。但在操作过程中患者无需仰头，颈部不会过伸。因此，对于已经明确患者有颈部创伤或者怀疑有颈部创伤的情况下，这是最安全的开放气道的简单技术手法。

（3）仰头抬颈法：抢救者跪于患者头侧，一手置于患者前额使其头后仰，另一手放在颈后，托起颈部。注意不要过度伸展颈椎；有义齿须取出，以防松动的牙托堵塞呼吸道。

（四）有效的呼吸支持

在确定患者无呼吸后，应先立即吹气两次，每次 1 秒以进行呼吸支持，而且从发现患者到给予人工呼吸不可超过 20 秒。人工呼吸的方法很多，最常用的是口对口人工呼吸法。

1. 口对口人工呼吸：是最迅速最方便的通气方法。施救者用按于患者前额一手的拇指与示指捏紧鼻翼下端，吸气后用张开的口紧贴患者口唇周围用力向患者口内吹气。吹气要深而快，每次吹气量 700~1 000 mL（成人患者需要量），或每次吹气时观察患者胸部上抬即可；开始应连续两次吹气，每分钟 10~12 次；吹气时间 1 秒；每次吹气后，放开鼻孔待患者呼气，并吸入新鲜空气，准备下一次吹气，吹气和吸气间隔的时间是 1：2。吹气时应观察患者胸部有无起伏，有起伏者，人工呼吸有效，技术良好；无起伏者，口对口吹气无效，可能气道通畅不够、吹气不足或气道有阻塞，应重新开放气道或清除口腔异物。口对口吹气时，应注意每次吹气量不要过大，若超过 1 000 mL 可造成胃扩张；吹气时不要按压胸部，以免肺部受损伤或气体进入胃内；儿童肺活量较小，故吹气量和速度应视儿童体格大小而定，一般以胸廓上抬为准。

2. 口对鼻人工呼吸：适用于牙关紧闭、口腔严重损伤或颈部外伤者，救治溺水者亦最好应用口对鼻呼吸法。抢救者一手置于患者前额使其头后仰，另一手提起患者下颌并闭合口腔，深吸气后，用口与患者的鼻腔密封吹气，同时观察患者胸部有无起伏。呼气时应启开患者的口腔或分开双唇，有利于呼出气体。约每 5 秒吹气 1 次，相当于每分钟 12 次，最多可达 20 次。此法产生胃扩张的机会较少，但有鼻出血或鼻阻塞时不能使用。

3. 口对通气防护装置呼吸：尽管口对口人工呼吸安全可靠，但更多的心肺复苏者更愿意在进行人工呼吸时使用隔离装置以减少感染发生的危险性。目前的隔离装置有隔离通气面板和隔离面罩两种，隔离面罩有一个单向阀门，只允许施救者吹出的空气进入患者口腔内。有些面罩有氧气接口，以便口对面罩呼吸时为患者提供氧气，此时氧最低流量应控制在 10~12 L/min。

4. 简易呼吸囊通气法：如果心搏骤停发生在医院内或抢救现场有简易呼吸囊，则可采用加压人工呼吸法，即利用呼吸囊，通过面罩、气管插管或气管切开后的气管内套管进行加压人工呼吸，一次挤压 500~1000 mL 空气进入肺内。这不仅能保证呼吸道通畅和足够的通气量，且便于转运患者到医院或在医院内尽早使用呼吸机。

在人工呼吸和有效的心脏按压后 1~2 分钟内，仍无有效的自主心律，即进行心肺复苏的第二个阶段，即进一步生命支持阶段。

四、进一步生命支持

进一步生命支持是基础生命支持的继续，是借助于器械和设备、先进的复苏技术和知识以争取最佳疗效的复苏阶段。其目的是在加强人工呼吸和人工循环的基础上给予针对性的药物和电除颤，恢复心脏的自主搏动，进而改善自主循环。

（一）建立通畅的静脉通道

心搏骤停时，全身循环停顿，周围静脉塌陷，建立输液通道困难。一般取股静脉穿刺以补充血容量和注入抢救药物。如能从颈外或颈内静脉穿刺置入导管，效果更佳，因为急救药物可达中心静脉，起效迅速。如只能经外周静脉注药，应尽量穿刺近心的肘静脉而不用肢体远端静脉。ICU 内的患者首选平衡盐溶液而不主张使用含葡萄糖的液体，因为在心跳、呼吸恢复前给予葡萄糖会使其在无氧条件下生成酸性代谢产物，加重酸中毒。

（二）电除颤

由于心室颤动和（或）无脉搏性室性心动过速是心搏骤停最常见的原因，因此现代心肺复苏技术主张早期使用电除颤作为生命链内的重要手段。对心搏骤停患者除颤时间的早晚是决定其能否存活的关键，对于心室颤动患者，如能在意识丧失的 3~5 分钟内立即实行 CPR 及除颤，存活率是最高的。心室颤动后电除颤每延迟 1 分钟，其死亡率增加 7%~10%。当患者发生心搏骤停现场已经装备有自动体表电除颤器的情况下，应该立即对其进行电击除颤；当急救人员抢救无目击人在场的心搏骤停患者，或抢救从接警到抵达现场时间超过 5 分钟的因心室颤动或无脉搏性室性心动过速导致心搏骤停的患者时，在应用自动体外除颤器进行除颤前应先给予 5 个循环（或 2 分钟）的 CPR 治疗。胸外除颤时将一电极板放在右侧锁骨下胸骨右缘，另一电极板置于患者左侧第 5 肋间乳头外腋窝下，电极中心应该位于腋前线上。电极必须与皮肤紧密接触，涂以导电糊或应用盐水纱布，以免灼伤皮肤。初次电击后继续实施 CPR，5 组 30∶2（约 2 分钟）的 CPR 后再检查患者的心律。双相波除颤器首次除颤的能量为 150~200 J，单相波电击除颤成人首次电击能量为 360J。儿童首次除颤的推荐剂量为 2 J/kg，继续除颤能量为 4 J/kg。胸内除颤成人为 20~80J，小儿为 5~50J。除颤前如果心电图波形显示心室颤动为细颤（心室颤动波振幅小于 0.5 mV），则应该将其转变为对电击反应性较高的粗颤再进行除颤。其方法包括充分的供氧、有效的心脏按压与人工通气、静脉注射肾上腺素等，对于多次电击除颤均无明显效果的顽固性心室颤动，可静脉注射利多卡因或者胺碘酮后再行电击以提高除颤成功率。

（三）氧疗和呼吸支持

进行心肺复苏的患者中，约有90%的患者存在不同程度的呼吸道梗阻。徒手CPR时所采用的维持呼吸道通畅的方法虽然有效，但往往难以持久。放置口咽或鼻咽通气道更适用于自主呼吸恢复者。为了获得最佳的肺泡通气和供氧，或需要行机械通气治疗者，应进行气管内插管，因为它可保证通气，便于吸痰，保证吸入高浓度氧，准确控制潮气量，保证胃内容物、血液及口腔黏液不误吸入肺。但在插管操作时，人工呼吸支持停止时间应少于30秒，反复插管及插管失败都可影响心搏骤停复苏的预后。如果插管时间超过1分钟，必须调节通气和氧浓度。

如果患者有循环，插管中需要连续监测经皮血氧饱和度和心电图，气管插管完成后，应使头部保持中立位，并防止插管脱出。对于不适宜气管内插管者，可考虑施行气管切开术以保持呼吸道通畅。

（四）应用药物促进心肺复苏

现代心肺复苏技术自20世纪五六十年代诞生以来，虽然经过不断改进，但是其总体完全成功率仍然未能取得根本改变。其中大家一致公认的基础原因是心肺复苏操作所产生的心排出量太低，无法保证心、脑等重要脏器的最低需求。因此人们希望一方面通过提高心肺复苏操作所能产生的心排出量，另一方面利用有限的心排出量优先保证心、脑等重要脏器的血液供应，并增强这些组织细胞对缺血、缺氧的耐受能力。在这些希冀中，药物的应用起到了独特的作用并占有相当重要的地位。必须严格掌握用药的时机。强调心搏骤停期间复苏药物应该在脉搏与心律检查评估以后、除颤器充电进行中或者电除颤结束以后尽早给予，但是在使用药物时应尽量不间断心肺复苏的实施。由于心内注射引起的并发症较多，如张力性气胸、心脏压塞、心肌或冠状血管撕裂等，而在进行有效的胸外心脏按压时，静脉内或气管内给药的效果并不亚于心内给药者，因而首选给药途径是静脉给药。如已有中心静脉置管则应由中心静脉给药，如果没有中心静脉置管则应用肘静脉穿刺给药。

第五节　机械通气与管道护理

机械通气是用呼吸机进行人工呼吸的一种方法，用于自主呼吸和（或）氧合功能出现障碍的患者，是支持呼吸和循环功能及治疗呼吸衰竭的重要手段，近年来在急救、ICU、麻醉和呼吸治疗领域的应用越来越广泛。

一、适应证

1. 通气不足：因严重创伤、感染、中毒、溺水等造成通气障碍，当吸入 50% 氧而 PaO_2 仍低于 50 mmHg 或 $PaCO_2$ 高于 70 mmHg 为使用机械通气的指征。

2. 换气功能障碍：如急性呼吸窘迫综合征、肺水肿、肺栓塞等。

3. 严重胸廓损伤引起的呼吸功能不全。

4. 体外循环心内直视手术、开胸手术、胸腺手术后呼吸功能支持。

5. 呼吸机械活动障碍：如神经肌肉疾病、中枢神经功能障碍、骨骼肌疾病等。

6. 颅内高压需进行过度通气治疗时。

7. 麻醉和术中应用。

二、操作方法

（一）呼吸机与患者的连接

可通过鼻/面罩、气管插管、气管切开三种方式。短期使用机械通气，可选用气管插管，需要长期治疗者可选用气管切开。

（二）通气模式的选择

1. 控制通气（CMV）：指呼吸机完全代替患者的自主呼吸，是减少呼吸功的最好方式，包括容积控制通气和压力控制通气，主要用于自主呼吸微弱、无自主呼吸或呼吸肌麻痹的患者。

2. 辅助通气（AV）：在患者吸气用力时触发呼吸机送气，与 CMV 相比优点为机器能与患者呼吸同步。AV 依靠患者的触发来工作，如果患者自主呼吸停止，机器也不再送气，可造成危险。目前已不单独使用此模式。

3. 辅助-控制通气（A/C）：是将 AV 和 CMV 相结合而成的一种通气模式，机器可随患者自主呼吸变化进行两种模式转换，患者既能通过自主吸气触发呼吸机送气，又可消除因自主呼吸骤停造成的危险，保证了机械通气的安全性，A/C 模式是目前临床上常用的通气模式之一。

4. 间歇指令通气（IMV）及同步间歇指令通气（SIMV）：IMV 是指按预置频率给予 CMV，两次送气之间患者可以任意自主呼吸，但自主呼吸与指令通气不同步时可出现人机对抗。SIMV 是在 IMV 基础上的改进，自主呼吸产生的负压触发机器送气，保证机械呼吸与患者自主呼吸相同步。主要用于呼吸机撤离。

5. 压力支持通气（PSV）：患者自主呼吸触发呼吸机提供预设气道正压，帮助患者克服吸气阻力和扩张肺脏，但呼吸频率、吸气、呼气时间由患者自己调节。主要用于患者呼吸肌功能减弱、长期机械通气支持及呼吸机撤离。

6. 分钟指令通气（MMV）：呼吸机自动监测患者的每分通气量，若自主通气低于预设每分通气量，不足部分由呼吸机提供；若患者的自主通气大于或等于预设每分通气量，呼吸机停止送气。临床应用 MMV 主要是为了保证患者从控制通气到自主呼吸的平稳过渡，避免发生通气不足。

7. 压力调节容量控制通气（PRVCV）：在确保预设潮气量等参数的基础上，通气压力随着气道阻力和胸肺顺应性而改变，使气道压力尽可能降低，以减少容积伤。与 CMV 相比具有明显降低气压伤的作用，临床上可用于气道阻力增高、肺部各部分时间常数明显不同的患者。

8. 持续气道正压（CPAP）：呼吸机向气道提供持续气流而无主动送气，患者可自由呼吸，气道压维持在 CPAP 水平。其目的在于增加肺泡功能残气量，减少肺内液体渗出，防止肺泡萎陷，提高氧合能力，纠正低氧血症。CPAP 在临床上常用于治疗各种原因导致的低氧血症、肺不张、重症哮喘等。

（三）通气参数调节

1. 潮气量（VT）：正常人的生理潮气量为 $6\sim8$ mL/kg，在使用呼吸机时，考虑呼吸机管道的无效腔量及管道有一定顺应性，一般情况下呼吸机预设潮气量为 $10\sim12$ mL/kg。以往认为较大潮气量和较慢呼吸频率有利于肺泡扩张，减少呼吸功，但近来的观点更趋向于小潮气量，预设潮气量为 $6\sim8$ mL/kg，以降低呼吸机相关性肺损伤的发生率。最终要通过观察胸廓的起伏，听双肺呼吸音及血气分析结果来确定潮气量是否合适。

2. 呼吸频率（R）：呼吸频率应与潮气量相配合，以保证一定的每分通气量。其设置应根据原发病、患者自主呼吸强弱，治疗目的而定，一般为 $12\sim20$ 次/min，如采用 SIMV 方式，可随着自主呼吸的不断增强逐渐下调辅助频率。

3. 吸/呼比值（I∶E）：正常人 I∶E 为 $1∶1.5\sim1∶2$，增加 I∶E 使吸气时间延长，平

均气道压升高，有利肺泡内气体均匀分布，改善气体交换。在 ARDS 可使用较大 I：E，甚至采用反比通气（I：E>1）；对于有阻塞性肺部疾病的患者，如哮喘、肺气肿可采用较小的 I：E 如 1：2~1：3，延长呼气时间。

4. 氧浓度（FiO_2）：使用呼吸机时应根据疾病种类、严重程度、PaO_2 调试氧浓度，长期机械通气的患者 FiO_2<50%，FiO_2>70%超过 24 小时易致氧中毒。临床上在心肺复苏及吸痰前后可短期使用纯氧，必要使用时也以不超过 6 小时为宜。如 FiO_2 调至 60%低氧血症仍不改善，可加用 PEEP。原则是在保证氧饱和度的情况下，尽可能使用较低的 FiO_2。

5. 通气压力：通气压力的高低取决于胸肺顺应性、气道通畅程度及潮气量等因素。在使用压力切换型呼吸机时，应预设吸入峰压（PIP）。对无呼吸道疾病患者，其预设 PIP 为 10~20 cmH_2O；轻度顺应性改变为 20~25 cmH_2O；中度为 25~30 cmH_2O；重度为 30 cmH_2O 以上。原则是以最低通气压力获得最佳潮气量。

6. 呼气末正压（PEEP）：呼气末正压是指呼吸机在呼气相结束之前、气道压下降到预设值而提前关闭呼气阀，使整个呼吸周期维持气道正压水平，可预防肺泡塌陷，减少肺内分流，有助于纠正低氧血症。根据病情从低水平开始逐渐上调，待病情好转再逐渐下调。一般用 PEEP 为 3~5 cmH_2O，最大不超过 15 cmH_2O。

7. 同步触发灵敏度：主要有压力和流速触发两种机制。调节原则是在避免呼吸机发生自触发的前提下尽可能减小，一般置于 PEEP 之下 1~3 cmH_2O 或 1~3 Umin。

8. 叹息：机械通气中间给予 1.5~2 倍的潮气量以防止肺泡萎陷、减少肺不张、改善氧合。临床常用于长期卧床、咳嗽反射减弱、分泌物引流不畅的患者。

9. 报警参数的设置：报警参数的设置是安全使用呼吸机的重要保障，临床应给予足够的重视。一旦机器出现报警应进行积极观察与处理。最常用的报警参数有通气压力上下限及分钟通气量上下限报警。通气压力上下限通常设置在当时吸气峰压力和呼气相压力水平的±（5~10）cmH_2O，通气量上下限设置在当时分钟通气量的±20%~30%。

三、并发症

（一）与气管插管、套管有关的并发症

①导管进入一侧支气管；②导管阻塞；③气管黏膜坏死、出血；④导管脱出。

（二）与机器故障有关的并发症

①漏气；②接管脱落；③管道接错；④报警装置失灵。

（三） 与机械通气有关的并发症

①通气不足；②通气过度；③肺气压伤；④呼吸道感染；⑤氧中毒；⑥低血压。

四、注意事项

1. 应定期检查呼吸机各部件，以确保呼吸机处于良好工作状态以备用。

2. 备用时的呼吸机应放置在干燥通风处并盖好防尘罩。

3. 在使用期间，空气压缩机通风口的滤过器应每日清洗一次。

4. 严格规范操作，严禁违章开机或带故障工作，确保使用安全。

5. 在患者机械通气的过程中，应 24 小时专人监护，医护人员需熟练掌握呼吸机的使用及常见问题的处理。

6. 呼吸机使用后，对管道系统和主机应进行彻底的消毒，以防病原微生物的繁殖和生长。

五、护理措施

（一） 一般护理

1. 口腔护理：每日两次口腔护理，可减少口腔溃疡及口腔定植菌进入呼吸道。

2. 定时翻身：每 2~4 小时 1 次，翻身时用手掌叩拍患者背部促进排痰，病情允许时，给予半卧位。

3. 预防压疮：经常改变体位，避免局部长期受压，保持床单整洁，皮肤清洁干燥。

4. 预防泌尿系感染：保持导尿管通畅，每日 2 次会阴护理，定期检查尿常规及尿培养。

5. 加强饮食护理：给予高热量、高蛋白、高维生素易消化饮食。

6. 加强心理护理：患者在机械通气时不能进行交流，会产生焦虑恐惧情绪，因此在实施护理工作前应给以充分解释，用书写等形式让患者表达自己的需要。

（二） 呼吸机应用治疗中的护理

1. 建立治疗记录单，详细记录用机时间、机型、主要参数、患者状况和重要监护指标，每次调整参数均要记录。

2. 保持呼吸机与患者连接的密闭性，保持通气量的稳定。

3. 熟悉所用呼吸机的性能，随时检查机器运转情况，床边配备简易呼吸器及供氧装置，一旦机器出现故障可及时代替。

4. 保持气道通畅，掌握正确的吸痰方法。

①选择合适的吸痰管，吸痰管的外径不应超过气管导管内径的 1/2。

②检查吸痰装置是否完好，吸引负压应不超过 50 mmHg。

③进行纯氧膨肺，气道灌洗。

④阻断吸痰管负压，将吸痰管插入气管导管，达到气管导管末端时上提 0.5 cm 开放负压，旋转上提。

⑤吸痰动作轻柔、迅速，每次吸痰时间不超过 15 秒。

⑥严格无菌操作。

⑦吸痰后吸净口咽部分泌物。

⑧密切观察患者的病情变化。

5. 加强人工气道的湿化，呼吸机通过电热恒温蒸汽发生器对吸入的气体进行加温湿化，一般调节温度显示 35~38 ℃为宜。加温时应注意以下问题：

①在吸气管路上连接好测温探头，保证温度监测准确。

②调节呼吸机管道使接水瓶处于垂直状态。

③随时排除管路内积水，以避免增加气道阻力和影响潮气量。

④注意随时添加、调节湿化罐内蒸馏水，使其处于适宜水位。

⑤湿化罐内蒸馏水应每日更换，以防止院内感染的发生。

（三）加强气道和呼吸机管路的无菌管理，预防呼吸机相关性肺炎的发生

1. 避免污染管路的操作，定时更换湿化罐内无菌水，及时倾倒接水瓶中的积水。

2. 注意吸痰的无菌操作。

3. 注意手指、器具的接触感染。

4. 定期更换呼吸机管道。不同患者之间或同一患者使用超过 24 小时，要进行灭菌或高水平消毒处理。

5. 简易呼吸器，在不同患者间使用时，要进行灭菌或高水平消毒处理。

6. 接触有气管插管或气管切开患者前后要洗手。

7. 处理任何患者呼吸道分泌物或其污染的物品时，应戴手套。

第六节　简易呼吸器的应用

简易人工呼吸器又称加压给氧气囊（AMBU），它是进行人工通气的简易工具。

一、适应证

1. 用于窒息复苏，以达到人工通气的目的。

2. 危重患者抢救、转运以及呼吸机的过渡性急救器械。

二、操作方法与配合

1. 呼叫患者，准确判断患者病情，观察患者意识和呼吸。

2. 清除口、鼻、咽腔分泌物，开放气道，松解患者衣领裤带等。操作者站于患者头侧，使患者头后仰，托起下颌。

3. 准确连接简易呼吸器

连接面罩、呼吸囊和氧气，调节氧气流量 10 L/min（氧浓度为 40%~60%），使储气袋充盈。

4. 将面罩罩住患者口鼻，按紧不漏气。固定面罩手法正确（EC 手法），按压深度适宜（单手操作送气量 600~800 mL，双手操作送气量 800~1200 mL），按压频率正确（与胸外按压比率 2：30 或 8~10 次/min）。

5. 严密监测患者病情变化，及时报告医生。操作结束后，做好护理记录，整理用物。

6. 做好清洁消毒工作，检查呼吸器性能良好、标志清晰，备用。

三、简易呼吸器功能

1. 通过挤压储气囊打开位于患者端的单项唇瓣，气流通过面罩进入患者肺部。

2. 患者吸入气体后唇瓣关闭从而使患者排出的气体不能返回球囊中。呼出气流通过出气阀排出。

3. 当储气囊膨胀起来时，由于真空效应球体后端的单项进气阀会使氧气或新鲜空气进入储气囊。

4. 当氧气流量太高时，储气阀可释放多余的氧气；当氧气流量太低时，用吸入的空气补充氧气缺少的容量。

四、简易呼吸器功能检查

（一）检查单项唇瓣密闭性

将模拟肺连接在患者端的通气阀上，挤压和放松储气囊数次，使模拟肺充满气体。当挤压储气囊不再放松时，模拟肺内的压力应保持不变，直至放松挤压。由此来检查给患者供气的单项唇瓣是否漏气。

（二）检查整个装置密闭性

用拇指或手掌堵住患者端的通气阀，同时锁住压力释放阀（按下并转动转换钮将 Lock 指向患者端），然后用力挤压储气囊，以检查阀的安装是否正确及整个装置是否密闭。

（三）检查压力释放阀

打开压力释放阀（按下并转动转换钮将 40 cmH$_2$O 指向患者端）并重复以上挤压步骤。患者端的排气阀应在 3.9 kPa（40 cmH$_2$O）时打开，释放过多压力。

（四）患者气道开放方法

可采用平卧位充分抬高下颌的压额抬颌法，也可采用双颊抬举法即将双手按放在患者的双颊，以中指和示指顶住下颌角，在将其上举的同时以手腕用力将头后仰。

（五）固定面罩方法（EC 手法）

EC 手法便于将面罩紧密固定于患者脸上，并确保患者头部向上的位置，保持气道通畅。C 指拇指和示指呈"C"字形紧扣面罩；E 指中指、无名指和小指呈"E"字形提拉下颌。

五、注意事项

1. 通过挤压和释放储气囊中的气体来维持患者呼吸，要确认患者胸部因此上下起伏。

2. 如果在呼吸过程中阻力太大，应当清除口腔和咽喉的分泌物或异物，并确定患者气道是否充分开放。

3. 密切注意患者自主呼吸情况及生命体征变化。

4. 为保证呼吸过程中供给的氧浓度的相对恒定（最高可达到100%），应先连接氧气并使储氧袋充分充盈，再连接患者。

5. 每次使用前要检查压力释放的位置与功能，依患者情况合理选择输送气体压力。

6. 简易呼吸器使用后，应严格消毒。污垢处先用清水冲洗，各接口及外表用1%的含氯消毒剂擦拭消毒，氧气管用0.2%的含氯消毒剂浸泡30分钟。严禁将储气囊两头的接口拆除，以防漏气。

7. 简易呼吸器每周保养并检测1次。检查各部件是否齐全、有无老化、提接口有无松动、面罩气囊弹性是否适中，各阀门检查同上，干燥并单独放置，避免长期挤压或被利器扎破，保证能正常使用。

🔒 第十章 心力衰竭与心源性休克

心力衰竭是常见的临床综合征，是各种病因引起的心血管疾病的严重或终末阶段。它是指在静脉回流正常的情况下，不同病因引起的心脏舒缩功能障碍，使心排血量绝对或相对减少，不能满足机体组织代谢需要的一种病理生理状态。近 10 年来，随着对心力衰竭的病理生理、生化和分子生物学的深入研究，心力衰竭的病理概念和临床治疗有所改变。

休克是指各种原因，包括感染、出血、脱水、心力衰竭、过敏和严重创伤等强烈致病因素下，引起有效循环血量急剧减少，导致全身性微循环功能障碍，使脏器血流灌注不足，引起缺血、缺氧、代谢障碍及重要脏器细胞结构和功能损害，直至细胞死亡为特征的全身性病理生理综合征。

心源性休克则是心力衰竭的极期表现，由于心脏排血功能衰竭，不能维持最低限度的心排血量，导致血压下降，重要脏器和组织供血严重不足，引起全身性微循环功能障碍、多器官结构和功能损害为特征的病理生理综合征。

第一节　心力衰竭

心力衰竭患者几乎均有器官充血的症状，故又称之为充血性心力衰竭。充血性心力衰竭常伴有交感-肾上腺系统和肾素-血管紧张-醛固酮系统的活性增加，有效血容量增加和体液重新再分配。心力衰竭可分为无症状与有症状两个阶段。前者有心室功能障碍的客观证据（如左心室射血分数降低），但无典型充血性心力衰竭的症状，心功能尚属 NYHA Ⅰ级，是有症状心力衰竭的前期。据心功能不全发生的缓急，循环系统代偿程度的差别，临床分为急性心功能不全，慢性心功能不全和代偿性心功能不全。

泵衰竭主要是指严重的急性心肌炎、急性心肌梗死等心肌病变所致的心脏泵血功能急剧下降，急性左心衰竭，尤以心源性休克为主要表现。但随着时间的推移，泵衰竭可转变为充血性心力衰竭，后者也可因病情急剧恶化而出现泵衰竭征象。

多数情况下，心力衰竭是心肌收缩功能障碍引起的，故可认为是心肌衰竭。但在心肌功能正常的情况下，由于心脏负荷的突然增加或心室充盈不足，也可产生同样的症状。某些非心脏性原因如严重贫血、脚气病、甲状腺功能亢进、高原缺氧等，也可以导致循环衰竭症状的出现。

心力衰竭可分为收缩性心力衰竭与舒张性心力衰竭。前者系指因心脏收缩功能障碍致收缩期排空能力减弱而引起的心力衰竭，临床上以心脏扩大，收缩末期容积增大和射血分数降低为特点。后者系由于心室松弛缓慢（主动和被动）导致心室充盈降低，而代表收缩功能的左心室射血分数正常。常见于心肌肥厚心腔大小正常合并心率增快者。

一、病因

（一）基本病因

成人充血性心力衰竭的最常见的病因为冠状动脉粥样硬化性心脏病（冠心病）、高血压性心脏病、瓣膜病、心肌病和肺源性心脏病（肺心病）。其他较常见病因有心肌炎和先天性心脏病。较少见的易被忽视的病因有心包疾病、甲状腺功能亢进与减退、贫血、脚气病、动静脉瘘、心房黏液瘤和其他心脏肿瘤、结缔组织疾病、高原病及少见的内分泌病等。上述心力衰竭基本原因，可通过下列机制影响心功能引起心力衰竭。

1. 原发性心肌收缩力受损：包括心肌梗死、心肌炎症、变性或坏死，心肌缺氧或纤维化（如肺心病、心肌病等）、心肌的代谢与中毒性改变等。

2. 心室的压力负荷（后负荷）过重：肺及体循环高压，左、右心室流出道狭窄，主动脉或肺动脉瓣狭窄等，均能使心室收缩时阻力增高，后负荷加重，引起心肌舒缩功能减弱。

3. 心室的容量负荷（前负荷）过重：瓣膜关闭不全，心内或大血管间左至右分流等，使心室舒张期容量增加，前负荷加重。

4. 高动力性循环状态：主要发生于贫血，体循环动静脉瘘，甲状腺功能亢进，脚气病等，由于周围血管阻力降低，心排血量增多，心室容量负荷加重。

5. 心室前负荷不足、二尖瓣狭窄，心脏压塞和限制型心肌病等，引起心室充盈受限，体循环，肺循环充血。

（二）诱发因素

国内临床资料分析，89.8%的心力衰竭发作有诱发因素。常见的诱因如下：

1. 感染。呼吸道感染为最多，其次为风湿热。对于儿童风湿热则占首位。女性患者中泌尿道感染常见。亚急性感染性心膜炎也常因损害心瓣膜和心肌诱发心力衰竭。

2. 过度体力活动和情绪激动。

3. 钠盐摄入过多，输液（特别是含钠盐的液体）、输血过快和（或）过多。

4. 心律失常。特别是快速性心律失常，如伴有快速心室率的心房颤动（房颤）、心房扑动（房扑）。

5. 妊娠和分娩。

6. 治疗不当，如洋地黄过量或不足，利尿过度等。

7. 其他诱因，如出血和贫血、肺栓塞、室壁瘤、乳头肌功能不全等。

二、临床表现

（一）收缩性心力衰竭

1. 左侧心力衰竭

左侧心力衰竭可分为左心室衰竭和左心房衰竭。左心室衰竭多见于冠心病、主动脉瓣病变和二尖瓣关闭不全。急性肾小球肾炎和风湿性心脏病是儿童和少年患者左心室衰竭的常见病因。二尖瓣狭窄时，左心房压力明显增高，也有肺充血表现，但非左心室衰竭引起，因而称为左心房衰竭。

（1）症状

①呼吸困难是左侧心力衰竭最主要的症状。肺充血时肺组织水肿，气道阻力增加，肺泡弹性降低，吸入少量气体就使肺泡壁张力增高，引起反射性呼气开始，造成呼吸困难。

②倦怠，乏力：可能为心排血量低下的表现。

③陈-施呼吸（Cheyne-Stokes respiration）：见于严重心力衰竭，预后不良。呼吸有节律地由暂停逐渐增快，加深，再逐渐减慢、变浅，直到再停 30~60s 后呼吸再起，如此周而复始。发生机制是心力衰竭时脑部缺血和缺氧，呼吸中枢敏感性降低，二氧化碳潴留到一定量时方能兴奋呼吸中枢，使呼吸增快加深，随着二氧化碳的排出，呼吸中枢又逐渐转入抑制状态，呼吸又减弱直至暂停。脑缺氧严重的患者还可以伴有嗜睡、烦躁、神志错乱等精神症状。

（2）体征

基础心脏病的体征。表现为：

①左心室增大：心尖冲动向左下移位，心率增快，心尖区舒张期奔马律（在患者心率增快或左侧卧位并做深呼气时更容易听到），因左心室扩大形成相对性二尖瓣关闭不全，可在心尖区听到收缩期杂音。左心衰竭时，因肺循环阻力增加，肺动脉高压，肺动脉瓣区第二心音亢进。

②交替脉：脉搏强弱交替。轻度交替脉仅能在测血压时发现。

③肺部啰音：部分左侧心力衰竭患者在肺间质水肿阶段可无肺部啰音，肺充血只能通过 X 线检查发现。两侧肺底细湿啰音是左侧心力衰竭的重要体征之一。阵发性呼吸困难或急性肺水肿时可有粗大湿啰音，满布两肺，并可伴有哮鸣音。

④胸腔积液：左侧心力衰竭患者中约 25% 有胸腔积液。胸腔积液可局限于肺叶间，也可呈单侧或双侧胸腔积液。胸腔积液蛋白质含量高。心力衰竭好转后胸腔积液消退。

（3）X 线检查

肺静脉充盈期在 X 线检查时仅见肺上叶静脉扩张、下叶静脉较细，肺门血管阴影清晰。在肺间质水肿期可见肺门血管影增粗，模糊不清，肺血管分支扩张增粗，或肺叶间淋巴管扩张。在肺泡水肿阶段，开始可见密度增高的粟粒状阴影。左侧心力衰竭有时还可见到局限性肺叶间，单侧或双侧胸腔积液；慢性左侧心力衰竭患者还可有叶间胸膜增厚，心影可增大（左心室增大）。

2. 右侧心力衰竭

多由左侧心力衰竭引起。出现右侧心力衰竭后，由于右心室排血量减少，肺充血现象常有所减轻，呼吸困难亦随之减轻。单纯右侧心力衰竭多由急性或慢性肺心病引起。

（1）症状：主要由体循环淤血引起各脏器功能改变所致，如长期消化道淤血引起食欲缺乏、恶心，呕吐等；肾脏淤血引起尿量减少，夜尿多、蛋白尿和肾功能减退；肝淤血引起上腹饱胀，甚至剧烈腹痛，长期肝淤血可引起黄疸、心源性肝硬化。

（2）体征

基础心脏病的体征表现如下：

①心脏增大：以右心室增大为主者可伴有心前区抬举性搏动（胸骨左缘心脏搏动有力且持久）。心率增快，部分患者可在胸骨左缘相当于右心室表面处听到舒张早期奔马律。右心室明显扩大可形成功能性三尖瓣关闭不全，产生三尖瓣区收缩期杂音，吸气时杂音增强。

②静脉充盈：颈外静脉充盈为右侧心力衰竭的早期表现。半卧位或坐位时在锁骨上方见到颈外静脉充盈，或颈外静脉充盈最高点距离胸骨角水平 10cm 以上，都表示静脉压增

高（右侧较明显）。严重右侧心力衰竭静脉压显著升高时，手背静脉和其他浅静脉也充盈，并可见静脉搏动。

③肝大和压痛：出现较早，大多发生于皮下水肿之前。肝大剑突下较肋缘下明显，质地较软，具有充实饱满感，边缘有时扪不清，叩诊剑突下有浊音区，且有压痛。压迫肝脏时可见颈静脉充盈加剧。随着心力衰竭的好转或恶化，肝大可在短时期内减轻或增剧。右心衰突然加重时，肝脏急性淤血，肝小叶中央细胞坏死，引起肝脏急剧增大，右上腹与剑突下剧痛和明显压痛，黄疸，同时血清谷氨酸转氨酶显著升高，少数人甚至高达 1 000U以上。一旦心力衰竭改善，肝大和黄疸消退，血清谷氨酸转氨酶也在 1~2 周内恢复常。长期慢性右侧心力衰竭引起心源性肝硬化时，肝扪诊质地较硬，压痛可不明显，常伴黄疸，腹水及慢性肝功能损害。

④下垂性水肿：右侧心力衰竭早期水肿不明显，常在颈静脉充盈和肝大较明显后才出现。先有皮下水肿，体重增加，到一定程度后才引起凹陷性水肿。水肿最早出现在身体的下垂部位，起床活动者以脚、踝内侧和胫前较明显，仰卧者骶部、侧卧者卧侧肢体水肿显著。病情严重者可发展到全身水肿。

⑤胸腔积液和腹水：胸膜静脉回流至上腔静脉，支气管静脉和肺静脉，右侧心力衰竭时静脉压增高，可有双侧或单侧胸腔积液。双侧胸腔积液时，右侧量常较多，单侧胸腔积液也以右侧为多见，其原因不明。大量腹水多见于三尖瓣狭窄、三尖瓣下移和缩窄性多包炎，亦见于晚期心力衰竭和右心房球形血栓堵塞下腔静脉入口时。

⑥心包积液：少量心包积液在右侧心力衰竭或全心衰竭时不少见。常于超声心动图或尸检时发现，并不引起心脏压塞症状。

⑦发绀：长期右侧心力衰竭患者大多有紫绀，表现为面部毛细血管扩张，青紫和色素沉着。发绀是血供不足时组织摄取血氧相对增多，静脉血氧低下所致。

⑧晚期患者可有明显营养不良，消瘦，甚至恶病质。

（3）X 线检查

心影增大，上腔静脉增宽，右心房，右心室增大，可伴有双侧或单侧胸腔积液。

（二）舒张性心力衰竭

心脏泵血功能有赖于心室收缩排血与收缩后舒张再充盈。舒张性心力衰竭指心室收缩功能正常，但快速再充盈受限，导致心室充盈量减少和（或）充盈压增高，心搏量下降，从而引起的心力衰竭。大多由室壁肥厚和（或）僵硬度增高引起，心室增大可不明显。其主要病因为长期高血压，肥厚型心肌病，左心室流出道梗阻，冠心病、心肌梗死后左心室重构，限制型心肌病等。老年、糖尿病、急性右心室增大限制左心室充盈，心包疾病等也影响心室舒张。

1. 临床表现

舒张性心力衰竭的主要临床表现为肺淤血。早期可能通过增高心房压和（或）加强心房收缩来代偿，肺淤血症状不明显。但运动时心室充盈常不能相应加快，可有不同程度的运动耐力降低，严重者可表现为劳力性呼吸困难、阵发性夜间呼吸困难、端坐呼吸，甚至急性肺水肿。心率增快或发生心房颤动等室上性快速心律失常时，肺淤血表现加重。运动时心搏量过低可致晕厥。

2. X 线检查

心影大多不增大，可有不同程度肺淤血表现。

3. 超声心动图检查

日前大多采用多普勒超声心动图二尖瓣血流频谱间接测定心室舒张功能。观察指标包括等容舒张时间（IVRT），舒张早期充盈减速时间（DT），舒张早期和晚期充盈速度及其比值（E、A 和 E/A）。左心室心肌松弛减慢表现为 E 峰低，A 峰高，E/A 下降和 IVRT 延长。

（三）无症状心力衰竭

无症状心力衰竭又称无症状左心室功能障碍，目前研究较多的是心肌梗死后的无症状左心室收缩功能障碍。无症状左心室舒张功能障碍的资料罕见。无症状左心室功能障碍的定义为无典型充血心力衰竭症状，不需洋地黄或利尿剂治疗的，具有左心室功能障碍的客观证据（如左心室射血分数低于 40% 或 X 线提示轻度肺淤血），心功能属 NYHA Ⅰ 级。无症状左心室收缩功能障碍是有症状心力衰竭的前期，该阶段的持续时间长短不一，短则数周，长可达数年，受患者年龄，心脏大小，左心室射血分数、初始心肌受损病因的进展等因素影响。血管紧张素转换酶抑制剂（ACEI）治疗能明显减少和推迟有症状心力衰竭的发生。

三、诊断及并发症

典型的心力衰竭诊断并不困难。左侧心力衰竭的诊断依据为原有心脏病的体征和肺循环充血的表现。右侧心力衰竭的诊断依据为原有心脏病的体征和体循环淤血的表现，且患者大多有左侧心力衰竭的病史。

值得注意的是心力衰竭的早期诊断。早期心力衰竭患者症状可不明显，常能自由活动，坚持工作，劳力性气促和阵发性夜间呼吸困难是左侧心力衰竭的早期症状，但常不引起注意，并常因白天就诊时缺少阳性体征而被忽视，如不详细询问病史，仔细检查，未发现舒张期奔马律及 X 线典型表现，易被漏诊。颈静脉充盈和肝大是右侧心力衰竭的早期表现，易被忽视。心力衰竭的某些症状和体征也见于其他疾病。如劳力性气促可由阻塞性肺气肿，肺功能不全，肥胖或身体虚弱引起。夜间呼吸困难也可由支气管哮喘发作引起。肺底湿啰音可由慢性支气管炎，支气管扩张或肺炎引起。但心力衰竭引起的湿啰音大多为两侧对称性的，偶见于单侧或仅有哮鸣音。下肢水肿可由静脉曲张、静脉炎，肾脏或肝脏疾病、淋巴水肿等所致，还可在久坐或月经前后、妊娠后期发生。妇女原因不明性下肢水肿亦不少见。心力衰竭时可因长期卧床液体积聚在腰骶部而不发生下肢水肿。肝大可由肝炎、脂肪肝引起。颈静脉充盈可由肺气肿或纵隔、肿瘤压迫上腔静脉引起。胸腔积液可由胸膜结核、肿瘤和梗死引起；腹水也可由肝硬化、低蛋白血症，及腹膜结核、肿瘤引起。临床上应注意鉴别。

心力衰竭时常伴心脏扩大，但正常大小的心脏也可发生心力衰竭，如急性心肌梗死。肺气肿时心脏扩大可被掩盖。

可见，为了正确诊断心力衰竭，避免漏诊或误诊，必须详细询问病史，仔细检查，结合心脏病和心力衰竭的病状和体征，进行综合分析。

血流迟缓和长期卧床可导致下肢静脉栓形成，继而发生肺栓塞和肺梗死等并发症。此时可有胸痛、咯血、黄疸、心力衰竭加重甚至休克等表现。左、右心腔内附壁血栓可分别引起体动脉和肺动脉栓塞；体动脉栓塞可致脑、肾、脾、肠系膜梗死及上、下肢坏死。有卵圆孔未闭者，体循环静脉血栓脱落形成的栓子，有可能在到达右房后穿过未闭的卵圆孔到达左房，再经左心室进入体循环，形成所谓反常栓塞。长期卧床尤其是有肺水肿患者极易并发呼吸道感染。

四、防治

近年来对心力衰竭的防治有重大进展。评价疗效的方法除根据症状，血流动力学效应、运动耐量和生活质量的改善外，还增加了长期治疗的安全性、病死率、生存期、神经激素系统激活程度等指标。在防治的对策上日益强调预防心力衰竭的形成和发展的重要性。对无症状的和轻度有症状的心力衰竭，主张用 ACEI 治疗以改善预后；对重度有症状的心力衰竭宜用 ACEI 联合利尿剂和（或）地高辛治疗，以减轻症状，减少致残和延长生存期。钙拮抗剂可改善整个左心室的舒张功能，尤其是缺血性心脏病的左心室舒张功能。近两年 β 受体阻滞剂治疗心力衰竭的研究越来越受到重视。此类药物能改善左心室的舒张功能，降低病死率。

具体防治措施包括：

（一）病因防治

风湿性心瓣膜病在我国仍属慢性心力衰竭的常见病因。择期手术治疗风湿性心瓣膜病，有效地控制高血压以及积极防治冠状动脉病变与心肌缺血，消除心力衰竭的诱因如控制感染、避免体力过劳和精神应激等，可预防心力衰竭的发生。

（二）收缩性心力衰竭的治疗

1. 减轻心脏负荷

包括减少体力活动和精神应激。严重者宜绝对卧床休息，在心功能逐步改善过程中，适当下床活动，以免卧床休息过久并发静脉血栓形成或肺炎。此外，应注意解除精神负担，必要时给予小量镇静剂。

2. 限制钠摄入

限制日常饮食中的钠摄入量，每日量 2~5 g，忌食腌制食物。但应用利尿剂引起大量利尿时，钠盐限制不亦过严，以免发生低钠血症。

3. 利尿剂的应用

利尿剂通过抑制肾小管 Na^+ 重吸收或增加肾小球 Na^- 滤过，增进水，Na^+ 排出，从而降低心室充盈压，减轻肺循环和（或）体循环淤血，其疗效肯定，但对心力衰竭整体过程的影响（如生存率等）不明。长期应用利尿剂理论上可能产生下列不良作用：血浆肾素和醛固酮增高，导致低钾血症，降低糖耐量，导致高尿酸血症，高脂血症和室性心律失常。利尿剂属治疗心力衰竭伴水钠潴留的一线药物，大多与其他治疗药物（如地高辛、ACEI）联合应用。单纯舒张性心力衰竭者利尿剂宜慎用。急性心力衰竭伴肺水肿时，静脉推注袢利尿剂（呋塞米）是首选治疗，其静脉扩张作用可在利尿作用前出现，能迅速减轻前负荷与症状。

轻度钠潴留患者应用噻嗪类利尿剂常可获得满意疗效，中度以上钠潴留患者多需应用祥利尿剂。起始先试小剂量间断治疗。如每周 2~3 次，利尿效果不满意时，再增加剂量和（或）连续服用，病情减轻后间断给药。定期测量体重，及时发现隐性水肿，以调节利尿剂用量。连续利尿应注意预防低钾血症，可联用保钾利尿剂。

重度心力衰竭或伴肾功能不全的患者，宜选用祥利尿剂。注意大量利尿所致并发症。顽固性水肿大多联合应用利尿剂，如大剂量祥利尿剂和噻嗪类、保钾利尿剂联用。噻嗪类或祥利尿剂与 ACEI 联用，可减少利尿剂引起低钾血症和肾素–血管紧张素–醛固酮系统激活等不良反应，降低耐药性发生率。联用时应密切观察血压，血容量，肾功能与血电解质改变。

4. 正性肌力药物的应用

由于慢性心力衰竭患者心肌收缩性减弱，改善心肌收缩功能量被认为是心力衰竭的首要治疗。正性肌力药物能使心室功能曲线左上移，增加每搏做功；降低心室充盈压，从而使扩大的心脏缩小。虽然在增加心肌收缩的同时也增加心肌能量消耗，但扩大的心脏缩小后，其心肌氧耗和冠状动脉血供分别较心脏扩大时降低和改善，心肌能量供需的不平衡并不加重，甚至有所减轻。正性肌力药减轻症状，改善运动耐量和心功能分级的效果明显，但多中心随机对照慢性心力衰竭患者长期临床治疗试验结果表明，除洋地黄外，大多具有增高病死率与室性心律失常发生率的倾向。ACEI 在减轻症状，改善运动耐量和心功能分级方面效果显著，能降低病死率和病残率。

5. 血管扩张药的应用

扩血管药作为一类药物虽然都具有降低阻力或容量血管张力，减轻心室前和（或）后负荷，改善血流动力学和增加运动耐力的短期效应，但长期治疗对慢性心力衰竭患者病死率与心力衰竭恶化的影响有显著差别。

第一代 Ca^{2+} 通道阻滞剂可能增加心肌梗死后有症状心力衰竭患者的病死率，并致慢性收缩性心力衰竭患者的血流动力学与临床恶化。少数扩血管药降低慢性心力衰竭患者病死率的效应已经证实，如肼屈嗪和硝酸异山梨酯联用（H–N）治疗Ⅱ–Ⅲ级有症状心力衰竭患者，ACEI 单独治疗急性心肌梗死后无症状的左心室收缩功能障碍患者，以及 ACEI 与常规强心、利尿和其他扩血管药联用，长期治疗轻、中、重度慢性心力衰竭患者。H–N 与哌唑嗪比较，后者扩血管作用更明显，但不降低病死率。H–N 与 ACEI 比较，前者血流动力，运动耐力和左心室射血分数改善的效应明显，但降低病死率的作用反不如 ACEI。

上述结果表明 ACEI 的临床应用是心力衰竭治疗的重要进展。从预防和治疗双重角度出发，NYHA 各级心功能的左心室收缩性心力衰竭，不论有无症状均应选用 ACEI 长期治疗，除非有禁忌证（如低血压、肾功能不全）。

血管扩张药可按其作用机制分类：直接作用于血管平滑肌，如硝酸酯、肼屈嗪；肾上腺素能 α_1 受体阻滞剂，如哌唑嗪；ACEI，如卡托普利、依那普利；钙通道阻滞剂，如硝苯地平、维拉帕米。也可按其作用部位分类：作用于容量血管，如硝酸酯；作用于阻力血管，如肼屈嗪、钙通道阻滞剂；均衡作用于容量和阻力血管，如硝普钠、卡托普利、依那普利、哌唑嗪。

（三）舒张性心力衰竭的治疗

1. 病因治疗

有舒张功能障碍患者中91%为冠心病，其次为高血压性心脏病，主动脉瓣狭窄，肥厚型心肌病等。冠心病、急性心肌缺血引起的左心室舒张压增高，可被硝酸酯类药物缓解。β 受体阻剂及钙拮抗剂使心肌氧供需趋向平衡、改善舒张功能。对心肌梗死后纤维化所致的心肌及心室腔僵硬，应用 ACEI 可以减轻左心室负荷，从而防止心室扩张和肥厚。已形成心室肥厚的高血压性心脏病，可应用 β 受体阻滞剂及 ACEI，而不宜用肼屈嗪等单纯动脉扩张剂。心室肥厚者即使降低血压也难以短时间内改善心室舒张功能和心肌僵硬度。应早期治疗高血压以预防心室肥厚。主动脉瓣狭窄的患者出现呼吸困难时其收缩功能多数正常，行主动脉瓣置换术可改善舒张功能。肥厚型心肌病应用 β 受体阻滞剂能改善其舒张功能。钙拮抗剂维拉帕米，硫氮䓬酮等能改善不正常的钙代谢、减少局部心肌的不同步性，也可改善舒张功能，但如有梗阻，应避免使用硝苯地平，以免加重梗阻两端压力梯度。肺毛细血管楔压显著升高的患者也应慎用维拉帕米。

2. 维持心房收缩

已有舒张功能障碍的患者，心房收缩使左心室充盈的量占心排血量的30%~40%，如心房丧失收缩功能，可显著减少心排血量，因此，应尽可能纠正房颤或房扑，转复为窦性心律。

3. 减慢心率

减慢心率可延长舒张期，使心室充分舒张，降低左心室舒张压，尤其对心动过速者，可使用 β 受体阻滞剂。一般说，心率宜保持在 55~70 次/min。

4. 舒张性心力衰竭出现肺水肿的治疗

应用利尿剂及硝酸酯可减少回心血量及左心室容量，降低左心室舒张压及肺毛细管楔压。正性肌力药物对收缩功能正常的舒张性心力衰竭患者无论口服或静脉给药均无益处。

（四）难治性心力衰竭的治疗

症状持续且对各种治疗反应较差的充血性心力衰竭，称为难治性或顽固性心力衰竭。对难治性心力衰竭的治疗，重点应放在重新估价原有心脏病的诊断，明确有无使心力衰竭持续的心外因素和既往治疗是否合理。

1. 原有心脏病的诊断

对充血性心力衰竭的病因诊断重新评价。注意有无需进行外科手术或特殊内科治疗的病因，如严重瓣膜狭窄或关闭不全，心室流出道梗阻心房内球瓣样血栓或心房黏液瘤、缩窄性心包炎，左至右分流、伴一定程度肺动脉高压的动脉导管未闭、甲状腺功能亢进或减退、乳头肌功能不全、心室壁膨胀瘤、贫血、脚气病、风湿热和感染性心内膜炎等。

2. 引起心力衰竭的病理生理机制

分析影响心功能的四大因素（心肌收缩力、前负荷、后负荷、心率）中哪些因素为主，从而适当调整有关的治疗措施。

3. 使心力衰竭持续的心外因素

包括其他器官或系统的器质性疾病，如反复肺栓塞，慢性支气管和肺部疾病、甲状腺功能亢进或减退、各类贫血、泌尿道感染、肝或肾病、电解质紊乱、药物不良反应、过度体力活动。

4. 对既往治疗的评价

对过去减轻心脏负荷、增强心肌收缩力和减轻水钠潴留各方面的治疗措施和效果进行详细分析，其中较重要的是必须分析判断洋地黄剂量是否不足或过量。鉴别困难时可停用洋地黄，代之以其他正性肌力药物或血管扩张剂观察。利尿剂有引起低血容量和低血钾、低血钠的不良反应，三者均能影响心力衰竭的治疗效果，应给予适当调整。

第二节　心源性休克

一、概述

心源性休克比心力衰竭更为严重，一般心衰不伴有低血压，且缺血症状和微循环障碍亦较轻，心脏指数（Cardiac Index，CI）多在 2.2~2.5 L/（min·m²），但心源性休克 CI 常<2.0 L/（min·m²），且还伴有低血压和休克症状。引起心源性休克的病因很多，如各种原因造成心肌收缩力减弱、心室射血障碍、心室充盈障碍、严重心律失常、心脏直视手术后低排综合征等。

二、诊断步骤

（一）病史采集要点

1. 起病情况

心源性休克一般发生在大面积急性心肌梗死或多次心肌梗死的患者，80%在起病 24h 内发生，部分患者起病后即出现休克，临床上迅速出现心肌梗死和休克的双重症状。

2. 主要临床表现

根据心源性休克发生发展过程，大致可分为早、中、晚三期。

（1）休克早期：此期机体处于应激状态，患者表现为烦躁不安、恐惧，精神紧张，但神志清醒，面色和皮肤稍苍白或轻度发绀，肢端湿冷，大汗，心率增快，可伴恶心和呕吐，血压正常甚至可稍高于或低于正常，但脉压变小，尿量减少。

（2）休克中期：随着休克症状进一步加重，患者表情淡漠，反应迟钝，意识模糊或欠清，全身软弱无力，脉搏细速或不能扪及。心率>120 次/min，收缩压小于 8.0 mmHg，脉压小于 20 mmHg，面色苍白，发绀，皮肤湿冷甚至出现大理石样花纹。尿量<17 mL/h 或无尿。

（3）休克晚期：此期属于休克的难治期。可出现弥散性血管内凝血（DIC）和多器官功能衰竭的症状。前者可引起皮肤、黏膜甚至内脏的出血，后者则表现为急性肝、肾和脑等重要脏器功能障碍及衰竭的相应症状。

3. 既往病史

若发现可能致病的病因有较大意义。以急性心肌梗死为例，本病常发生在中老年人群，常有心前区剧痛，可持续数小时，可伴恶心和呕吐，大汗，严重心律失常和心功能不全病史，既往甚至因急性供血不足导致脑卒中等。少数患者有多次心肌梗死病史。

（二）体格检查要点

1. 一般情况

休克早期神志清楚，烦躁不安，中、晚期意识模糊甚至嗜睡昏迷，表情淡漠，反应迟钝。软弱无力。

2. 生命体征

血压正常，也可稍高于或低于正常，但脉压变小，中、晚期血压明显下降，收缩压小于 80 mmHg，甚至测不出，脉压小于 20 mmHg。脉搏细速或不能扪及，心率常超过 120 次/min。

3. 皮肤黏膜

面色苍白，口唇和肢端发绀，皮肤湿冷，当发展到弥散性血管内凝血（DIC）时，可有广泛皮肤、黏膜的瘀点和瘀斑。

4. 心脏体征

心浊音界轻到中度扩大，第 1 心音低钝，可有第 3 或第 4 心音奔马律，若并发乳头肌功能不全或是腱索断裂，在心尖区可出现粗糙的收缩期反流性杂音；并发室间隔穿孔者，在胸骨左缘第 3、第 4 肋间出现响亮的收缩期杂音，双肺底可闻及湿啰音。

5. 其他

当休克进展到重要器官功能障碍时，有相应的临床体征。

（三）门诊资料分析

1. 血常规

白细胞增多，一般在（10~20）×10^9/L，中性粒细胞增多，嗜酸性粒细胞减少或是消失。血细胞压积和血红蛋白增高常提示血液浓缩。并发 DIC 时，血小板进行性降低，出、凝血时间延长。

2. 尿常规和肾功能检查

尿量减少，可出现蛋白尿，红、白细胞和管型。并发急性肾衰竭时，尿比重先偏高后偏低，最后固定在 1.010~1.012，血尿素氮和肌酐增高，尿/血肌酐比值常降至 10，尿渗透压降低，使尿/血渗透压之比小于 1.5，尿/血尿素比值小于 15，尿钠可增高。

三、诊断对策

（一）诊断要点

急性心肌梗死合并心源性休克的诊断主要根据临床表现及实验室有关检查。凡确诊为急性心肌梗死时，下列情况需考虑心源性休克。

1. 非高血压患者收缩压小于 80 mmHg，或高血压患者血压下降超过 80 mmHg，收缩压小于 100 mmHg 持续 0.5 h 以上。

2. 出现周围循环衰竭的症状。皮肤湿冷、发绀、脉搏细弱或不能扪及，和高乳酸血症等。

3. 神志改变，出现意识模糊、嗜睡、烦躁不安或昏迷。

4. 尿量小于 20 mL/h。

5. 纠正引起心输出量和高血压下降的因素，如低血容量、心律失常、低氧血症等后休克仍存在。

6. 排除其他引起血压下降的原因，如严重心律失常、代谢性酸中毒、剧烈疼痛等。

（二）鉴别诊断要点

急性心肌梗死合并心源性休克应与下列疾病相鉴别。

1. 迷走神经亢进综合征

多见于急性下壁心肌梗死，因为下壁心肌梗死 80%～90% 为右冠脉根部闭塞，已发生窦房结缺血，从而导致迷走神经张力增高，出现心率下降、血压下降、面色苍白、大汗淋漓、恶心呕吐等一系列休克表现，往往静脉注射阿托品后得以治愈，阿托品无效时可以静脉点滴异丙肾上腺素。

2. 代偿性低血压

急性心肌梗死有 1/3～1/2 的患者发病后血压下降，但血压下降的同时并无末梢循环不足，也无少尿等休克症状，此种低血压不能按休克处理，注意观察血压即可。其发生的机制尚不清楚。

3. 低血容量性休克

患者由于呕吐，胆寒及不能进食，可以发生低血容量性休克，可以发生在发病的当时，但大多数发生在发病后 5～7 d。治疗以补充血容量为主，但应掌握好补液的量。

4. 心律失常引起的休克

阵发性室性心动过速常容易发生休克，此外心动过速和过缓均可引起休克，此时应按照心律失常处理。

5. 应用血管扩张药引起的低血压和休克应该按照相应情况酌情处理。

（三）临床类型

按休克的严重程度临床上可分为轻、中、重和极重度休克。

1. 轻度休克

表现为神志清楚，患者烦躁不安，面色苍白、口干、出汗、心率>100 次/min，脉速有力，四肢尚温暖，但肢体稍发绀、发凉，收缩压小于 80 mmHg，脉压小于 30 mmHg。

2. 中度休克

面色苍白，表情淡漠，四肢发冷，肢端发绀，收缩压在 60～80 mmHg，脉压小于 20 mmHg，尿量明显减少（小于 17 mL/h）。

3. 重度休克

神志欠清，意识模糊，反应迟钝，面色苍白，发绀，四肢厥冷，皮肤出现大理石样花纹改变，心率大于 120 次/min，心音低钝，脉细弱无力或稍加压后消失，收缩压降至 40～60 mmHg，尿量明显减少或者无尿。

4. 极重度休克

神志不清，昏迷，呼吸浅而不规则，口唇皮肤发绀，四肢厥冷，脉搏极弱或不能扪及，心音低钝或呈单音心律，收缩压小于 40 mmHg，无尿，可有广泛皮下黏膜，内脏出血，多器官功能障碍。

四、治疗对策

（一）治疗原则

急性心肌梗死并心源性休克的诊断一旦确立，其基本治疗原则如下：

1. 绝对卧床休息，立即吸氧，有效止痛，尽快建立静脉给药通道，尽可能迅速地进行心电监护和建立必要的血流动力学监测，留置尿管以观察尿量和加强支持治疗。

2. 如有低血容量状态，先扩充血容量，若并代谢性酸中毒，及时给予 5% 碳酸氢钠

150~300 mL，纠正水电解质和酸碱平衡紊乱，根据心功能和血流动力学监测资料，估计输液量和输液速度，一般情况下每日补液量控制在 1 500~2 000 mL。

3. 补足血容量后，若休克仍未纠正，应考虑血管活性药物，常用的有多巴胺、多巴酚丁胺、间羟胺、去甲肾上腺素、硝酸甘油和硝普钠等。

4. 尽量缩小心肌梗死范围，挽救濒死和严重缺血的心肌，这些措施包括静脉或冠脉内溶栓治疗，施行紧急 PTCA 和冠脉搭桥术。

5. 积极治疗并发症（如心律失常）和防止脑、肺、肝等重要器官衰竭，防止继发感染。

6. 药物治疗的同时或者药物无效时，有条件单位可采用机械性辅助循环，如主动脉内球囊反搏术，左室辅助泵或双室辅助泵等。

（二）治疗计划

1. 止痛

止痛首选吗啡，但应注意使用的禁忌证，此时可改用哌替啶。止痛剂的剂量应根据疼痛程度、病情及个体情况差异而定。剧痛者可用吗啡 3~5 mg 加于 5% 葡萄糖液 20~40 mL 缓慢静注，必要时 5~15 min 后重复上述剂量，有效后改为皮下或静脉滴注（500 mL 输液中加 5~10 mg）；哌替啶剂量为 25 mg 加于 5% 葡萄糖液 20~40 mL 缓慢静注。一般疼痛采用皮下注射吗啡 5~10 mg，哌替啶 50~100 mg，必要时 2~4h 后重复。在应用止痛剂的同时，可酌情使用镇静剂如地西泮，苯巴比妥等。

2. 供氧

常规吸氧，保持呼吸道通畅，建议使用 40% 浓度氧（流量约 5L 次/分），对重度缺氧者可提高到 60%。当面罩或鼻饲导管供氧效果不佳时，宜及时做气管插管或气管切开行人工机械辅助呼吸。

3. 补充血容量

休克患者通常都有血容量的绝对或相对不足，须迅速补充有效血容量。首选 6% 低分子右旋糖酐 250~500 mL 静脉滴注，扩容和改善微循环效果很好。还可选用 5% 葡萄糖生理盐水或平衡液 500 mL 静滴。补液时应尽量参照 PCWP 值（肺毛细血管楔压，简称肺毛压）。一般情况下急性心肌梗死并心源性休克 24h 输液量宜控制在 1 500~ 2000 mL。是否补液充足除根据 PCWP 值外，还可根据临床表现、颈静脉充盈度、血压、脉压、休克指数、尿量等指标综合分析。

4. 血管活性药物和正性肌力药物的应用

（1）血管活性药物：血管活性药物只在补充血容量基础上，血压仍不能提升或休克症状未见缓解时使用。紧急情况下，由于有效血容量难以一时补齐，可先用血管收缩药物暂时提升血压以保证重要器官的供血，一旦症状改善后迅速减量至停用。使用时必须及时纠正酸中毒，且剂量不宜过大，高血压患者收缩压维持在 100~120 mmHg，而无高血压患者则维持在 90~100 mmHg。根据血气分析及二氧化碳结合力等参数慎重补碱。常用药物可选多巴胺和间羟胺，剂量为 10~30 mg 加于 5%葡萄糖液 250 mL 内静滴。也可酌情使用其他血管扩张剂。

（2）正性肌力药物：上述治疗后休克仍控制不佳时，可考虑应用非洋地黄类正性肌力药物，至于洋地黄类强心剂，一般认为在心梗后 24 h 内，尤以 6 h 内应避免使用，因为洋地黄易诱发室性心律失常，早期患者对洋地黄耐受性差，不良反应大。常用药物：β 受体兴奋剂如多巴胺和多巴酚丁胺，二者均需静脉内给药，新合成的具有多巴胺和 β 受体兴奋作用的制剂多培沙明，其强心和抗心泵衰竭的作用较多巴胺和多巴酚丁胺更为有效；双异吡啶类如氨力农和咪利酮。

5. 肾上腺皮质激素

心源性休克时应用肾上腺皮质激素，目前尚无统一意见，多数学者认为急性心肌梗死并心源性休克应使用激素，且主张早期使用（休克 4~6 h 内），超过 9h 后往往无效。激素使用原则是大剂量短疗程，如氢化可的松 200~1 600 mg/d，或者地塞米松 20~100 mg，分 4~6 次静脉推注或滴注。用药 1~3 d，病情改善后迅速停药。注意不良反应和病情变化。

6. 新型抗休克药

（1）纳洛酮：首剂 0.4~0.8 mg 静注，必要时 2~4h 后再静注 0.4 mg，继而 1.2 mg 置于 500 mL 输液中静滴；

（2）1, 6-二磷酸果糖：10~30 g/d，分 2~3 次静滴，可连用 2~7 d。

7. 机械性辅助循环

主动脉内球囊反搏术，越早效果越好，该手段已成为紧急 PTCA 和冠脉搭桥术前、术中、术后维持循环的重要措施之一。

8. 病因治疗

病因治疗时心源性休克能否逆转的关键措施，以急性心肌梗死为例。

（1）急诊 PCI：在心源性休克中，急诊 PCI 完全再血管化可能挽救患者生命，该方法应当用于一切有条件开展该疗法的心导管室，尤其当存在溶栓治疗反指征或疗效不肯定（如老年患者）时。

（2）心源性休克 PCI：心源性休克是急性心肌梗死时 PCI 的重要应用指征之一，使患者的预后改善。常规治疗心源性休克时，死亡率高达 80%~100%。约 7.5% 急性心肌梗死患者在病情演变中发生心源性休克。以往用 PCI 治疗急性心肌梗死早期心源性休克使死亡率降低为 30%~55%（平均 45%）。

🔒 第十一章 高血压

高血压病，其特征为动脉血压持续升高，属于一种进行性"心血管综合征"，患有高血压病的患者时常还会发生其他危险因素、临床疾患。所以，应当进行综合干预。目前，高血压患病率已经呈现明显上升趋势，但很多人却常常忽视了高血压病，并没有意识到高血压已经作为一个"无声杀手"存在于日常生活中。

第一节　原发性高血压病

一、概述

（一）定义

原发性高血压或高血压病是指成年人（大于等于 18 岁）凡在未服用降血压药物情况下和在安静状态下，非同日血压至少测量 3 次，当体循环动脉收缩压大于等于 140 mmHg 和（或）舒张压大于等于 90 mmHg，称为血压增高。与此同时，常伴有脂肪和糖代谢紊乱以及心、脑、肾和视网膜等器官功能性或器质性改变为特征的全身性疾病。如果仅收缩压大于等于 140 mmHg，而舒张压不高者称为单纯收缩性高血压。同理，若舒张压大于等于 90 mmHg，而收缩压小于 140 mmHg，则称为舒张性高血压。

（二）病因

本病病因未完全阐明，目前认为是在一定的遗传基础上由于多种后天因素的作用，正常血压调节机制失代偿所致，以下因素可能与发病有关：

1. 遗传

高血压的发病有较明显的家族集聚性，双亲均有高血压的正常血压子女（儿童或少年）血浆去甲肾上腺素、多巴胺浓度明显较无高血压家族史的对照组高，以后发生高血压的比例亦高。国内调查发现，与无高血压家族史者比较，双亲一方有高血压者的高血压患病率高 1.5 倍，双亲均有高血压病者则高 2~3 倍，高血压病患者的亲生子女和收养子女虽然生活环境相同，但前者更易患高血压。动物实验已筛选出遗传性高血压大鼠株（SHR），分子遗传学研究已实验成功基因转移的高血压动物，上述资料均提示遗传因素的作用。

2. 饮食

（1）盐类

与高血压最密切相关的是 Na^+，人群平均血压水平与食盐摄入量有关，在摄盐较高的人群，减少每日摄入食盐量可使血压下降。高钠促使高血压发生可能是通过提高交感张力，增加外周血管阻力所致。饮食中 K^+、Ca^{2+} 摄入不足，Na^+/K^+ 比例升高时易患高血压，高 K^+ 高 Ca^{2+} 饮食可能降低高血压的发病率，动物实验也有类似的发现。我国不同年龄段人群食盐摄入量均较高，居民平均每日食盐摄入量为 12.1 g，远远超过 WHO 的建议；应将一般人群每日食盐限制在 6g 以下。

中国人群高血压流行特点：钠盐摄入量高，钾盐摄入不足，盐敏感性高血压居多。盐敏感的实质是个体对于盐负荷而导致血压升高的一种遗传易感体质。盐敏感被认为是由于肾小球的过滤能力减低和（或）肾小管钠再吸收的比率增加所导致。

盐敏感性：盐敏感性是高血压早期损害标志。盐敏感性已被美国 ASH 确立为高血压早期损害标志之一。

我国一般人群中盐敏感者占 15%~42%，而高血压人群中 50%~60% 为盐敏感者。有高血压家族史的成年人中盐敏感者为 65%，青少年中为 45%。黑种人、老年人、停经女性、糖尿病、肥胖和代谢综合征患者中盐敏感者比例较高。盐敏感性高血压是高血压的一种特殊类型，常见于老年人、黑种人，有糖尿病、肾疾病史者，交感激活状态以及高盐摄入地区的高血压患者，同时也是难治性高血压的重要原因之一。

（2）脂肪酸与氨基酸

降低脂肪摄入总量，增加不饱和脂肪酸成分，降低饱和脂肪酸比例可使人群平均血压下降。动物实验发现摄入含硫氨基酸的鱼类蛋白质可预防血压升高。

（3）饮酒

长期饮酒者高血压的患病率升高，而且与饮酒量成正比。可能与饮酒促使皮质激素、儿茶酚胺水平升高有关。

3. 职业、环境和气候

流行病学资料提示，从事高度集中注意力工作、长期精神紧张、长期受环境噪声及不良视觉刺激者易患高血压病。此外，气候寒冷地区冬季较长，人的血管容易收缩而导致血压升高，这也是我国北方地区高血压发病率比南方地区高的原因之一。

4. 其他

吸烟、肥胖和糖尿病患者高血压病患病率高。

（三）临床表现

高血压是多基因遗传因素与环境因素长期相互作用的结果，无论是男性还是女性，平均血压随年龄增长而增高，尤其是收缩压。流行病学研究已经证实，高血压本身不仅会造成心血管损害，而且当高血压患者合并有其他危险因素时更易引起或加重心血管损害，这些危险因素包括糖尿病、吸烟、高脂血症等。血压在同一水平上的高血压患者，合并危险因素越多，心血管系统并发症发生率也越高，说明危险因素之间存在着对心血管系统损害的协同作用。

高血压病根据起病和病情进展的缓急及病程的长短可分为两型，缓进型和急进型高血压，前者又称良性高血压，绝大部分患者属此型，后者又称恶性高血压，仅占高血压病患者的1%~5%。

1. 缓进型

高血压病多为中年后起病，有家族史者发病年龄可较轻。起病多数隐匿，病情发展慢，病程长。早期患者血压波动，血压时高时正常，为脆性高血压阶段，在劳累、精神紧张、情绪波动时易有血压升高，休息、去除上述因素后，血压常可降至正常。随着病情的发展，血压可逐渐升高并趋向持续性或波动幅度变小。患者的主观症状和血压升高的程度可不一致，约50%患者无明显症状，只是在体格检查或因其他疾病就医时才发现有高血压，少数患者则在发生心、脑、肾等器官的并发症时才明确高血压病的诊断。

患者可有头痛，多发在枕部，尤易发生在睡醒时，尚可有头晕、头胀、颈部板紧感、耳鸣、眼花、健忘、注意力不集中、失眠、烦闷、乏力、四肢麻木、心悸等。这些症状并非都是由高血压直接引起，部分是机体功能失调所致，无临床特异性。此外，尚可出现身体不同部位的反复出血，如眼结膜出血、鼻出血、月经过多，少数有咯血等。

（1）脑部表现：头痛、头晕和头胀是高血压病常见的神经系统症状，也可有头部沉重或颈项板紧感。高血压直接引起的头痛多发生在早晨，位于前额、枕部或颞部，可能是颅外颈动脉系统血管扩张，其脉搏振幅增高所致。这些患者舒张压多很高，经降压药物治疗后头痛可减轻。

高血压病脑血管并发症主要表现为脑血管意外，即脑卒中，可分为两大类：①缺血性脑卒中，其中有动脉粥样硬化血栓形成、腔隙梗死、栓塞、短暂性脑缺血和未定型等各种类型。②出血性脑卒中，有脑实质和蛛网膜下腔出血。

（2）心脏表现：血压长期升高增加了左心室的负担，左心室因代偿而逐渐肥厚，早期常呈向心性对称性肥厚，继之可出现心腔扩张，最终导致高血压性心脏病。近年来研究发现，高血压时心脏最先受影响的是左心室舒张期功能。左心室肥厚时舒张期顺应性下降，松弛和充盈功能受影响，若左心室舒张末压升高，左心房可有不同程度扩大，甚至可出现在临界高血压和左心室无肥厚时。与此同时，左心室的心肌间质已有胶原组织沉积和纤维组织形成，但此时患者可无明显临床症状。

出现临床症状的高血压性心脏病多发生在高血压病起病数年至10余年之后。在心功能代偿期，除有时感心悸外，其他心脏方面的症状可不明显。代偿功能失调时，则可出现左心衰竭症状，开始时在体力劳累、饱食和说话过多时发生气喘、心悸、咳嗽，以后呈阵发性的发作，常在夜间发生，并可有痰中带血等，严重时或血压骤然升高时可发生急性肺水肿，出现端坐呼吸，咳粉红色泡沫样痰，若不及时降压可危及生命。反复发作或持续的左心衰竭，可影响右心室功能而发展为全心衰竭，出现尿少、水肿等临床症状。在心脏未增大前，体检可无特殊发现，或仅有脉搏或心尖搏动较强有力，主动脉瓣区第二心音因主动脉舒张压升高而亢进。心脏增大后，体检可发现心界向左、向下扩大；心尖搏动强而有力，呈抬举样；心尖区和（或）主动脉瓣区可听到Ⅱ-Ⅲ级收缩期吹风样杂音。心尖区杂音是左心室扩大导致相对性二尖瓣关闭不全或二尖瓣乳头肌功能失调所致；主动脉瓣区杂音是主动脉扩张，导致相对性主动脉瓣狭窄所致。主动脉瓣区第二心音可因主动脉及瓣膜病变而呈金属音调，可有第四心音。心力衰竭时心率增快，出现发绀，心尖区可闻奔马律，肺动脉瓣区第二心音增强，肺底出现湿啰音，并可有交替脉；后期出现颈静脉怒张、肝大、下肢水肿、腹腔积液和发绀等全心衰竭征象。

（3）肾脏表现：肾血管病变的程度和血压升高的程度及病程密切相关。实际上，无控制的高血压病患者均有肾脏的病变，但在早期可无任何临床表现。随病程的进展可先出现蛋白尿，如无合并其他情况（如心力衰竭和糖尿病等），24 h尿蛋白总量很少超过1 g，控制高血压可减少尿蛋白。血尿多为显微镜血尿，少见有透明和颗粒管型。肾功能失代偿时，肾浓缩功能受损可出现多尿、夜尿、口渴、多饮等，尿比重逐渐降低，最后固定在

1.010左右，称等渗尿。当肾功能进一步减退时，尿量可减少，血中非蛋白氮、肌酐、尿素氮常增高，酚红排泄试验示排泄量明显减低，尿素廓清率或肌酐廓清率可明显低于正常，上述改变随肾脏病变的加重而加重，最终出现尿毒症。但是，在缓进型高血压病，患者在出现尿毒症前多数已死于心、脑血管并发症。此外，当高血压导致肾功能损害的同时，肾损害又可反过来加重血压升高，从而形成恶性循环。

2. 急进型高血压

在未经治疗的原发性高血压病患者中，约1%可发展成急进型高血压，发病较急骤，在发病前可有病程不一的缓进型高血压病史。男女比例约为3:1，多在青中年发病，近年来此型高血压已少见，可能与早期发现轻、中度高血压患者并得到及时有效的治疗有关。其表现基本上与缓进型高血压病相似，但与后者相比，临床症状如头痛等更为明显，具有病情严重、发展迅速、视网膜病变和肾功能很快衰竭等特点。血压显著升高，舒张压多持续在130~140 mmHg或更高。各种症状明显，小动脉纤维样坏死性病变进展迅速，常于数月至1~2年内出现严重的脑、心、肾损害，发生脑血管意外、心力衰竭和尿毒症。并常有视物模糊或失明，视网膜可发生出血、渗出及视盘水肿。血浆肾素活性增高，以肾脏损害最为显著，常出现持续蛋白尿，24 h尿蛋白可达3 g，伴有血尿和管型尿，最后多因尿毒症而死亡，但也可死于脑血管意外或心力衰竭。

3. 高血压危重症

（1）高血压危象：高血压病的进程中，如果全身小动脉发生暂时性强烈痉挛，周围血管阻力明显上升，致使血压急剧上升而出现一系列临床症状，称之为高血压危象。这是高血压病的急重症，可见于缓进型高血压各期和急进型高血压，血压改变以收缩压突然明显升高为主，舒张压也可升高，常在诱发因素作用下出现，如强烈的情绪变化、精神创伤、心身过劳、寒冷刺激和内分泌失调（如经期和绝经期）等。患者出现剧烈头痛、头晕、眩晕，亦可有恶心、呕吐、胸闷、心悸、气急、视物模糊、腹痛、尿频、尿少、排尿困难等症状。有的患者可伴随自主神经紊乱症状，如发热、口干、出汗、兴奋、皮肤潮红或面色苍白、手足发抖等；严重者，尤其在伴有靶器官病变时，可出现心绞痛、肺水肿、肾衰竭、高血压脑病等。发作时尿中出现少量蛋白和红细胞；血尿素氮、肌酐、肾上腺素、去甲肾上腺素可增加，血糖也可升高、眼底检查有小动脉痉挛，可伴有出血、渗出或视盘水肿。发作一般历时短暂，控制血压后，病情可迅速好转，但易复发。在有效降压药普遍应用的人群，此危象已很少发生。

（2）高血压脑病：急进型或严重的缓进型高血压病患者，尤其是伴有明显脑动脉硬化时，可出现脑部小动脉持久而明显的痉挛，继之发生被动性或强制性扩张，急性脑循环障碍导致脑水肿和颅内压增高而出现的一系列临床表现，称为高血压脑病。发病时常先有血压突然升高，收缩压、舒张压均可增高，以舒张压升高为主，患者出现剧烈头痛、头晕、恶心、呕吐、烦躁不安、脉搏多慢而有力，可有呼吸困难或减慢、视力障碍、黑蒙、抽搐、意识模糊甚至昏迷，也可出现暂时性偏瘫、失语、偏身感觉障碍等。检查可见视盘水肿，脑脊液压力增高、蛋白含量增高。发作短暂者历时数分钟，长者可数小时甚至数天。妊娠高血压综合征、肾小球肾炎、肾血管性高血压和嗜铬细胞瘤的患者，也可能发生高血压脑病。

4. 并发症

在我国，高血压病最常见的并发症是脑血管意外，其次是高血压性心脏病、心力衰竭，再次是肾衰竭。较少见但严重的并发症为主动脉夹层血肿。其起病常突然，迅速发生剧烈胸痛，向背或腹部放射，伴有主动脉分支堵塞现象时，使两上肢血压及脉搏有明显差别，严重者堵塞一侧，从颈动脉到股动脉的脉搏均消失，或下肢暂时性瘫痪或偏瘫。当累及主动脉根部时，患者可发生主动脉关闭不全。未受堵塞的动脉血压升高。主动脉夹层血肿可破裂入心包或胸膜腔，因心脏压塞而迅速死亡。胸部 X 线检查可见主动脉明显增宽。超声心动图、CT 或磁共振断层显像检查（MRI）可直接显示主动脉夹层及范围，甚至可发现破口。主动脉造影也可确立诊断。高血压合并下肢动脉粥样硬化时，可造成下肢疼痛、间歇性跛行。

二、诊断要点

（一）临床病史

1. 肾脏疾病家族史（多囊肾）。

2. 肾脏疾病、尿路感染、血尿、滥用镇痛药（肾实质性疾病）。

3. 药物：口服避孕药、甘草、甘珀酸、滴鼻药、可卡因、安非他明、类固醇、非甾体类抗炎药、促红细胞生长素、环胞素。

4. 阵发性出汗、头痛、焦虑、心悸（嗜铬细胞瘤）。

5. 阵发性肌无力和痉挛（醛固酮增多症）。

（二）体征

1. 库欣综合征面容。

2. 神经纤维瘤性皮肤斑（嗜铬细胞瘤）。

3. 触诊有肾增大（多囊肾）。

4. 听诊有腹部杂音（肾血管性高血压）。

5. 听诊有心前区或胸部杂音（主动脉缩窄或主动脉病）。

6. 股动脉搏动消失或胸部杂音（主动脉缩窄或主动脉病）。

7. 股动脉搏动消失或延迟、股动脉压降低（主动脉缩窄或主动脉病）。

（三）常规实验室及辅助检查

测定肾素、醛固酮、皮质激素和儿茶酚胺水平，动脉造影，肾和肾上腺超声，计算机辅助成像（CT），头部磁共振成像（MRI）等。

三、治疗

（一）高血压的非药物治疗

非药物治疗包括提倡健康生活方式，消除不利于心理和身体健康的行为和习惯，达到减少高血压以及其他心血管病的发病危险，适用于所有高血压患者。具体内容如下：

1. 减重

建议体重指数（kg/m^2）应控制在 24 以下。减重对健康的利益是巨大的，如人群中平均体重下降 5~10 kg，收缩压可下降 5~20 mmHg。高血压患者体重减少 10%，则可使胰岛素抵抗、糖尿病、高脂血症和左心室肥厚改善。减重的方法一方面是减少总热量的摄入，强调少脂肪并限制过多糖类的摄入；另一方面则需增加体育锻炼，如跑步、太极拳、健美操等。在减重过程中还需积极控制其他危险因素，老年高血压则需严格限盐等。减重的速度可因人而异，但首次减重最好达到减重 5 kg 以增强减重信心，减肥可提高整体健康水平，减少包括癌症在内的许多慢性病，关键是"吃饭适量，活动适度"。

2. 采用合理膳食

根据我国情况对改善膳食结构预防高血压提出以下建议：①减少钠盐，WHO 建议每人每日食盐量不超过 6 g。我国膳食中约 80% 的钠来自烹调或含盐高的腌制品，因此，限盐首先要减少烹调用盐及含盐高的调料，少食各种咸菜及盐腌食品。如果北方居民减少日常用盐的一半，南方居民减少 1/3，则基本接近 WHO 建议。②减少脂肪摄入，补充适量优质蛋白质。建议改善饮食结构，减少含脂肪高的猪肉，增加含蛋白质较高而脂肪较少的禽类及鱼类。蛋白质占总热量 15%左右，动物蛋白占总蛋白质 20%。蛋白质质量依次为：奶、蛋；鱼、虾；鸡、鸭；猪、牛、羊肉；植物蛋白，其中豆类最好。③注意补充钾和钙。④多吃蔬菜和水果，研究证明增加蔬菜或水果摄入，减少脂肪摄入可使 SBP 和 DBP 有所下降。素食者比肉食者有较低的血压，其降压的作用可能基于水果、蔬菜、食物纤维和低脂肪的综合作用。⑤限制饮酒，尽管有研究表明非常少量饮酒可能减少冠心病发病的危险，但是饮酒和血压水平及高血压患病率之间却呈线性相关，大量饮酒可诱发心脑血管事件发作。因此不提倡用少量饮酒预防冠心病，提倡高血压患者应戒酒，因饮酒可增加服用降压药物的抗性。如饮酒，建议每日饮酒量应为少量。男性饮酒量：葡萄酒小于 100～150 mL（相当于 100～150 g），或啤酒小于 250～500 mL（250～500g），或白酒小于 25～50 mL（25～50 g）；女性则减半量，孕妇不饮酒。不提倡饮高度烈性酒，WHO 对酒的新建议是越少越好。

3. 增加体力活动

每个参加运动的人特别是中老年人和高血压患者在运动前最好了解一下自己的身体状况，以决定自己的运动种类、强度、频度和持续运动时间。对中老年人应包括有氧、伸展及增强肌力练习三类，具体项目可选择步行、慢跑、太极拳、门球、气功等。运动强度必须因人而异，按科学锻炼的要求，常用运动强度指标可用运动时最大心率达到 180（或 170）减去年龄，如 50 岁的人运动心率为 120～130/min，如果求精确则采用最大心率的 60%～85%作为运动适宜心率，需在医师指导下进行。运动频率一般要求每周 3～5 次，每次持续 20～60 min 即可，可根据运动者身体状况和所选择的运动种类以及气候条件等而定。

4. 减轻精神压力保持平衡心态

长期精神压力和心情抑郁是引起高血压和其他一些慢性病的重要原因之一，对于高血压患者，这种精神状态常使他们较少采用健康的生活方式，如酗酒、吸烟等，并降低对抗高血压治疗的依从性。对有精神压力和心理不平衡的人，应减轻精神压力和改变心态，要正确对待自己、他人和社会，积极参加社会和集体活动。

5. 戒烟

对高血压患者来说戒烟也是重要的，虽然尼古丁只使血压一过性升高，但它降低服药的依从性并增加降压药物的剂量。吸烟可造成血管内皮损伤，它是导致心血管事件的重要独立危险因素之一，因此必须提倡全民戒烟。

（二）高血压的药物治疗

1. 降压药物治疗原则

（1）小剂量：初始治疗时通常应采用较小的有效剂量以获得可能有的疗效而使不良反应最小，如有效而不满意，可逐步增加剂量以获得最佳疗效。

（2）尽量应用长效制剂：为了有效地防止靶器官损害，要求每天 24 h 内血压稳定于目标范围内，如此可以防止从夜间较低血压到清晨血压突然升高而致猝死、脑卒中或心脏病发作。要达到此目的，最好使用持续 24 h 作用的药物，一天一次给药。其标志之一是降压谷峰比值应大于 50%，此类药物还可增加治疗的依从性。

（3）联合用药：为使降压效果增大而不增加不良反应，用低剂量单药治疗疗效不满意的可以采用两种或多种降压药物联合治疗。事实上 2 级以上高血压为达到目标血压常需降压药联合治疗。两种药物的低剂量联合使用，疗效优于大剂量单一用药。

（4）个体化：根据患者具体情况和耐受性及个人意愿或长期承受能力，选择适合患者的降压药物。

在用药过程中，同时考虑：①患者其他危险因素的情况。②患者有无其他合并疾病，包括糖尿病、心脏病、脑血管病、肾脏疾病等。③患者靶器官的损害情况。④长期药物服用应简便，以利于患者坚持治疗。

2. 降压药物的选择

（1）降压药物选择的原则：目前，治疗高血压病的药物主要有 6 大类，即利尿药、β受体阻滞药、钙拮抗药、血管紧张素转化酶抑制药（ACEI）、血管紧张素 Ⅱ 受体拮抗药（ARB）及 α 肾上腺素能阻滞药。另外，我国也使用一些复方制剂及中药制剂。目前指南推荐的一线降压药物有 5 类：利尿药、β 受体阻滞药、钙拮抗药、血管紧张素转化酶抑制药（ACEI）、血管紧张素 Ⅱ 受体拮抗药（ARB）。近年来大型荟萃分析显示：常用的 5 种降压药物总体降压作用无显著性差异。任何降压治疗的心血管保护作用主要源自降压本身。5 大类降压药物都可以用于高血压患者的起始和维持治疗。当然每种药物都有其临床适应证和禁忌证，不同类降压药在某些方面可能有相对的优势。一些研究提示，预防脑卒中，ARB 优于 β 阻滞药，钙拮抗药优于利尿药；预防心力衰竭，利尿药优于其他类；延缓糖尿病和非糖尿病肾病的肾功能不全，ACEI 或 ARB 优于其他类；改善左心室肥厚，

ARB 优于 β 受体阻滞药；延缓颈动脉粥样硬化；钙拮抗药优于利尿药或 β 受体阻滞药。不同类降压药在某些方面的可能的相对优势仍有争议，尚需进一步的研究。因此应依据循证医学证据来选择降压药物，传统的一线、二线、三线用药的分类方法缺乏科学性和实用性，应避免采用。

选择哪种降压药物作为开始治疗及维持降压治疗的原则是：对每个患者应该采取在指南指导下的个体化治疗，因为需要长期甚至终身的治疗。要考虑的主要因素有：①患者存在的心血管危险因素。②有无靶器官损害、临床有无合并心血管病、肾脏疾病及糖尿病等。③有无其他伴随疾病影响某种降压药物的使用。④对患者存在的其他情况，所用药物有无相互作用。⑤降压药降低心血管危险的证据有多少。⑥患者长期治疗的经济承受能力。

（2）常用抗高血压药

①利尿药：最常用的一线类降压药，噻嗪类利尿药不论单用或联用，都有明确的疗效。有利于肾脏排出体内的钠盐和水分，达到降低血压的目的。主要不良反应为低钾血症、胰岛素抵抗和脂代谢异常。目前较少单独使用并尽量小剂量应用，在使用利尿药的同时，应该使用补钾和保钾制剂。新型利尿药吲达帕胺在常用剂量上仅表现有轻微的利尿作用，主要表现为血管扩张作用，降压有效率在 70% 左右，且不具有传统利尿药易造成代谢异常的特点。

适应证：主要用于轻、中度高血压，尤其是老年人高血压或并发心力衰竭时、肥胖者、有肾衰竭或心力衰竭的高血压患者。痛风患者禁用，糖尿病和高脂血症患者慎用。小剂量可以避免低血钾、糖耐量降低和心律失常等不良反应。可选择使用氢氯噻嗪（HCT）12.5~25 mg，吲达帕胺（indapamide）1.25~2.5 mg，每天 1 次。呋塞米仅用于并发肾衰竭时。

②β 受体阻滞药：β 受体阻滞药降压安全、有效，通过阻断交感神经系统起作用。单用一般能使收缩压下降 15~20 mmHg。目前第一代的 β 受体阻滞药普萘洛尔已较少使用，临床常用的有美托洛尔、阿替洛尔（因临床研究获益不大，目前不建议使用）和比索洛尔。其中比索洛尔为每天 1 次的新型高度选择性的 β 受体阻滞药，服用方便，不良反应小，几乎不影响糖脂代谢。β 受体阻滞药主要用于轻、中度高血压，尤其是静息心率较快（大于 80 次/min）的中青年患者或合并心绞痛者。不良反应是心动过缓、房室传导阻滞、心肌收缩抑制、糖脂代谢异常。特别适用于年轻人，及发生过心肌梗死、快速型心律失常、心绞痛的患者。

适应证：主要用于轻、中度高血压，尤其在静息时心率较快（大于 80 次/min）的中青年患者或合并心绞痛时。心脏传导阻滞、哮喘、慢性阻塞性肺病与周围血管病患者禁用。胰岛素依赖型糖尿病患者慎用。可选择使用美托洛尔 25~50 mg，每天 1~2 次；比索洛尔 2.5~5 mg，每天 1 次；倍他洛尔 5~10 mg，每天 1 次。β 受体阻滞药也可用于治疗心力衰竭，但用法与降压完全不同，应加注意。

③钙拮抗药（CCB）：钙拮抗药通过血管扩张以达到降压目的。用于高血压的钙拮抗药可分为 3 类，即二氢吡啶类，以硝苯地平为代表，目前第一代的短效制剂硝苯地平已较少应用，临床多使用缓释和控释制剂或二、三代制剂，如尼群地平、非洛地平、氨氯地平等。苯噻氮䓬类，以地尔硫䓬为代表；苯烷胺类，以维拉帕米为代表。后两类钙拮抗药亦称非二氢吡啶类，多用于高血压合并冠心病和室上性心律失常的患者，不良反应主要有降低心率和抑制心肌收缩力。钙拮抗药的降压特点为：在具有良好降压效果的同时，能明显降低心、脑血管并发症的发生率和病死率，延缓动脉硬化进程，对电解质、糖脂代谢、尿酸无不良影响。第一代的短效制剂硝苯地平服用不方便、依从性差、对血压控制不稳、有反射性心率加速、交感神经激活、头痛、面红、踝部水肿等不良反应。研究显示，使用短效钙拮抗药有可能增加死于心肌梗死的危险性，但有证据显示，使用长效制剂则没有类似危险，故已较少应用短效钙拮抗药，建议尽量使用长效制剂。

长效钙拮抗药和缓释制剂能产生相对平稳和持久的降压效果，不良反应少。心脏传导阻滞和心力衰竭患者禁用非二氢吡啶类钙拮抗药。不稳定型心绞痛和急性心肌梗死时禁用速效二氢吡啶类钙拮抗药。优先选择使用长效制剂，例如非洛地平缓释片 5~10 mg，每天 1 次；硝苯地平控释片 30 mg，每天 1 次；氨氯地平 5~10 mg，每天 1 次；拉西地平 4~6 mg，每天 1 次；维拉帕米缓释片 120~240 mg，每天 1 次。对于经济承受能力较低的患者，也可使用硝苯地平缓释片或尼群地平普通片 10 mg，每天 2~3 次，虽然疗效可能没有长效制剂好，但降压总比不降好。慎用硝苯地平速效胶囊。常见不良反应为头痛、面红、踝部水肿等。

适应证：可用于各种程度的高血压，尤其在老年人高血压或合并稳定型心绞痛时。

④血管紧张素转化酶抑制药（ACEI）：通过扩张动脉降低血压。这些药物口服大多 1 h 内出现降压效应，但可能需要几天甚至几周才能达到最大降压效应。其中卡托普利作用时间最短，需每天 2~3 次服药，其他大多是新型的 ACEI，如贝那普利、赖诺普利、雷米普利、福辛普利等，均可每天 1 次服药。对降低高血压患者心力衰竭发生率及病死率、延缓胰岛素依赖型糖尿病患者肾损害的进展，尤其是伴有蛋白尿时特别有效。ACEI 不影响心

率和糖、脂代谢，更重要的功能是能保护和逆转靶器官的损害。

主要不良反应为干咳、高钾血症、血管神经性水肿。主要用于高血压合并糖尿病，或者并发心脏功能不全、肾脏损害有蛋白尿的患者。妊娠和肾动脉狭窄、肾衰竭（血肌酐>265μmol/L，或3 mg/dl）患者禁用。可以选择使用以下制剂：卡托普利12.5~25 mg，每天2~3次；依那普利10~20 mg，每天1~2次；培哚普利4~8 mg，每天1次；西拉普利2.5~5 mg，每天1次；贝那普利10~20 mg，每天1次；雷米普利2.5~5 mg，每天1次；赖诺普利20~40 mg，每天1次。

适应证：ACEI能安全有效地降低血压，可用于治疗各级高血压。特别适用于年轻人、心力衰竭患者、服用其他药物出现较多不良反应的患者。

⑤血管紧张素Ⅱ受体拮抗药（ARB）：ARB是继ACEI之后的对高血压、动脉硬化、心肌肥厚、心力衰竭、糖尿病肾病等具有良好作用的新一类作用于肾素-血管紧张素系统（RAS）的抗高血压药物。作用机制与ACEI相似，但更加直接。与ACEI比较，它更充分、更具选择性地阻断RAS，且很少有干咳、血管神经性水肿等不良反应，氯沙坦还可促进血尿酸排出。适用于ACEI不能耐受的患者。对糖尿病患者、心力衰竭患者、肾损害患者靶器官有良好的保护作用，可降低心脑突发事件的发生，减低心力衰竭患者的病死率。目前国内应用较多的是氯沙坦、缬沙坦，其次是伊贝沙坦和替米沙坦。例如氯沙坦50~100 mg，每日1次，缬沙坦80~160 mg，每日1次。

适应证：与ACEI相同，目前主要用于ACEI治疗后发生干咳的患者。特别适用于使用其他降压药物有不良反应的患者，可提高患者的治疗顺应性。

第二节　继发性高血压病

继发性高血压亦称症状性高血压，此种高血压存在明确的病因，高血压为其临床表现之一。继发性高血压在所有高血压患者中约占5%~10%。继发性高血压本身的临床表现和危害性，与原发性高血压甚相似。因此当原发病的其他症状不多或不太明显时，容易被误认为原发性高血压。由于继发性高血压和原发性高血压的治疗方法不尽相同，且有些继发性高血压的病因是可以去除的，因此在临床工作中，两者的鉴别关系到是否能及时正确地进行治疗，很为重要。

一、病因

引起继发性高血压的原因，可有以下各种：

（一）肾脏疾病

肾脏疾病引起的高血压，是继发性高血压中最常见的一种，称为肾性高血压。包括：①肾实质性病变，如急性和慢性肾小球肾炎、慢性肾盂肾炎、妊娠高血压疾病、先天性肾脏病变（多囊肾、马蹄肾、肾发育不全）、肾结核、肾结石、肾肿瘤、继发性肾脏病变（各种结缔组织疾病、糖尿病性肾脏病变、肾淀粉样变、放射性肾炎、创伤和泌尿道阻塞所致的肾脏病变）等。②肾血管病变，如肾动脉和肾静脉狭窄阻塞（先天畸形、动脉粥样硬化、炎症、血栓、肾蒂扭转）。③肾周围病变，如炎症、脓肿、肿瘤、创伤、出血等。

（二）内分泌疾病

肾上腺皮质疾病，包括皮质醇增多症（库欣综合征）、原发性醛固酮增多症、伴有高血压的肾上腺性变态综合征和肾上腺髓质的嗜铬细胞瘤、肾上腺外的嗜铬细胞肿瘤都能引起继发性高血压。其他内分泌性的继发性高血压包括垂体前叶功能亢进（肢端肥大症）、甲状腺功能亢进或低下、甲状旁腺功能亢进（高血钙）、类癌和绝经期综合征等。内分泌疾病伴有高血压的并不少见。继发性高血压也可由外源性激素所致：雌激素（女性长期口服避孕药）、糖皮质激素、盐皮质激素、拟交感胺和含酪胺的食物和单胺氧化酶抑制剂等。

（三）血管病变

如主动脉缩窄、多发性大动脉炎等。主要引起上肢血压升高。

（四）其他

睡眠呼吸暂停综合征和各种药物引起的高血压等。

二、发病机制和病理

肾性高血压主要发生于肾实质病变和肾动脉病变。前一类肾脏病理解剖的共同特点是肾小球玻璃样变性、间质组织和结缔组织增生、肾小管萎缩和肾细小动脉狭窄；说明肾脏既有实质性损害也有血液供应不足这两种情况同时存在，后者为肾内血管病变所引起。后一类则病变在肾动脉，主要引起肾脏血流灌注的固定性减少。在以上病变造成肾缺血缺氧的情况下，肾脏可以分泌多种增高血压的因子，主要是肾小球旁细胞分泌大量肾素。过多的血管紧张素Ⅱ通过直接收缩血管作用、刺激醛固酮分泌导致水钠潴留和兴奋交感神经系统使血压增高。高血压反过来又可引起肾细小动脉病变，加重肾脏缺血。这样互相影响，使血压持续增高。

皮质醇增多症时的高血压，是下丘脑-垂体分泌 ACTH 样物质刺激肾上腺皮质增生或肾上腺皮质自身发生肿瘤，使调节糖类和盐类的肾上腺皮质激素分泌增多，导致水钠潴留所致。嗜铬细胞瘤通过释放过量儿茶酚胺引起患者血压阵发性或持续性增高。原发性醛固酮增多症为肾上腺皮质增生或肿瘤所致的醛固酮自主性分泌过多，可导致体内钠和水潴留，进而使有效血容量增加和高血压。

肾上腺性变态综合征的高血压，是 $C_{11\beta}$ 羟化酶失常致 11-去氧皮质醇及 11-去氧皮质酮增多的结果。也可由于 $C_{17\alpha}$ 羟化酶不足而皮质醇及性激素减少，11-去氧皮质酮、皮质酮及醛固酮分泌增多所致。

甲状旁腺功能亢进患者约 1/3 有高血压，此与该病血钙增高引起肾结石、肾钙质沉积、间质性肾炎、慢性肾盂肾炎等肾脏病变有关。血钙增高对血管也有直接的收缩作用。有些患者的高血压在血钙纠正后消失。垂体前叶功能亢进症和糖尿病中，高血压较无此种疾病的人群中多数倍。绝经期综合征的高血压可能与卵巢功能减退，雌激素对大脑皮质、自主神经中枢的调节和对垂体的抑制减弱有关。

先天性主动脉缩窄和多发性大动脉炎，可在主动脉各段造成狭窄，如狭窄发生于主动脉弓的末部至腹主动脉分叉之间，其所引起的体循环血流变化可使下肢血液供应减少而血压降低，大量血液主要进入狭窄部位以上的主动脉弓的分支，因而头部及上肢的血液供应增加而血压升高。由于狭窄部位以下的降主动脉与腹主动脉供血不足，且肾动脉的血液供应也不足，遂使肾脏缺血的因素亦参与了这类疾病高血压的形成。

睡眠呼吸暂停综合征表现为睡眠中上呼吸道反复发生的机械性阻塞，其中至少一半人血压增高，经手术或鼻持续气道正压治疗血压可下降。

许多药物可以引起或加重高血压。免疫抑制剂如环孢素和糖皮质激素可使高达 80% 的接受器官移植者血压升高。非甾体类抗炎药和 COX-2 抑制剂通过其抗肾脏前列腺素的作用使血压增高。高原病伴有的高血压，主要与高原气压及氧分压低致组织缺氧有关。

三、临床表现

继发性高血压的临床表现主要是有关原发病的症状和体征，高血压仅是其中的表现之一。但有时也可由于其他症状和体征不甚显著而使高血压成为主要表现。继发性高血压患者的血压特点可与原发性高血压甚相类似，但又各有自身的特点。如嗜铬细胞瘤患者的血压增高常为阵发性，伴有交感神经兴奋的症状，在发作间期血压可以正常；而主动脉缩窄患者的高血压可仅限于上肢。

四、诊断和鉴别诊断

对下列高血压患者应考虑继发性高血压的可能：①常规病史、体检和实验室检查提示患者有引起高血压的系统性疾病存在。②20 岁之前开始有高血压。③高血压起病突然，或高血压患者原来控制良好的血压突然恶化，难以找到其他原因。④重度或难治性高血压。⑤靶器官损害严重，与高血压不相称，宜进行深入仔细的病史询问，体格检查和必要的实验室检查。

在病史询问中，应特别注意询问各种肾脏病、泌尿道感染和血尿史、肾脏病家族史（多囊肾），有无发作性出汗、头痛与焦虑不安（嗜铬细胞瘤）、肌肉无力和抽搐发作（原发性醛固酮增多症）等。体检中注意有无皮质醇增多症的外表体征、有无扪及增大的肾脏（多囊肾）、腹部杂音的听诊（肾血管性高血压）、心前区或胸部杂音的听诊（主动脉缩窄或主动脉病），以及股动脉搏动减弱、延迟或胸部杂音，下肢动脉血压降低（主动脉缩窄或主动脉病），神经纤维瘤性皮肤斑（嗜铬细胞瘤）等。靶器官损害的体征包括有无颈动脉杂音，运动或感觉缺失，眼底异常，心尖搏动异常，心律失常，肺部啰音，重力性水肿和外周血管病变的体征。除常规实验室检查外，根据不同的病因选做下列实验室检查项目：血浆肾素、血管紧张素、醛固酮、皮质醇、儿茶酚胺，主动脉和肾血管造影、肾上腺B 型超声波或 CT、核素检查等。

（一）肾实质性疾病

肾实质性高血压是最常见的继发性高血压，以慢性肾小球肾炎最为常见，其他包括结构性肾病和梗阻性肾病等。应对所有高血压患者初诊时进行尿常规检查以筛查除外肾实质性高血压。体检时双侧上腹部如触及块状物，应疑为多囊肾，并做腹部超声检查。目前超声检查在肾脏的解剖诊断方面几乎已经完全取代了静脉肾盂造影，可以提供有关肾脏大小和形态、皮质厚度，有无泌尿道梗阻和肾脏肿块的所有必要的解剖学资料。功能方面的筛选试验包括尿蛋白、红细胞、白细胞和血肌酐浓度。应当对所有高血压患者进行这些检查。如多次复查结果正常，可以排除肾实质疾病；如有异常，应进一步做详细检查。

（二）肾血管性高血压

肾血管性高血压是继发性高血压的第二位原因，系由一处或多处的肾外动脉狭窄所致。老年人肾动脉狭窄多由动脉粥样硬化所致。在我国，大动脉炎是年轻人肾动脉狭窄的重要原因之一。纤维肌性发育不良症状较少见。突然发生或加重、难治的高血压提示肾动脉狭窄的存在。肾动脉狭窄的表现包括腹部血管杂音、低血钾和肾功能进行性减退。彩色多普勒超声可以发现肾动脉狭窄，尤其是接近血管开口处的病变。并能确定有助于预测介入治疗效果的阻力指数。三维增强磁共振血管造影也有助于肾血管性高血压的诊断。螺旋CT诊断肾血管性高血压的敏感性也相似。肾动脉狭窄的确诊性检查是动脉内血管造影。肾静脉肾素比值需要多次侵入性导管检查，操作复杂，敏感性和特异性不高，目前不作为筛选试验推荐。

（三）嗜铬细胞瘤

嗜铬细胞瘤是一种少见的继发性高血压（占所有高血压患者的 0.2% ~ 0.4%），可为遗传性或获得性。嗜铬细胞瘤患者约 70% 有高血压，为稳定性或阵发性（伴有头痛、出汗、心悸和苍白等症状）。诊断根据血浆或尿中儿茶酚胺或其代谢产物增多。在进行旨在定位肿瘤的功能显像检查之前，应当进行药物试验以获得支持诊断的依据。敏感性最高（97% ~98%）的试验是血浆游离甲氧基肾上腺素的测定加上尿甲氧基肾上腺素片段的测定。但由于目前血浆游离甲氧基肾上腺素的测定尚未常规用于诊断，因此尿甲氧基肾上腺素片段和尿儿茶酚胺仍然是首选的诊断试验。很高的测定值则无需进一步检查即可做出诊断；如测定值为中等偏高，尽管临床高度怀疑嗜铬细胞瘤，仍有必要用胰高糖素或可乐定做激发或抑制试验；当试验结果为边缘时，许多临床医师愿意直接进入影像学检查。胰高糖素试验必须在患者已经有效地接受 α 受体阻滞剂治疗之后实施，以防注射胰高糖素后发生显著的血压下降。给予可乐定后血浆儿茶酚胺水平显著下降被视为可乐定抑制试验阴性。做出定性诊断后，还需要进行定位诊断。95% 位于肾上腺附近，因为常常是体积较大的肿瘤，因此有时可通过超声检查而被发现。CT 和磁共振是最敏感的检查手段（敏感性为 98% ~100%），但后者的特异性较低（50%）。

（四）皮质醇增多症

高血压在本病十分常见，约占 80%。患者典型的体形常提示本病。可靠指标是测定

24 h 尿氢化可的松水平，大于 110 nmol（40 ng）高度提示本病。确诊可通过 2d 小剂量地塞米松抑制试验（每 6 h 给予 0.5 mg，共 8 次）或夜间（夜 11 时给予 1 mg）地塞米松抑制试验。2 d 试验中第二天尿氢化可的松排泄超过 27 nmol（10 ng）或夜间地塞米松抑制试验中次日 8 时血浆氢化可的松水平超过 140 nmol（50 ng）提示本病，而结果正常可排除本病。最近也有采用后半夜血清或唾液氢化可的松作为诊断的更简单指标。本症的分型可采用进一步实验室和影像学检查。

（五）原发性醛固酮增多症

血清钾水平的检测是原发性醛固酮增多症的重要筛查试验，但只有少数患者会在本症的早期有低血钾。病因方面，30% 为肾上腺腺瘤（多见于女性），70% 为肾上腺皮质增生，罕见的是肾上腺癌。血压可轻度增高，亦可为显著增高而难以用药物控制。对难治性高血压和不能激发的低血钾患者要考虑原发性醛固酮增多症。进一步证实可通过氟可的松抑制试验（给予激素 4 天内不能使血浆醛固酮水平降至阈值以下）以及标准状况下测定的醛固酮和肾素，也可测定醛固酮/肾素比值。但老年人也可有醛固酮增高和肾素降低。而且慢性肾病患者醛固酮/肾素比值也可增高，系因高血钾刺激醛固酮释放所致。一项荟萃分析的结果显示，本症患者醛固酮/肾素比值增高者在不同研究中所占比例的变化很大，从 5.5% 到 39%，因此其临床使用价值尚有争议。肾上腺显影（目前常用 CT、磁共振或放射性核素胆固醇标记技术）也有一定的使用价值。

（六）主动脉缩窄

先天性主动脉缩窄或多发性大动脉炎引起的降主动脉和腹主动脉狭窄，都可引起上肢血压增高，多见于青少年。本病的特点常是上肢血压高而下肢血压不高或降低，且上肢血压高于下肢，形成反常的上下肢血压差别（正常平卧位用常规血压计测定时下肢收缩压读数较上肢高 20~40 mmHg）。下肢动脉搏动减弱或消失，有冷感和乏力感。在胸背和腰部可听到收缩期血管杂音，在肩胛间区、胸骨旁、腋部和中上腹部，可能有侧支循环动脉的搏动、震颤和杂音。多发性大动脉炎在引起降主动脉或腹主动脉狭窄的同时，还可以引起主动脉弓在头臂动脉分支间的狭窄或一侧上肢动脉的狭窄，这时一侧上肢血压增高，而另一侧血压则降低或测不到，应予注意。影像学检查（超声和放射学检查）可确立诊断。

（七）睡眠呼吸暂停综合征

又称阻塞性睡眠呼吸暂停综合征（OSAS），特点是睡眠中上呼吸道吸气相陷闭引起呼吸气流停顿的反复发生，氧饱和度下降。对肥胖者，特别是伴有难治性高血压者应疑及本症的存在。对动态血压监测显示为"非杓型"者，应做呼吸监测。患者的体征包括白天嗜睡、注意力难以集中、睡眠不安、睡眠中呼吸发作性暂停、夜尿、易激惹和性格变化、性功能减退等。一旦怀疑本病，应做进一步检查。呼吸监测是诊断的主要工具。本症可通过兴奋交感神经、氧化应激、炎症和内皮功能障碍等机制对心血管功能和结构产生有害影响。本症可在相当一部分患者中引起血压增高，机制可能是心血管反射性调节机制的损伤和血管内皮功能障碍。

（八）药物诱发的高血压

升高血压的药物有甘草、口服避孕药、类固醇、非甾体抗炎药、可卡因、安非他明、促红细胞生成素和环孢素等。

五、治疗

继发性高血压的治疗，主要是针对其原发病。对原发病不能根治手术或术后血压仍高者，除采用其他针对病因的治疗外，对高血压可按治疗原发性高血压的方法进行降压治疗。

有关肾血管性高血压的治疗，目前认为：①顽固性高血压和肾功能进行性下降是血管重建的指征。②介入治疗已较手术血管重建更多选用。③对肌纤维发育不良者，选用单纯血管成形术成功率高、血压控制好，而对动脉粥样硬化性病变，再狭窄发生率较高，需加放置支架。④介入治疗的效果优于药物治疗，但药物治疗仍然十分重要。如果肾功能正常、血压得到控制、肾动脉狭窄不严重，或高血压病程较长，则首选药物治疗。由于动脉粥样硬化病变有进展的高度危险，仍然需要强化生活方式的改变、小剂量阿司匹林、他汀类药物和多种降压药治疗。降压药宜选用噻嗪类利尿剂和钙拮抗剂，如无双侧肾动脉狭窄，尚可加用肾素–血管紧张素抑制剂。主要危险是狭窄后部位血流灌注显著减少导致的肾功能急性恶化和血清肌酐增高，常见于给予肾素–血管紧张素抑制剂后，但血清肌酐的变化可在撤药后恢复正常。

嗜铬细胞瘤的治疗是切除肿瘤。手术前，患者必须充分准备，包括给予 α 受体阻滞剂和 β 受体阻滞剂（前者足量给药后），然后给予手术切除，常用腹腔镜指导，此前给予足量补液，以免容量不足。

对原发性醛固酮增多症，通过腹腔镜切除腺瘤，术前给予醛固酮拮抗剂（如螺内酯或依普利酮）。对肾上腺增生，给予醛固酮拮抗剂治疗。

主动脉缩窄患者在手术修复或安置支架后，高血压可仍然存在，患者可能需要继续服用降压药。

睡眠呼吸暂停综合征合并高血压的治疗，包括肥胖者减轻体重，以及使用正压呼吸装置。

第三节　顽固性高血压病

一、顽固性高血压的定义

中国高血压防治指南提出，高血压患者应用改善生活方式和至少 3 种药物治疗仍不能将收缩压和舒张压控制在目标水平（140/90 mmHg）时，称为顽固性（难治性）高血压。

美国心脏协会将顽固性高血压定义为同时服用接受了 3 种不同作用机制的足量降压药物，其中包括一种利尿剂的降压治疗，而血压仍在控制目标水平之上（一般高血压患者大于 140/90 mmHg，糖尿病和慢性肾病患者大于 130/80 mmHg），或至少需要 4 种足量药物才能使血压达标者。

对于老年单纯性收缩期高血压患者，如果经过足够剂量 3 种抗高血压药物治疗后，其收缩压仍未降到 160 mmHg 以下者，也称为顽固性（难治性）高血压。

二、顽固性高血压的原因

在临床实践中，顽固性高血压可分为 4 类：①假性抵抗。②药物治疗方案不当。③未能坚持治疗或食用导致血压升高的物质。④继发性高血压。总结而言，常见可能导致顽固性高血压的因素如下：

1. 医生相关的因素

①血压测量不当。②抗高血压药物使用不当。③剂量不足。④不适合的联合降压药物方案。⑤医生惰性（血压未控制时不调整药物或加大剂量）。⑥医患沟通不良。⑦治疗计划复杂，特别是同时合并使用多种药物，或者降压药物服用时间过于纷杂。

2. 患者相关的因素

①白大衣效应。②药物相关的不良反应。③患者教育不足。④同时口服避孕药。⑤同

时使用抗炎药物或拟交感胺类药物。⑥长期使用类固醇。⑦记忆或精神问题以及认知障碍（老年人）。⑧药物花费超过支付能力。

3. 其他因素

①阻塞性睡眠呼吸暂停综合征。②慢性肾病。③原发性或继发性醛固酮增多症。④严重动脉粥样硬化疾病（老年人动脉钙化）。⑤主动脉瓣硬化伴显著关闭不全。

（一）假性抵抗

血压测量方法的不正确，包括测量前未让患者静坐、血压计袖带过窄过短是假性高血压的最常见原因。患者对降压治疗的依从性差可导致"假性顽固性高血压"。

在 5~10 年随访期间，对降压治疗依从性良好的患者比例不足 40%。在原发性高血压的治疗中，约 2/3 的顽固性高血压可归为对治疗的依从性差。患者不依从的常见原因有药物的不良反应、经济支付能力、对治疗效果的怀疑及药物种类多、用法不一等。此外，由于缺乏高血压病的知识，认为疾病好转而自行停药或减量、忘记服药、不知道高血压需长期服药而造成治疗不规律，也有的患者听信公众传媒中的广告宣传，采用一些疗效不能肯定的偏方、秘方。还有医源性因素如治疗方案太复杂，医患沟通不良，对医生缺乏足够信任等也是导致血压波动和血压控制不理想的重要原因。

白大衣高血压为假性抵抗的另一原因，在顽固性高血压中占 20%~30%。诊所外药物控制良好的慢性高血压可由于白大衣效应叠加而造成假性抵抗性高血压。转诊到高血压专家门诊的患者中半数为假性抵抗，动态血压监测能够明确白大衣高血压的诊断。越来越多的证据表明，白大衣高血压患者即使在多种药物联合治疗后的诊所血压仍大于 140/90 mmHg，但是只要动态血压监测中平均日间血压小于 135/85 mmHg，仍然提示患者已得到妥当治疗，预后良好。

（二）降压药物治疗方案不当

约 50% 的顽固性高血压是由于降压药物治疗方案不佳或剂量不足、疗程过短而产生的。许多顽固性高血压患者是前后使用超过 3 种的降压药物，剂量未达到足量，疗程也不够长，不能轻易认为无效，有些顽固性高血压患者仅仅需要改善联合用药，增加药物剂量后就可以使血压达标。

顽固性高血压患者常有容量负荷过重，需要特别强调利尿治疗的重要性，大约有 60% 此类患者对加用利尿剂或增加利尿剂的剂量治疗有效。缺乏适当的利尿剂治疗，包括无利尿剂，肾功能受损患者使用低剂量噻嗪类利尿剂，或短效祥利尿剂使用间隔过长（如每日1次呋塞米）均是降压药物抵抗的常见原因。显著肾功能受损亦可表现在血清肌酐浓度在106~123.7 μmol/L 范围或者更低水平，特别是在老年骨骼肌总量小的患者。为了避免这个隐藏的危险，可根据血清肌酐浓度、年龄、体重以及点尿标本测定的尿白蛋白/肌酐比值，同时采用公式计算肾小球滤过率，将其作为常规评估每个高血压患者的基本指标之一。药物治疗的其他常见缺陷包括依赖单药治疗和剂量不足。

（三）其他合并药物治疗或饮食干扰

升高血压的一些药物如非甾体消炎药（NSAIDs）包括阿司匹林和选择性环氧化酶抑制剂、选择性 COX-2 抑制剂、拟交感神经药物、中枢兴奋剂（安非他命、哌甲酯）、口服避孕药、促红细胞生成素、环孢素、天然甘草及植物药如麻黄碱。

非甾体消炎药（包括阿司匹林）、选择性环氧合酶 2（COX-2）抑制剂等非麻醉性镇痛剂，可能是最为常见的妨碍血压控制的药物。NSAIDs 可使平均动脉压增高约 5 mmHg，可阻碍利尿剂、血管紧张素转换酶抑制剂、血管紧张素受体拮抗剂以及 β 受体阻滞剂等数种药物的降压作用。对乙酰氨基酚有小幅升压作用，在顽固性高血压患者的疼痛治疗中，选择对乙酰氨基酚要优于 NSAID，并在疼痛缓解后尽可能停用。

还有一些与患者行为相关的顽固性高血压常见原因：屡教不改的不良生活方式（肥胖、高盐饮食、过多酒精摄入），或习惯使用具有升压作用的物质，如烟草、可卡因、甲基苯丙胺或草药制品等。

（四）继发性高血压

继发性高血压的最常见病因是未觉察的慢性肾脏疾病和原发性醛固酮增多症。

1. 慢性肾脏病变

美国 NHANES 分析高血压患者 16 589 人资料中，血肌酐高于 141μmol/L（1.6 mg/dl）者占 3%。尽管用了 3 种降压药，但血压<130/80 mmHg 者不足 15%。

2. 肾动脉狭窄

20% 的高血压患者有单侧或双侧肾动脉狭窄（阻塞≥70%）。肾动脉狭窄是顽固性高血压的常见原因，尤其老年人如此。50 岁以上的继发性高血压患者中 12.7% 为肾动脉狭窄。美国人 90% 的肾动脉狭窄是由动脉粥样硬化引起（但中国人肾动脉狭窄与西方不同，年轻人肾动脉狭窄多由大动脉炎引起，老年人多由动脉粥样硬化引起）。

3. 原发性酸固酮增多症

近来研究提示原发性醛固酮增多症是高血压的常见原因。有研究提示高血压人群中原发性酸固酮增多症占 6.1%，在顽固性高血压中原发性醛固酮增多症约占 20%。

4. 嗜铬细胞瘤

嗜铬细胞瘤占高血压人群的 0.1%~0.6%。阵发性血压升高是典型的临床表现。

5. 库欣综合征

库欣综合征有 70%~90%患者有高血压表现。

6. 其他

主动脉夹层、主动脉缩窄、甲状腺功能亢进、颅内肿瘤等。这些疾病尽管均有相应的临床特征，但是在没有明确诊断前，临床上可能以治疗困难的高血压为主要表现。

三、顽固性高血压的临床治疗

（一）非药物性建议

改善生活方式，包括减轻体重、限盐、减少酒精摄入、增加体育锻炼、高纤维低脂饮食等。

（二）对继发性高血压的治疗

对于有阻塞性睡眠呼吸暂停的患者，虽然相关临床研究的结果并不统一，但持续气道正压通气（Continuous Positive Airway Pressure，CPAP）有可能改善其血压控制情况，尤其重度睡眠呼吸暂停和已接受降压治疗的患者获益最明显。经皮血管成形术在绝大多数情况下可改善肾动脉纤维肌性狭窄导致的高血压，因而成为肾动脉狭窄合并高血压患者的推荐治疗选择，但术后 1 年有 20%以上的再狭窄率。

（三）药物治疗

建议顽固性高血压患者接受有效的多药联合治疗方案。但随药物数量、治疗剂量复杂性及费用的增加，患者的治疗依从性容易下降，因此应尽可能简化方案，可采用每日 1 次的长效复合制剂。动态血压监测的研究提示，睡前至少服用一种降压药物可使 24h 血压水平得到较好的控制，并可降低夜间收缩压及舒张压。对于药物选择的具体建议如下：

1. 停用干扰药物：升高血压的药物，如非甾体消炎药（NSAIDs），对于顽固性高血压患者如果可能应予以停用或减量。

2. 利尿治疗：根据高血压专科门诊对顽固性高血压的评估报道，治疗抵抗部分与利尿剂使用不足有关。梅奥诊所的研究者通过测量顽固性高血压患者的心排血量、血管阻力、血管内容积等发现治疗抵抗者常有潜在的容积扩张。对于这类患者，加用或调整利尿剂后可减少血浆容量，使血压得到有效控制，也可减少所需降压药物的数量。对于大多数患者，使用长效噻嗪类利尿剂量有效。一项研究通过盲法比较氢氯噻嗪（50 mg qd）与氯噻酮（25 mg qd）显示，氯噻酮能更明显地降低24 h动态血压，尤其是夜间血压，所以建议在顽固性高血压患者中使用氯噻酮。对于慢性肾病（肌酐清除率小于30 mL/min）患者，袢利尿剂对血容量和血压的控制可能是必需的。由于呋塞米作用时间短，通常需要每日2次以上给药，因而建议可用长效袢利尿剂，如托拉塞米替代。

3. 联合用药：大量研究提示，联合使用两种不同种类的药物，可获得累加的降压效果，特别是对于噻嗪类利尿剂。然而，目前针对3种或更多药物联合治疗的研究甚少，依据经验或非对照试验而言，加用不同作用机制的药物较为合适，如ACE抑制剂/血管紧张素D受体拮抗剂（ACEI/ARB）、钙拮抗剂与噻嗪类利尿剂的三联组合，其降压效果及患者耐受性均较好。但是联用3种或更多药物必须考虑：先前的获益、不良事件史、加用其他药物的情况如慢性肾脏病或糖尿病以及患者的经济情况等。

降压药物联合治疗方案须在选择联合的降压药物之间具有协同降压的作用机制。已有研究证实使用调控异常活化的肾素-血管紧张素系统作用的药物（如ACE抑制剂或ARB），与扩张血管的药物（如钙拮抗剂，α受体阻滞剂）或噻嗪类利尿剂组成联合降压治疗方案，能获得更强的血压控制。ACCOIPLISH研究表明，研究开始时已经接受常规降压治疗的高血压患者中，仅有30%左右获得血压控制，然而，研究结束时，不论接受ACE抑制剂加利尿剂或钙拮抗剂治疗，大于80%的患者血压均控制达标。新的研究显示出令人鼓舞的结果：对难治的高血压患者，奥美沙坦与钙拮抗剂或利尿剂的联合治疗方案以及ACE抑制剂依那普利+钙拮抗剂乐卡地平均具有明显的降压优势，血压控制率可达到80%~90%。

4. 醛固酮受体拮抗剂和保钾利尿剂：对于已接受多种药物联合治疗者，加用醛固酮受体拮抗剂（如螺内酯、依普利酮）或保钾利尿剂阿米洛利，可进一步降低血压，且这些药物的安全性及患者耐受性一般良好。在一项小规模研究，76例顽固性高血压患者平均服用4种降压药，加上1种醛固酮受体拮抗剂，使血压进一步降低，平均降低收缩压25 mm-

Hg，舒张压 12 mmHg。但在加用时应注意监测血钾。

ASCOT-BPLA 研究中已经显示，在钙拮抗剂+ACE 抑制剂或 β 受体阻滞剂+噻嗪类利尿剂的基础上联合 α 受体阻滞剂多沙唑嗪仍未能获得血压控制的顽固性高血压患者，绝大多数接受了螺内酯治疗。在这组多种药物联合治疗无反应的顽固性高血压患者中，螺内酯能有效地降低血压，从 156.9/85.3 mmHg 降低至 135.1/75.8 mmHg。另有研究表明，螺内酯治疗顽固性高血压患者 6 个月后，患者血压水平平均降低达 25 mmHg。最近已有初步的证据显示，顽固性高血压患者使用螺内酯治疗后，诊所血压和动态血压水平均显著降低，与此同时，阻塞性睡眠呼吸暂停综合征的严重程度也显著改善。

（5）新的降压药物：内皮素与血管紧张素双重受体拮抗剂——PS433540 已经进入 Ⅱb 期临床试验。研究人员选择 261 例 1 期或 2 期高血压患者，随机给予安慰剂、PS433540 （200 mg/d、400 mg/d、800 mg/d）或 ARB 厄贝沙坦（300 mg/d）治疗 12 周。结果表明，与安慰剂相比，所有治疗剂量的 PS433540 均能显著降低收缩压及舒张压。与厄贝沙坦 300 mg/d 相比，PS433540 800 mg/d 能显著地进一步降低收缩压及舒张压；使 62% 的治疗组患者达到目标血压值（小于 140/90 mmHg），这一比例在 PS433540 400 mg/d 或 200 mg/d 及厄贝沙坦治疗组分别为 52%、36% 及 32%。此外，双重受体拮抗剂的安全性及耐受性良好，研究期间未观察到严重不良反应，患者肝功能检查指标及血清钾浓度无变化，仅 7%~11% 的患者在 PS433540 800 mg/d 治疗期间出现外周水肿。

直接肾素抑制剂阿利吉仑可能是治疗顽固性高血压的新选择。已有一些研究观察到，阿利吉仑对多种降压治疗无效的高血压患者能够获得有效血压控制，即使他们已经接受了抑制肾素-血管紧张素系统药物治疗。目前尚无阿利吉仑在顽固性高血压患者中的特定研究结果。基于来自意大利的临床实践中大规模处方数据库的初步分析，对已经接受至少 3 种降压药物治疗的顽固性高血压患者，阿利吉仑治疗具有较高的有效率。

选择性内皮素 α 受体拮抗剂达卢生坦是一种强力的血管扩张剂，可产生额外的肾保护作用，超出肾素血管紧张素系统相关的作用，对顽固性高血压患者可能是一种新的治疗方法。Ⅱ 期临床研究结果显示，随机给予顽固性高血压患者达卢生坦（10 mg/d、50 mg/d、100 mg/d、150 mg/d、300 mg/d）或安慰剂，共用 10 周，结果显示达卢生坦对平均收缩压和平均舒张压的降低水平呈剂量依赖方式，收缩压降低的最大幅度（降低 11.5 mmHg）出现在第 10 周（300 mg 剂量，$P = 0.015$）。达卢生坦最常见的不良事件是轻度到中度的液体潴留和水肿，部分患者出现心力衰竭。

可能用于顽固性高血压治疗的新型降压药物如下：

①直接肾素抑制剂（阿利吉仑，aliskiren）。

②中性内肽酶抑制剂（omapatrilat，谨慎使用）。

③新型醛固酮受体拮抗剂（依普利酮，eplerenone）。

④醛固酮合成抑制剂。

⑤可乐定缓释制剂。

⑥内皮素受体拮抗剂。

⑦新的联合治疗策略。

关于给药时间，新近的一项横断面研究显示，患者在睡觉时服用至少一种降压药能更好地控制 24h 平均血压，特别是降低夜间血压。有研究表明夜间血压预测心血管危险的价值强于白昼血压，所以建议顽固性高血压患者睡觉时服用一种非利尿的降压药。

🔒 第十二章 冠心病

近年来冠心病已经逐渐成为成年人的首要死因，占死亡总数的30%，且男性的患病比例大大高于女性。不断飙升的男女患病比例及高死亡率，逐渐改变了社会的性别结构，从而逐步上升为社会问题。

第一节　慢性稳定型心绞痛

一、概述

慢性稳定型心绞痛是指心绞痛反复发作的临床表现持续在2个月以上，且心绞痛发作性质（如诱因、持续时间、缓解方式等）基本稳定，系因某种因素引起冠状动脉供血不足，发生急剧的暂时的心肌缺血、缺氧，引起阵发性、持续时间短暂、休息或应用硝酸酯制剂后可缓解的以心前区疼痛为主要临床表现的综合征。本病多见于40岁以上的男性，劳累、情绪因素、高血压、吸烟、寒冷、饱餐等为常见诱因。

二、诊断要点

（一）冠心病危险因素

年龄因素（男性大于45岁、女性大于55岁）、高血压、血脂异常、糖尿病、吸烟、冠心病家族史，其他如超重、活动减少、心理社会因素等。

（二）典型的心绞痛症状

劳累后胸骨后压榨样闷痛，休息或舌下含服硝酸甘油可以缓解。患者多有典型的胸痛病史，该病可根据典型的病史即可做出明确诊断，因此认真采集病史对诊断和处理心绞痛是必需的。慢性稳定型心绞痛典型发作时的诱因、部位、性质、持续时间及缓解方式如下：

1. 诱因

劳力性心绞痛发作常由体力活动引起，寒冷、精神紧张、饱餐等也可诱发。

2. 部位

大多数心绞痛位于胸骨后中、上 1/3 段，可波及心前区，向左肩、左上肢尺侧、下颌放射，也可向上腹部放射。少数患者以放射部位为主要不适部位。

3. 性质

心绞痛是一种钝痛，为压迫、憋闷、堵塞、紧缩等不适感，重者可伴出汗、濒死感。

4. 持续时间

较短暂，一般 3~5 min，不超过 15 min。可在数天或数星期发作 1 次，也可一日内多次发作。

5. 缓解方式

体力活动时发生的心绞痛如停止活动，休息数分钟即可缓解。舌下含服硝酸甘油后 1~3 min 也可使心绞痛缓解。服硝酸甘油 5~10 min 后症状不缓解，提示可能为非心绞痛或有严重心肌缺血。

（三）常规检查提示心肌缺血

1. 静息心电图

对于慢性稳定型心绞痛患者必须行静息心电图检查。尽管心电图对缺血性心脏病诊断的敏感性低，约 50% 以上的慢性稳定型心绞痛患者心电图结果正常，但心电图仍可以提供有价值的诊断性信息：比如可见 ST-T 改变、病理 Q 波、传导阻滞及各种心律失常。特别是心绞痛发作时的 ST-T 动态改变：心绞痛时 ST 段水平形或下斜形压低，部分心绞痛发作时仅表现为 T 波倒置，而发作结束后 ST-T 改变明显减轻或恢复，即可做出明确诊断。值得注意的是部分患者原有 T 波倒置，心绞痛发作时 T 波可变为直立（为正常化）。

2. 运动心电图

单用运动试验诊断冠心病敏感性较低（约 75%）。在低发缺血性心脏病的人群中，假阳性率很高，尤其是无症状者。在年轻人和女性患者中假阳性率的发生率更高。运动试验有2个主要用途：①缺血性心脏病的诊断和预后的判断。如果使用得当，运动试验是可靠的、操作方便的危险分层方法。②对鉴别高危患者和即将行介入手术的患者特别有用。但在临床上应注意其适应证，以免出现危险。

3. 负荷心肌灌注显像

负荷心肌灌注显像是较运动试验更准确地诊断缺血性心脏病的方法，可显示缺血心肌的范围和部位，其敏感性和特异性较运动试验高。但对运动试验已经诊断明确的高危者，负荷心肌灌注显像并不能提供更多的信息。对怀疑运动试验假阳性或假阴性而静息心电图异常的患者有诊断价值。对考虑行冠状动脉介入治疗的多支血管病变患者，负荷心肌灌注显像有助于确定哪支血管为罪犯血管。对左心室功能障碍的患者，负荷心肌灌注显像可鉴别冬眠心肌，从而通过冠状动脉介入治疗获益。负荷心肌灌注显像的缺血范围与预后成正比。

4. 静息和负荷超声心动图

静息和运动时的左心室功能障碍预示患者预后不良。和负荷心肌灌注显像一样，负荷超声心动图是确诊缺血性心脏病特异性和敏感性较高的方法。负荷超声心动图有助于判断冬眠心肌所致的心功能障碍，而冬眠心肌功能可通过冠状动脉介入术得到改善。

（四）多层螺旋CT

近年来应用多层螺旋CT增强扫描无创地显示冠状动脉的解剖已逐渐成熟（后简称冠脉CT），目前常用的64~256层CT其对冠心病的诊断价值已得到国内外医学界的普遍认可。虽然冠状动脉导管造影（后简称冠脉造影）目前仍是诊断冠心病的金标准，但在下列方面有其明显不足。

1. 因临床症状和心电图改变而进行的冠脉造影阳性率不足50%（冠状动脉无明显狭窄或闭塞），有些医院甚至不足20%。

2. 不少患者心存畏惧，不愿住院接受有创的造影，且费用较高。虽然部分患者能够一次完成诊断和治疗的过程，但大多数患者却落得个"院白住，'罪'白受，钱白花"的结果。

3. 冠状动脉造影不能显示危险的类脂斑块，不能提出预警。这种斑块容易破裂，造成猝死（发病后1h甚至几分钟内死亡），几乎无抢救机会。患者生前从无相关症状，出现的第1个"症状"就是猝死。

冠脉CT目前虽还不能完全代替冠脉造影。但冠脉CT能可靠地显示冠状动脉壁上的类脂斑块，及时应用调脂药可有效地将其消除，从而大大减少或防止心脏性猝死的危险。冠脉 CT 还能无创地对冠状动脉支架或搭桥手术后的患者进行复查，相当准确地了解有无再狭窄或闭塞。

冠脉 CT 的技术还在迅速发展，机型几乎年年出新。最新机型使检查过程简化，适应证增宽（无须控制心率），屏气扫描时间缩短至 1~4s，射线剂量和对比剂用量均远低于冠脉造影，且图像质量不断提高。

（五）冠状动脉造影术

冠状动脉造影是目前诊断冠心病的最可靠方法。适应证为：①临床及无创性检查不能明确诊断者。②临床及无创性检查提示有严重冠心病，进行冠状动脉造影，以选择做血运重建术，改善预后。③心绞痛内科治疗无效者。④需考虑做介入性手术者。尤其近年来多数患者采用经桡动脉途径，避免了患者术后必须卧床的需要，大大减轻了患者的痛苦。

（六）鉴别诊断

慢性稳定型心绞痛要与以下疾病相鉴别：①急性冠脉综合征。②其他疾病引起的心绞痛，如严重的主动脉瓣狭窄或关闭不全、风湿性冠状动脉炎、梅毒性主动脉炎、肥厚型心肌病、心肌桥病变等均可引起心绞痛。③肋间神经痛和肋软骨炎。④心脏神经症。⑤不典型疼痛还需与反流性食管炎等食管疾病、膈疝、消化性溃疡、肠道疾病、颈椎病等相鉴别。

三、治疗

（一）治疗目标与措施

稳定型心绞痛治疗主要有 2 个目标：①预防心肌梗死的发生和延长寿命。②缓解心绞痛症状及减少发作频率以改善生活质量。第一个目标是最终目标。如果有数种策略可供选择，且都能够达到缓解心绞痛的效果，那么能否有效预防死亡将是其选择的主要依据。

对慢性稳定型心绞痛的治疗措施选择包括减少心血管病危险因素的生活方式改变，药物治疗以及血运重建 3 个方面。临床医师应根据患者个体情况的差异和伴随疾病的不同，而选择不同的治疗方案。

(二) 改变生活方式

生活方式的改变是慢性稳定型心绞痛治疗的重要手段，因为它可以改善症状和预后，并且相对较经济，应该鼓励每个患者持之以恒。

1. 戒烟

吸烟是导致冠心病的主要危险因素，有研究表明，戒烟可使冠心病病死率下降 36%，其作用甚至超过单独应用他汀、阿司匹林的作用。因此，应积极劝诫吸烟患者进行戒烟治疗。

2. 饮食干预

以蔬菜、水果、鱼和家禽作为主食。饮食干预是调脂治疗的有效补充手段，单独低脂饮食就可使血清中的胆固醇成分平均降低 5%。改变饮食习惯（如摄入地中海饮食或鱼油中的高 ω-3 不饱和脂肪酸）能增加其预防心绞痛的作用。

3. 控制体重

肥胖与心血管事件密切相关。目前还没有干预试验显示体重减轻可以减轻心绞痛的程度，但体重的减轻可以减少心绞痛发作频率，且可能改善预后。现今随着肥胖程度的增加（尤其是腹型肥胖），可出现以肥胖、胰岛素抵抗、脂质紊乱、高血压为特征的代谢综合征，后者可导致心血管事件的增加。目前有新的治疗方法可减少肥胖和代谢综合征，大麻素 1 型受体拮抗药联合低热量饮食，可显著减轻体重和减少心血管事件危险因素，但其对冠心病肥胖患者的作用尚待确立。

4. 糖尿病

对所有糖尿病患者必须严格控制血糖，因其可减少长期并发症（包括冠心病）。一级预防试验及心肌梗死后的二级预防试验表明，强化降糖治疗可减少致残率和死亡率，且心肌梗死时血糖控制不佳提示预后不佳。

5. 适度运动

鼓励患者进行可以耐受的体力活动，因为运动可以增加运动耐量，减少症状的发生，运动还可以减轻体重，提高高密度脂蛋白浓度，降低血压、血脂，还有助于促进冠状动脉侧支循环的形成，可以改善冠心病患者的预后。值得注意的是，每个患者应该根据自身的具体病情制定符合自身的运动方式和运动量，最好咨询心脏科医生。

（三）药物治疗

以下将根据作用机制不同分述稳定型心绞痛内科治疗的药物：

1. 抗血小板治疗

（1）阿司匹林：乙酰水杨酸（aspirin，阿司匹林）可以抑制血小板在动脉粥样硬化斑块上的聚集，防止血栓形成，同时通过抑制血栓素 A_2（TXA_2）的形成，抑制 TXA_2 所致的血管痉挛。因此阿司匹林虽不能直接改善心肌氧的供需关系，但能预防冠状动脉内微血栓或血栓形成，有助于预防心脏事件的发生。稳定型心绞痛患者可采用小剂量 75～150 mg/d。不良反应主要有胃肠道反应等。颅内出血少见，在上述剂量情况下发生率小于 0.1%/y。在长期应用阿司匹林过程中，应该选择最小的有效剂量，达到治疗目的和胃肠道不良反应方面的平衡。

（2）ADP 受体拮抗药：噻氯匹定 250 mg，1～2 次/d，或氯吡格雷首次剂量 300 mg，然后 75 mg/d，通过 ADP 受体抑制血小板内钙离子活性，并抑制血小板之间纤维蛋白原的形成。本类药物与阿司匹林作用机制不同，合用时可明显增强疗效，但合用不作为常规治疗，而趋向于短期使用，如预防支架后急性或亚急性血栓形成，或用于有高凝倾向，近期有频繁休息时心绞痛或反复出现心内膜下梗死者。氯吡格雷是一种可供选择的对胃黏膜没有直接作用的抗血小板药物，可用于不能耐受阿司匹林或对阿司匹林过敏的患者。

（3）肝素或低分子肝素：抗凝治疗主要为抗凝血酶治疗，肝素为最有效的药物之一。近年来，大规模的临床试验表明低分子肝素对降低心绞痛尤其是不稳定型心绞痛患者的急性心肌梗死发生率方面优于静脉普通肝素，故已作为不稳定型心绞痛的常规用药，而不推荐作为抗血小板药物用于稳定型心绞痛患者。

2. 抗心绞痛药物

（1）β 受体阻滞药：β 受体阻滞药通过阻断拟交感胺类的作用，一方面减弱心肌收缩力和降低血压而起到明显降低心肌耗氧量的作用；另一方面减慢心率，增加心脏舒张期时间，增加心肌供血时间，并且能防止心脏猝死。既能缓解症状又能改善预后。因此，β 受体阻滞药是稳定型心绞痛的首选药物。β 受体阻滞药应该从小剂量开始应用，逐渐增加剂量，使安静时心率维持在 55～60 次/min，严重心绞痛可降至 50 次/min。

普萘洛尔是最早用于临床的 β 受体阻滞药，用法 3～4 次/d，每次 10 mg，对治疗高血压、心绞痛、急性心肌梗死已有 30 多年的历史，疗效十分肯定。但由于普萘洛尔是非选择性 β 受体阻滞药，在治疗心绞痛等方面现已逐步被 β 受体选择性阻滞药所取代。目前临床上的常用的制剂有美托洛尔 12.5~50 mg，2 次/d；阿替洛尔 12.5~25 mg，2 次/d；醋丁洛尔 200~400 mg/d，分 2~3 次服；比索洛尔 2.5~10 mg，1 次/d；噻利洛尔 200~400 mg，1 次/d 等。

β 受体阻滞药的禁忌证：心率小于 50 次/min、动脉收缩压小于 90 mmHg、中重度心力衰竭、二到三度房室传导阻滞、严重慢性阻塞性肺部疾病或哮喘、末梢循环灌注不良、严重抑郁者等。

本药可与硝酸酯类药物合用，但需注意：①本药与硝酸酯类制剂有协同作用，因而起始剂量要偏小，以免引起直立性低血压等不良反应。②停用本药时应逐渐减量，如突然停药有诱发心肌梗死的危险。③剂量应逐渐增加到发挥最大疗效，但应注意个体差异。

我国慢性稳定型心绞痛诊断治疗指南指出，β 受体阻滞药是慢性稳定型心绞痛患者改善心肌缺血的最主要药物，应逐步增加到最大耐受剂量。当不能耐受 β 受体阻滞药或疗效不满意时可换用钙拮抗药、长效硝酸酯类或尼可地尔。当单用 β 受体阻滞药疗效不满意时也可加用长效二氯吡啶类钙拮抗药或长效硝酸酯类，对于严重心绞痛患者必要时可考虑 β 受体阻滞药、长效二氢吡啶类钙拮抗药及长效硝酸酯类三药合用（需严密观察血压）。

（2）硝酸酯类制剂：硝酸酯类药物能扩张冠状动脉，增加冠状循环的血流量，还通过对周围血管的扩张作用，减轻心脏前后负荷和心肌的需氧，从而缓解心绞痛。

硝酸酯类常见的不良反应是头晕、头痛、脸面潮红、心率加快、血压下降，患者一般可以耐受，尤其是多次给药后。第一次用药时，患者宜平卧片刻，必要时吸氧。轻度的反应可作为药物起效的指标，不影响继续用药。若出现心动过速或血压降低过多，则不利于心肌灌注，甚至使病情恶化，应减量或停药。

静脉点滴长时间用药可能产生耐受性，需增加剂量，或间隔使用，一般在停用 10 h 以上即可复效。其他途径给药如含服等则不会产生耐受性。

（3）钙离子拮抗药：钙离子拮抗药（Calcium Channel Blockers，CCB 或称钙拮抗药），通过抑制钙离子进入细胞内，以及抑制心肌细胞兴奋-收缩耦联中钙离子的作用，抑制心肌收缩，减少心肌氧耗；扩张冠状动脉，解除冠状动脉痉挛，改善心肌供血；扩张周围血管，降低动脉压，减轻心脏负荷；还降低血液黏滞度，抗血小板聚集，改善心肌微循环。又因其阻滞钙离子的内流而有效防治心肌缺血再灌注损伤，保护心肌。钙离子拮抗药对冠状动脉痉挛引起的变异型心绞痛有很好的疗效，因为它直接抑制冠状动脉平滑肌收缩并使其扩张。

钙离子拮抗药与其他扩血管药物相似，有服药后颜面潮红、头痛、头胀等不良反应。

一般1周左右即可适应，不影响治疗。少数患者发生轻度踝关节水肿或皮疹。部分病例可加重心力衰竭或引起传导阻滞，临床上应予以注意。维拉帕米和地尔硫䓬与β受体阻滞药合用时有过度抑制心脏的危险。因此，临床上不主张非二氢吡啶类钙拮抗药与β受体阻滞药联用。停用本类药物时也应逐渐减量停服，以免发生冠状动脉痉挛。

钙离子拮抗药主要分为二氢吡啶类与非二氢吡啶类。非二氢吡啶类包括地尔硫䓬与维拉帕米，它们在化学结构上并无相同之处。

（4）钾通道激活药：主要通过作用于血管平滑肌细胞和心肌细胞的钾通道，发挥血管扩张、改善心肌供血和增强缺血预适应、保护心肌的作用。尼可地尔是目前临床上唯一使用的此类药物，具有硝酸酯类和钾通道开放的双重作用。但目前尚无证据表明钾通道激活剂优于其他抗心绞痛药物，能明显改善冠心病预后。目前主要用于顽固性心绞痛的综合治疗。尼可地尔用法：每次口服5~10 mg，3次/d。

（5）改善心肌能量代谢：在心肌缺血缺氧状态下，应用曲美他嗪（万爽力）抑制心肌内脂肪酸氧化途径，促使有限的氧供更多地通过葡萄糖氧化产生更多的能量，达到更早阻止或减少缺血缺氧的病理生理改变，从而缓解临床症状，改善预后。

3. 他汀类药物

近代药物治疗稳定型心绞痛的最大进展之一是他汀类药物的开发和应用。该类药物抑制胆固醇合成，增加低密度脂蛋白胆固醇（LDL-C）受体的肝脏表达，导致循环LDL-C清除增加。研究表明他汀类药物可降低LDL胆固醇水平20%~60%。应用他汀类药物后，冠状动脉造影变化所显示的管腔狭窄程度和动脉粥样硬化斑块消退程度相对较少，而患者的临床冠心病事件的危险性降低却十分显著。对此的进一步的解释是他汀类药物除了降低LDL-C、胆固醇、三酰甘油水平和提高高密度脂蛋白胆固醇（HDL-C）水平外，还可能有其他的有益作用，包括稳定甚至缩小粥样斑块、抗血小板、调整内皮功能、改善冠状动脉内膜反应、抑制粥样硬化处炎症、抗血栓和降低血黏度等非调脂效应。

他汀类药物的治疗结果说明，对已确诊为冠心病的患者，经积极调脂后，明显减慢疾病进展并减少以后心血管事件发生。慢性冠心病中许多是稳定型心绞痛患者，他汀类药物对减少心血管事件发生超过对冠状动脉造影显示的冠状动脉病变的改善。慢性稳定型心绞痛患者LDL-C水平应控制在2.6mmol/L以下。

（四）血运重建术

目前有两种疗效肯定的血运重建术用于治疗由冠状动脉粥样硬化所致的慢性稳定型心

绞痛：经皮冠脉介入治疗（Percutaneous Coronary Intervention，PCI）和外科冠状动脉搭桥术（Coronary Artery Bypass Grafting，CABG）。对于稳定型心绞痛患者，冠状动脉病变越重，越宜尽早进行介入治疗或外科治疗，能最大限度恢复改善心肌血供和改善预后而优于药物治疗。

根据现有循证医学证据，中国慢性稳定型心绞痛诊断治疗指南指出，严重左主干或等同病变、3 支主要血管近端严重狭窄、包括前降支（LAD）近端高度狭窄的 1~2 支血管病变，且伴有可逆性心肌缺血及左心室功能受损而伴有存活心肌的严重冠心病患者，行血运重建可改善预后（减少死亡及 MI）。糖尿病合并 3 支血管严重狭窄，无 LAD 近端严重狭窄的单、双支病变心性猝死或持续性室性心动过速复苏存活者，日常活动中频繁发作缺血事件者，血运重建有可能改善预后。对其他类型的病变只是减轻症状或心肌缺血。因此，血运重建应该用于药物治疗不能控制症状者，若其潜在获益大于手术风险，可根据病变特点选择 CABG 或经皮冠状动脉介入治疗（PCI）。

（五）慢性难治性心绞痛

药物和血运重建治疗，能有效改善大部分患者缺血性心脏病的病情。然而，仍有一部分患者尽管尝试了不同的治疗方法，仍遭受心绞痛的严重困扰。难治性的慢性稳定型心绞痛患者被认为是严重的冠心病引起的心肌缺血所致，在排除引发胸痛的非心脏性因素后，可以考虑其他治疗。慢性难治性心绞痛需要一种有效的最佳治疗方案，前提是各种药物都使用到个体所能耐受的最大剂量。其他可予考虑的治疗方法包括：①增强型体外反搏（EECP）。②神经调节技术（经皮电神经刺激和脊髓刺激）。③胸部硬脊膜外麻醉。④经内镜胸部交感神经阻断术。⑤星形神经节阻断术。⑥心肌激光打孔术。⑦基因治疗。⑧心脏移植。⑨调节新陈代谢的药物。

四、预防

对慢性稳定型心绞痛一方面要应用药物防止心绞痛再次发作，另一方面还应从阻止或逆转动脉粥样硬化病情进展，预防心肌梗死等方面综合考虑以改善预后。

第二节 不稳定型心绞痛

一、定义

临床上将原来的初发型心绞痛、恶化型心绞痛和各型自发性心绞痛广义地统称为不稳定型心绞痛（UAP）。其特点是疼痛发作频率增加、程度加重、持续时间延长、发作诱因改变，甚至休息时亦出现持续时间较长的心绞痛。含化硝酸甘油效果差，或无效。本型心绞痛介于稳定型心绞痛和急性心肌梗死之间，易发展为心肌梗死，但无心肌梗死的心电图及血清酶学改变。

不稳定型心绞痛是介于稳定型心绞痛和急性心肌梗死之间的一组临床心绞痛综合征。有学者认为除了稳定的劳力性心绞痛为稳定型心绞痛外，其他所有的心绞痛均属于不稳定型心绞痛，包括初发劳力型心绞痛、恶化劳力型心绞痛、卧位型心绞痛、夜间发作的心绞痛、变异型心绞痛、梗死前心绞痛、梗死后心绞痛和混合型心绞痛。如果劳力性和自发性心绞痛同时发生在一个患者身上，则称为混合型心绞痛。

不稳定型心绞痛具有独特的病理生理机制及临床预后，如果得不到恰当及时的治疗，可能发展为急性心肌梗死。

二、病因及发病机制

目前认为有五种因素与产生不稳定型心绞痛有关，它们相互关联。

（一）冠脉粥样硬化斑块上有非阻塞性血栓

为最常见的发病原因，冠脉内粥样硬化斑块破裂诱发血小板聚集及血栓形成，血栓形成和自溶过程的动态不平衡过程，导致冠脉发生不稳定的不完全性阻塞。

（二）动力性冠脉阻塞

在冠脉器质性狭窄基础上，病变局部的冠脉发生异常收缩、痉挛导致冠脉功能性狭窄，进一步加重心肌缺血，产生不稳定型心绞痛。这种局限性痉挛与内皮细胞功能紊乱、血管收缩反应过度有关，常发生在冠脉粥样硬化的斑块部位。

（三）冠状动脉严重狭窄

冠脉以斑块导致的固定性狭窄为主，不伴有痉挛或血栓形成，见于某些冠脉斑块逐渐增大、管腔狭窄进行性加重的患者，或 PCI 术后再狭窄的患者。

（四）冠状动脉炎症

近年来研究认为斑块发生破裂与其局部的炎症反应有十分密切的关系。在炎症反应中感染因素可能也起一定作用，其感染物可能是巨细胞病毒和肺炎衣原体。这些患者炎症递质标志物水平检测常有明显增高。

（五）全身疾病加重的不稳定型心绞痛

在原有冠脉粥样硬化性狭窄基础上，由于外源性诱发因素影响冠脉血管导致心肌氧的供求失衡，心绞痛恶化加重。常见原因有：①心肌需氧增加，如发热、心动过速、甲亢等。②冠脉血流减少，如低血压、休克。③心肌氧释放减少，如贫血、低氧血症。

三、临床表现

（一）症状

临床上不稳定型心绞痛可表现为新近发生（1个月内）的劳力型心绞痛，或原有稳定型心绞痛的主要特征近期内发生了变化，如心前区疼痛发作更频繁、程度更严重、时间也延长，轻微活动甚至在休息时也发作。少数不稳定型心绞痛患者可无胸部不适表现，仅表现为颌、耳、颈、臂或上胸部发作性疼痛不适，或表现为发作性呼吸困难，其他还可表现为发作性恶心、呕吐、出汗和不能解释的疲乏症状。

（二）体格检查

一般无特异性体征。心肌缺血发作时可发现反常的左室心尖冲动，听诊有心率增快和第一心音减弱，可闻及第三心音、第四心音或二尖瓣反流性杂音。当心绞痛发作时间较长，或心肌缺血较严重时，可发生左室功能不全的表现，如双肺底细小水泡音，甚至急性肺水肿或伴低血压。也可发生各种心律失常。

体检的主要目的是努力寻找诱发不稳定型心绞痛的原因，如难以控制的高血压、低血压、心律失常、梗阻性肥厚型心肌病、贫血、发热、甲状腺功能亢进、肺部疾病等，并确定心绞痛对患者血流动力学的影响，如对生命体征、心功能、乳头肌功能或二尖瓣功能等的影响，这些体征的存在高度提示预后不良。

体检对胸痛患者的鉴别诊断至关重要，有几种疾病状态如得不到及时准确诊断，即可能出现严重后果。如背痛、胸痛、脉搏不整，心脏听诊发现主动脉瓣关闭不全的杂音，提示主动脉夹层破裂，心包摩擦音提示急性心包炎，而奇脉提示心脏压塞，气胸表现为气管移位、急性呼吸困难、胸膜疼痛和呼吸音改变等。

（三）临床类型

1. 静息心绞痛

心绞痛发生在休息时，发作时间较长，含服硝酸甘油效果欠佳，病程 1 个月以内。

2. 初发劳力型心绞痛

新近发生的严重心绞痛（发病时间在 1 个月以内），CCS 分级 Ⅲ 级以上的心绞痛为初发性心绞痛，尤其注意近 48 h 内有无静息心绞痛发作及其发作频率变化。

3. 恶化劳力型心绞痛

既往诊断的心绞痛，最近发作次数频繁、持续时间延长或痛阈降低（CCS 分级增加 Ⅰ 级以上或 CCS 分级 Ⅲ 级以上）。

4. 心肌梗死后心绞痛

急性心肌梗死后 24 h 以后至 1 个月内发生的心绞痛。

5. 变异型心绞痛

休息或一般活动时发生的心绞痛，发作时 ECG 显示暂时性 ST 段抬高。

四、辅助检查

（一）心电图

不稳定型心绞痛患者中，常有伴随症状而出现的短暂的 ST 段偏移伴或不伴有 T 波倒置，但不是所有不稳定型心绞痛患者都发生这种 ECG 改变。ECG 变化随着胸痛的缓解而常完全或部分恢复。症状缓解后，ST 段抬高或降低，或 T 波倒置不能完全恢复，是预后不良的标志。伴随症状产生的 ST 段、T 波改变持续超过 12 h 者可能提示非 ST 段抬高心肌梗死。此外临床表现拟诊为不稳定型心绞痛的患者，胸导联 T 波呈明显对称性倒置（大于等于 0.2 mV），高度提示急性心肌缺血，可能系前降支严重狭窄所致。胸痛患者 ECG 正常也不能排除不稳定型心绞痛可能。若发作时倒置的 T 波呈伪性改变（假正常化），发作后 T 波恢复原倒置状态，或以前心电图正常者近期内出现心前区多导联 T 波深倒，在排除非 Q 波性心肌梗死后结合临床也应考虑不稳定型心绞痛的诊断。

不稳定型心绞痛患者中有 75%~88% 的一过性 ST 段改变不伴有相关症状，为无痛性心肌缺血。动态心电图检查不仅有助于检出上述心肌缺血的动态变化，还可用于不稳定型心绞痛患者常规抗心绞痛药物治疗的评估以及是否需要进行冠状动脉造影和血管重建术的参考指标。

（二）心脏生化标志物

心脏肌钙蛋白：肌钙蛋白复合物包括 3 个亚单位，即肌钙蛋白 T（TnT）、肌钙蛋白 I（TnI）和肌钙蛋白 C（TnC），目前只有 TnT 和 TnI 应用于临床。约有 35% 不稳定型心绞痛患者显示血清 TnT 水平增高，但其增高的幅度与持续的时间与 AMI（急性心肌梗死）有差别。AMI 患者 TnT 大于 3.0 ng/mL 者占 88%，非 Q 波心肌梗死中仅占 17%，不稳定型心绞痛中无 TnT>3.0 ng/mL 者。因此，TnT 升高的幅度和持续时间可作为不稳定型心绞痛与 AMI 的鉴别诊断之参考。

不稳定型心绞痛患者 TnT 和 TnI 升高者较正常者预后差。临床怀疑不稳定型心绞痛者 TnT 定性试验为阳性结果者表明有心肌损伤（相当于 TnT>0.5 μg/L），但如为阴性结果并不能排除不稳定型心绞痛的可能性。

（三）冠状动脉造影

目前仍是诊断冠心病的金标准。在长期稳定型心绞痛的基础上出现的不稳定型心绞痛常提示为多支冠脉病变，而新发的静息心绞痛可能为单支冠脉病变。冠脉造影结果正常提示可能是冠脉痉挛、冠脉内血栓自发性溶解、微循环系统异常等原因引起，或冠脉造影病变漏诊。

不稳定型心绞痛有以下情况时应视为冠脉造影强适应证：①近期内心绞痛反复发作，胸痛持续时间较长，药物治疗效果不满意者可考虑及时行冠状动脉造影，以决定是否急诊介入性治疗或急诊冠状动脉旁路移植术（CABG）。②原有劳力性心绞痛近期内突然出现休息时频繁发作者。③近期活动耐量明显减低，特别是低于 Bruce Ⅱ 级或 4METs 者。④梗死后心绞痛。⑤原有陈旧性心肌梗死，近期出现由非梗死区缺血所致的劳力性心绞痛。⑥严重心律失常、LVEF<40%或充血性心力衰竭。

（四）螺旋 CT 血管造影（CTA）

近年来，多层螺旋 CT 尤其是 64 排螺旋 CT 冠状动脉成像（CTA）在冠心病诊断中正在推广应用。CTA 能够清晰显示冠脉主干及其分支狭窄、钙化、开口起源异常及桥血管病变。有资料显示，CTA 诊断冠状动脉病变的灵敏度 96.33%、特异度 98.16%，阳性预测值 97.22%，阴性预测值 97.56%。其中对左主干、左前降支病变及大于 75% 的病变灵敏度最高，分别达到 100% 和 94.4%。CTA 对冠状动脉狭窄病变、桥血管、开口畸形、支架管腔、斑块形态均显影良好，对钙化病变诊断率优于冠状动脉造影，阴性者不能排除冠心病，阳性者应进一步行冠状动脉造影检查。另外，CTA 也可以作为冠心病高危人群无创性筛选检查及冠脉支架术后随访手段。

（五）其他

其他非创伤性检查包括运动平板试验、运动放射性核素心肌灌注扫描、药物负荷试验、超声心动图等，也有助于诊断。通过非创伤性检查可以帮助决定冠状动脉造影单支临界性病变是否需要做介入性治疗，明确缺血相关血管，为血运重建治疗提供依据。同时可以提供有否存活心肌的证据，也可作为经皮腔内冠状动脉成形术（PTCA）后判断有否再狭窄的重要对比资料。但不稳定型心绞痛急性期应避免做任何形式的负荷试验，这些检查宜放在病情稳定后进行。

五、诊断

（一）诊断依据

对同时具备下述情形者，应诊断不稳定型心绞痛。

1. 临床新出现或恶化的心肌缺血症状表现（心绞痛、急性左心衰竭）或心电图心肌缺血图形。

2. 无或仅有轻度的心肌酶（肌酸激酶同工酶）或 TnT、TnI 增高（未超过 2 倍正常值），且心电图无 ST 段持续抬高。应根据心绞痛发作的性质、特点、发作时体征和发作时心电图改变以及冠心病危险因素等，结合临床综合判断，以提高诊断的准确性。心绞痛发作时心电图 ST 段抬高或压低的动态变化或左束支阻滞等具有诊断价值。

(二) 危险分层

不稳定型心绞痛的诊断确立后，应进一步进行危险分层，以便于对其进行预后评估和干预措施的选择。

根据心绞痛发作情况，发作时 ST 段下移程度以及发作时患者的一些特殊体征变化，将不稳定型心绞痛患者分为高、中、低危险组。

六、鉴别诊断

在确定患者为心绞痛发作后，还应对其是否稳定做出判断。

与稳定型心绞痛相比，不稳定型心绞痛症状特点是短期内疼痛发作频率增加、无规律，程度加重、持续时间延长、发作诱因改变或不明显，甚至休息时亦出现持续时间较长的心绞痛，含化硝酸甘油效果差，或无效，或出现了新的症状，如呼吸困难、头晕甚至昏厥等。不稳定型心绞痛的常见临床类型包括初发劳力型心绞痛、恶化劳力型心绞痛、卧位型心绞痛、夜间发作的心绞痛、变异型心绞痛、梗死前心绞痛、梗死后心绞痛和混合型心绞痛。

临床上，常将不稳定型心绞痛和非 ST 段抬高心肌梗死（NSTEMI）以及 ST 段抬高心肌梗死（STEMI）统称为急性冠脉综合征。

不稳定型心绞痛和非 ST 段抬高心肌梗死（NSTEMI）是在病因和临床表现上相似，但严重程度不同而又密切相关的两种临床综合征，其主要区别在于缺血是否严重到导致足够量的心肌损害，以至于能检测到心肌损害的标志物肌钙蛋白（TnI、TnT）或肌酸激酶同工酶（CK-MB）水平升高。如果反映心肌坏死的标记物在正常范围内或仅轻微增高（未超过 2 倍正常值），就诊断为不稳定型心绞痛，而当心肌坏死标记物超过正常值 2 倍时，则诊断为 NSTEMI。

不稳定型心绞痛和 ST 段抬高心肌梗死（STEMI）的区别，在于后者在胸痛发作的同时出现典型的 ST 段抬高并具有相应的动态改变过程和心肌酶学改变。

七、治疗

不稳定型心绞痛的治疗目标是控制心肌缺血发作和预防急性心肌梗死，治疗措施包括内科药物治疗、冠状动脉介入治疗（PCI）和外科冠状动脉旁路移植手术（CABG）。

（一）一般治疗

对于符合不稳定型心绞痛诊断的患者应及时收住院治疗（最好收入监护病房），急性期卧床休息1~3d，吸氧，持续心电监测。对于低危险组患者留观期间未再发生心绞痛，心电图也无缺血改变，无左心衰竭的临床证据，留观12~24h期间未发现有CK-MB升高，TnT或TnI正常者，可在留观24~48h后出院。对于中危或高危组的患者特别是TnT或TnI升高者，住院时间相对延长，内科治疗亦应强化。

（二）药物治疗

1. 控制心绞痛发作

主要治疗如下：

（1）硝酸酯类：硝酸甘油主要通过扩张静脉，减轻心脏前负荷来缓解心绞痛发作。心绞痛发作时应舌下含化硝酸甘油，初次含硝酸甘油的患者以先含0.5 mg为宜。对于已有含服经验的患者，心绞痛发作时若含0.5 mg无效，可在3~5 min追加1次，若连续含硝酸甘油1.5~2.0 mg仍不能控制疼痛症状，需应用强镇痛药以缓解疼痛，并随即采用硝酸甘油或硝酸异山梨酯静脉滴注，硝酸甘油的剂量以5μg/min开始，以后每5~10 min增加直至症状缓解或收缩压降低1.3kPa（10 mmHg），最高剂量一般不超过80~100μg/min，一旦患者出现头痛或血压降低〔SBP<12.0kPa（90 mmHg）〕应迅速减少静脉滴注的剂量。维持静脉滴注的剂量以10~30μg/min为宜。对于中危和高危险组的患者，硝酸甘油持续静脉滴注24~48h即可，以免产生耐药性而降低疗效。

常用口服硝酸酯类药物：心绞痛缓解后可改为硝酸酯类口服药物。常用药物有硝酸异山梨酯（消心痛）和5-单硝酸异山梨酯。硝酸异山梨酯作用的持续时间为4~5 h，故以每日3~4次口服为妥，对劳力性心绞痛患者应集中在白天给药。5-单硝酸异山梨酯可采用每日2次给药。若白天和夜间或清晨均有心绞痛发作者，硝酸异山梨酯可每6 h给药1次，但宜短期治疗以避免耐药性。对于频繁发作的不稳定型心绞痛患者口服硝酸异山梨酯短效药物的疗效常优于服用5-单硝类的长效药物。硝酸异山梨酯的使用剂量可以从10 mg/次开始，当症状控制不满意时可逐渐加大剂量，一般不超过40 mg/次，只要患者心绞痛发作时口含硝酸甘油有效，即增加硝酸异山梨酯剂量的指征，若患者反复口含硝酸甘油不能缓解症状，常提示患者有极为严重的冠状动脉阻塞病变，此时即使加大硝酸异山梨酯剂量也不一定能取得良好效果。

（2）β受体阻滞药：通过减慢心率、降低血压和抑制心肌收缩力而降低心肌耗氧量，从而缓解心绞痛症状，对改善近、远期预后有益。

对不稳定型心绞痛患者控制心绞痛症状以及改善其近、远期预后均有好处，除有禁忌证外，主张常规服用。首选具有心脏选择性的药物，如阿替洛尔、美托洛尔和比索洛尔等。除少数症状严重者可采用静脉推注β受体阻滞药外，一般主张直接口服给药。剂量应个体化，根据症状、心率及血压情况调整剂量。阿替洛尔常用剂量为12.5~25 mg，每日2次，美托洛尔常用剂量为25~50 mg，每日2~3次，比索洛尔常用剂量为5~10 mg 每日1次，不伴有劳力性心绞痛的变异性心绞痛不主张使用。

（3）钙拮抗药：通过扩张外周血管和解除冠状动脉痉挛而缓解心绞痛，也能改善心室舒张功能和心室顺应性。非二氢吡啶类有减慢心率和减慢房室传导作用。常用药物有两类：①二氢吡啶类钙拮抗药：硝苯地平对缓解冠状动脉痉挛有独到的效果，故为变异性心绞痛的首选用药，一般剂量为10~20 mg，每6h 1次，若仍不能有效控制变异性心绞痛的发作还可与地尔硫 合用，以产生更强的解除冠状动脉痉挛的作用，当病情稳定后可改为缓释和控释制剂。对合并高血压病者，应与β受体阻滞药合用。②非二氢吡啶类钙拮抗药：地尔硫 有减慢心率、降低心肌收缩力的作用，故较硝苯地平更常用于控制心绞痛发作。一般使用剂量为30~60 mg，每日3~4次。该药可与硝酸酯类合用，亦可与β受体阻滞药合用，但与后者合用时需密切注意心率和心功能变化。

如心绞痛反复发作，静脉滴注硝酸甘油不能控制时，可试用地尔硫 短期静脉滴注，使用方法为5~15 μg/（kg·min），可持续静滴24~48 h，在静滴过程中需密切观察心率、血压的变化，如静息心率低于50次/min，应减少剂量或停用。

钙通道阻滞药用于控制下列患者的进行性缺血或复发性缺血症状：①已经使用足量硝酸酯类和β受体阻滞药的患者。②不能耐受硝酸酯类和β受体阻滞药的患者。③变异性心绞痛的患者。因此，对于严重不稳定型心绞痛患者常需联合应用硝酸酯类、β受体阻滞药和钙拮抗药。

2. 抗血小板治疗

阿司匹林为首选药物。急性期剂量应在150~300 mg/d，可达到快速抑制血小板聚集的作用，3d后可改为小剂量即50~150 mg/d维持治疗，对于存在阿司匹林禁忌证的患者，可采用氯吡格雷替代治疗，使用时应注意经常检查血象，一旦出现明显白细胞或血小板降低应立即停药。

（1）阿司匹林：阿司匹林对不稳定型心绞痛治疗目的是通过抑制血小板的环氧化酶快

速阻断血小板中血栓素 A_2 的形成。因小剂量阿司匹林（50~75 mg）需数天才能发挥作用。故目前主张：①尽早使用，一般应在急诊室服用第一次。②为尽快达到治疗性血药浓度，第一次应采用咀嚼法，促进药物在口腔颊部黏膜吸收。③剂量 300 mg，每日 1 次，5d 后改为 100 mg，每日 1 次，很可能需终身服用。

（2）氯吡格雷：为第二代抗血小板聚集的药物，通过选择性地与血小板表面腺苷酸环化酶偶联的 ADP 受体结合而不可逆地抑制血小板的聚集，且不影响阿司匹林阻滞的环氧化酶通道，与阿司匹林合用可明显增加抗凝效果，对阿司匹林过敏者可单独使用。噻氯匹定的最严重不良反应是中性粒细胞减少，见于连续治疗 2 周以上的患者，易出现血小板减少和出血时间延长，亦可引起血栓性血小板减少性紫癜，而氯吡格雷则不明显，目前在临床上已基本取代噻氯匹定。目前对于不稳定型心绞痛患者和接受介入治疗的患者多主张强化血小板治疗，即二联抗血小板治疗，在常规服用阿司匹林的基础上立即给予氯吡格雷治疗至少 1 个月，亦可延长至 9 个月。

（3）血小板糖蛋白 Ⅱb/Ⅲa 受体抑制药：为第三代血小板抑制药，主要通过占据血小板表面的糖蛋白 Ⅱb/Ⅲa 受体，抑制纤维蛋白原结合而防止血小板聚集。但其口服制剂疗效及安全性令人失望。静脉制剂主要有阿昔单抗和非抗体复合物替罗非班、拉米非班、昔料洛非班、Eptifiban、Lafradafiban 等，其在注射停止后数小时作用消失。目前临床常用药物有盐酸替罗非班注射液，是一种非肽类的血小板糖蛋白 Ⅱb/Ⅲa 受体的可逆性拮抗药，能有效地阻止纤维蛋白原与血小板表面的糖蛋白 Ⅱb/Ⅲa 受体结合，从而阻断血小板的交联和聚集。盐酸替罗非班对血小板功能的抑制的时间与药物的血浆浓度相平行，停药后血小板功能迅速恢复到基线水平。在不稳定型心绞痛患者盐酸替罗非班静脉输注可分两步，在肝素和阿司匹林应用条件下，可先给以负荷量 0.4 μg/（kg · min）（30 min），而后以 0.1 μg/（kg · min）维持静脉点滴 48 h。对于高度血栓倾向的冠脉血管成形术患者盐酸替罗非班两步输注方案为负荷量 10 μg/ kg 于 5 min 内静脉推注，然后以 0.15 μg/（kg · min）维持 16~24 h。

3. 抗凝血酶治疗

目前临床使用的抗凝药物有普通肝素、低分子肝素和水蛭素，其他人工合成或口服的抗凝药正在研究或临床观察中。

（1）普通肝素：是常用的抗凝药，通过激活抗凝血酶而发挥抗栓作用，静脉滴注肝素会迅速产生抗凝作用，但个体差异较大，故临床需化验部分凝血活酶时间（APTT）。一般将 APTT 延长至 60~90 s 作为治疗窗口。多数学者认为，在 ST 段不抬高的急性冠状动脉综合征，治疗时间为 3~5d，具体用法为 75 U/ kg，静脉滴注维持，使 APTT 在正常的1.5~2倍。

（2）低分子肝素：低分子肝素是由普通肝素裂解制成的小分子复合物，分子量在 2 500~7 000，具有以下特点：抗凝血酶作用弱于肝素，但保持了抗因子 Xa 的作用，因而抗因子 Xa 和凝血酶的作用更加均衡；抗凝效果可以预测，不需要检测 APTT；与血浆和组织蛋白的亲和力弱，生物利用度高；皮下注射，给药方便；促进更多的组织因子途径抑制物生成，更好地抑制因子 Ⅶ 和组织因子复合物，从而增加抗凝效果等。许多研究均表明低分子肝素在不稳定型心绞痛和非 ST 段抬高心肌梗死治疗中起的作用至少等同或优于经静脉应用普通肝素。低分子肝素因生产厂家不同而规格各异，一般推荐量按不同厂家产品以千克体重计算进行皮下注射，连用一周或更长。

（3）水蛭素：是从药用水蛭唾液中分离出来的第一个直接抗凝血酶制药，通过重组技术合成的是重组水蛭素。重组水蛭素理论上优点有：无须通过 AT-Ⅲ 激活凝血酶；不被血浆蛋白中和；能抑制凝血块黏附的凝血酶；对某一剂量有相对稳定的 APTT，但主要经肾脏排泄，在肾功能不全者可导致不可预料的蓄积。多数试验证实水蛭素能有效降低死亡与非致死性心肌梗死的发生率，但出血危险有所增加。

（4）抗血栓治疗的联合应用：①阿司匹林加 ADP 受体拮抗药：阿司匹林与 ADP 受体拮抗药的抗血小板作用机制不同，一般认为，联合应用可以提高疗效。CURE 试验表明，与单用阿司匹林相比，氯吡格雷联合使用阿司匹林可使死亡和非致死性心肌梗死降低 20%，减少冠状动脉重建需要和心绞痛复发。②阿司匹林加肝素：RISC 试验结果表明，男性非 ST 段抬高心肌梗死患者使用阿司匹林明显降低死亡或心肌梗死的危险，单独使用肝素没有受益，阿司匹林加普通肝素联合治疗的最初 5 天事件发生率最低。目前资料显示，普通肝素或低分子肝素与阿司匹林联合使用疗效优于单用阿司匹林；阿司匹林加低分子肝素等同于甚至可能优于阿司匹林加普通肝素。③肝素加血小板 GP Ⅱb/ Ⅲa 抑制药：PUR-SUTT 试验结果显示，与单独应用血小板 GP Ⅱb/ Ⅲa 抑制药相比，未联合使用肝素的患者事件发生率较高。目前多主张联合应用肝素与血小板 GP Ⅱb/ Ⅲa 抑制药。由于两者连用可延长 APTT，肝素剂量应小于推荐剂量。④阿司匹林加肝素加血小板 GP Ⅱb/ Ⅲa 抑制药：目前，合并急性缺血的非 ST 段抬高心肌梗死的高危患者，主张三联抗血栓治疗，这是目前最有效的抗血栓治疗方案。持续性或伴有其他高危特征的胸痛患者及准备做早期介入治疗的患者，应给予该方案。

第三节　急性心肌梗死

心肌梗死指由于长时间缺血导致心肌细胞死亡，临床上多表现为剧烈而持久的胸骨后疼痛，伴有血清心肌损伤标志物增高及进行性心电图变化，属于急性冠状动脉综合征（Acute Coronary Syndrome，ACS）的严重类型。基本病因是冠状动脉粥样硬化及其血栓形成，造成一支或多支血管管腔狭窄、闭塞，持久的急性缺血达 20~30 min 以上，即可发生心肌梗死。根据心电图 ST 段的改变，可分为 ST 段抬高型心肌梗死（STEMI）和非 ST 段抬高型心肌梗死（NSTEMI），本节主要讨论 STEMI。

一、临床表现

与梗死的范围、部位、侧支循环情况密切相关。

（一）症状

1. 先兆

患者多无明确先兆，部分患者在发病前数日有乏力，胸部不适，活动时心悸、气急、烦躁、心绞痛等前驱症状，其中以新发生心绞痛（初发型心绞痛）或原有心绞痛加重（恶化型心绞痛）最为突出。

2. 疼痛

（1）最主要、最先出现的症状。多发生于清晨，疼痛部位和性质与心绞痛相同，但程度更重，持续时间较长，可达数小时或更长，休息和含用硝酸甘油片多不能缓解。诱因多不明显，且常发生于安静时。

（2）部分患者疼痛位于上腹部，被误认为胃穿孔、急性胰腺炎等急腹症；部分患者疼痛放射至下颌、颈部、背部上方，被误认为骨关节痛。

（3）少数患者无疼痛，一开始即表现为休克或急性心力衰竭。

3. 全身症状

除疼痛外，患者常出现烦躁不安、出汗、恐惧、胸闷或有濒死感。少部分患者在疼痛发生后 24~48 h 出现发热、心动过速、白细胞增高和红细胞沉降率增快等，体温一般小于等于 38 ℃，持续约一周。

4. 胃肠道症状

疼痛剧烈时常伴有频繁的恶心、呕吐和上腹胀痛，下壁心肌梗死时更为常见，与迷走神经受坏死心肌刺激和心排血量降低，组织灌注不足等有关。肠胀气亦不少见，重症者可发生呃逆。

5. 心律失常

见于 75%~95% 的患者，多发生在起病 1~2 d，以 24 h 内最多见。可出现各种心律失常，如室性心律失常（期前收缩、室速、室颤）、传导阻滞（房室传导阻滞和束支传导阻滞）。

6. 低血压和休克

疼痛期常见血压下降，未必是休克。休克多在起病后数小时至数日内发生，见于约 20% 的患者，主要是心源性，表现为疼痛缓解而收缩压仍低于 80 mmHg，有烦躁不安、面色苍白、皮肤湿冷、脉细而快、大汗淋漓、尿量减少（小于 20 mL/h）、反应迟钝，甚至晕厥。

7. 心力衰竭

主要是急性左心衰竭，可在起病最初几天内发生，或在疼痛、休克好转阶段出现，发生率为 32%~48%。出现呼吸困难、咳嗽、发绀、烦躁等症状，严重者可发生肺水肿。右心室梗死者可一开始即出现右心衰竭表现，有颈静脉怒张、肝大、水肿等右心衰竭表现伴血压下降。

（二）体征

1. 心脏体征

①心脏浊音界可正常也可轻度至中度增大；②心率多增快，少数也可减慢、不齐；③心尖区第一心音减弱，可出现第四心音（心房性）奔马律，少数有第三心音（心室性）奔马律；④10%~20% 患者在起病第 2~3 天出现心包摩擦音，为反应性纤维性心包炎所致，常提示透壁性心肌梗死；⑤心尖区可出现粗糙的收缩期杂音或伴收缩中晚期喀喇音，为二尖瓣乳头肌功能失调或断裂所致。

2. 血压

除极早期血压可增高外，几乎所有患者都有血压降低。起病前有高血压者，血压可降至正常，且可能不再恢复到起病前的水平。

3. 其他

可有与心律失常、休克或心力衰竭相关的其他体征。

二、辅助检查

（一）心电图

特征如下：

1. 特征性改变：STEMI 心电图表现特点为：①ST 段抬高：多呈弓背向上型；②宽而深的 Q 波（病理性 Q 波），在面向透壁心肌坏死区的导联上出现；③T 波倒置，在面向损伤区周围心肌缺血区的导联上出现，在背向心肌梗死（MI）区的导联则出现相反的改变，即 R 波增高、ST 段压低和 T 波直立并增高。

2. 动态性演变：高大两肢不对称的 T 波（数小时）→ST 段明显抬高，可与直立 T 波形成单相曲线→R 波减低，Q 波出现（数小时至数天）→抬高 ST 段回落、T 波平坦或倒置。

3. 定位和定范围：STEMI 的定位和定范围可根据出现特征性改变的导联数来判断。

（二）超声心动图

二维和 M 型超声心动图也有助于了解心室壁的运动和左心室功能，诊断室壁瘤和乳头肌功能失调、室间隔穿孔、心脏破裂等。

（三）实验室检查内容

1. 起病 24~48h 后白细胞可增至（10~20）×10^9/L，中性粒细胞增多，嗜酸性粒细胞减少或消失；红细胞沉降率（ESR）增快；C 反应蛋白（CRP）增高均可持续 1~3 周。起病数小时至 2 日内血中游离脂肪酸增高。

2. 血心肌坏死标志物动态变化：目前推荐使用的心肌损伤标志物包括肌钙蛋白 I 或 T（cTnI/cTnT），肌红蛋白（Mb）和肌酸磷酸激酶同工酶（CK-MB）。

肌红蛋白（Mb）对早期诊断的初筛有较高价值，但确诊有赖于 cTnI/cTnT 或 CK-MB。Mb 和 CK-MB，对再梗死的诊断价值较大。梗死时间较长者，cTnI/cTnT 检测是唯一的有价值检查。

三、诊断和鉴别诊断

（一）诊断标准

1. 心肌标志物（最好是肌钙蛋白）增高大于等于正常上限 2 倍或增高后降低，并有以下至少一项心肌缺血的证据：①心肌缺血临床症状；②心电图出现新的心肌缺血变化，即新的 ST 段改变或左束支传导阻滞；③心电图出现病理性 Q 波；④影像学证据显示新的心肌活力丧失或区域性室壁运动异常。

2. 突发、未预料的心脏性死亡，涉及心脏停搏，常伴有提示心肌缺血的症状、推测为新的 ST 段抬高或左束支传导阻滞、冠状动脉造影或尸体检验显示有新鲜血栓的证据，死亡发生在可取得血标本之前，或心脏生物标志物在血中升高之前。

3. 基线肌钙蛋白正常，接受经皮冠状动脉介入术（PCI）的患者，肌钙蛋白超过正常上限的 3 倍，定为 PCI 相关的心肌梗死。

4. 基线肌钙蛋白值正常，行冠状动脉旁路移植术（CABG）患者，肌耗蛋白升高超过正常上限的 5 倍并发生新的病理性 Q 波或新的左束支传导阻滞，或有冠状动脉造影或其他心肌活力丧失的影像学证据，定义为与 CABG 相关的心肌梗死。

5. 有 AMI 的病理学发现。

（二）鉴别诊断

临床发作胸痛，结合心电图和心肌损伤标志物，鉴别诊断并不困难。不要为了鉴别而耽搁急诊再关注治疗的时间。

四、并发症

（一）乳头肌功能失调或断裂

二尖瓣乳头肌因缺血、坏死出现收缩功能障碍，二尖瓣关闭不全，心尖区出现收缩中晚期喀喇音和吹风样收缩期杂音，第一心音减弱，多伴心力衰竭。严重者，可迅速发生肺水肿，在数日内死亡。

（二）心脏破裂

少见，多在起病 1 周内出现。心室游离壁破裂则造成心包积血、急性心脏压塞而猝死。室间隔破裂造成穿孔可在胸骨左缘第 3~4 肋间出现收缩期杂音，可引起心力衰竭和休克，死亡率高。

（三）心室壁瘤

或称室壁瘤，主要见于左心室，发生率为 5%~20%。体格检查可见左侧心界扩大，心脏搏动范围较广，可有收缩期杂音。瘤内发生附壁血栓时，心音减弱。心电图 ST 段持续抬高。X 线透视、摄影、超声心动图、放射性核素心脏血池显像以及左心室造影可见局部心缘突出，搏动减弱或有反常搏动。

其他并发症，如栓塞、心肌梗死后综合征等发生率较低，临床意义不大。

五、治疗

对于 STEMI 患者，治疗原则是尽快恢复心肌的血液灌注，以挽救濒死的心肌，防止梗死扩大，保护心功能。

（一）监护和一般治疗

1. 休息：急性期须住院、卧床休息。

2. 心电、血压监护。

3. 吸氧：对有呼吸困难和血氧饱和度降低者，最初几日间断或持续通过鼻导管面罩吸氧。

4. 护理：建立静脉通道，保持给药途径畅通。急性期 12 h 卧床休息，若无并发症，24h 内应鼓励患者在床上进行肢体活动，若无低血压，第 3 天就可在病房内走动；梗死后第 4~5 天，逐步增加活动直至每天 3 次步行 100~150 m。

5. 解除疼痛：除舌下含服或静脉点滴硝酸甘油外，可以使用吗啡等镇痛药缓解疼痛。

（二）抗栓治疗

1. 抗血小板治疗

抗血小板治疗已成为急性 STEMI 常规治疗。

（1）阿司匹林：首次 300 mg 嚼服，以后 100 mg/d 口服。

（2）氯吡格雷：负荷量：急诊 PCI 前首次 300~600 mg 顿服，静脉溶栓前 150 mg（≤75 岁）或 75 mg（>75 岁）；常规应用剂量：75 mg/d 口服。也可用替格瑞洛、普拉格雷替代。

（3）替罗非班：属于静脉注射用 GPⅡb/Ⅲa 受体拮抗剂。主要用于：①高危；②拟转运进行经皮冠状动脉介入治疗（PCI）；③出血风险低（Crusade 评分<30）；④造影显示大量血栓；⑤PCI 术中出现慢血流或无复流。

起始推注剂量为 10 μg/kg，在 3 min 内推注完毕，而后以 0.15 μg/（kg·min）的速率维持滴注，持续 36~48 h。

2. 抗凝治疗

凝血酶是使纤维蛋白原转变为纤维蛋白最终形成血栓的关键环节，因此抑制凝血酶至关重要。所有 STEMI 患者急性期均进行抗凝治疗。非介入治疗患者，抗凝治疗要达到 8 天或至出院前；行急诊介入治疗的患者，抗凝治疗可在介入术后停用或根据患者情况适当延长抗凝时间。

（1）普通肝素：①溶栓治疗：可先静脉注射肝素 60 U/kg（最大量 4 000 U），继以 12 U/（kg·h）（最大 1 000 U/kg），使 AFTT 值维持在对照值 1.5~2.0 倍（为 50~70 s），至少应用 48 h。尿激酶和链激酶均为非选择性溶栓剂，可在溶栓后 6h 开始测定 APTT 或活化凝血时间（ACT），待其恢复到对照时间 2 倍以内时开始给予皮下肝素治疗。②直接 PCI：与 GPⅡb/Ⅲa 受体拮抗剂合用者，肝素剂量应为 50~70 U/kg，使 ACT>200 s；未使用 GPⅡb/Ⅲa 受体拮抗剂者，肝素剂量应为 60~100 U/kg，使 ACT 达到 250~350 s。③对于因就诊晚、已失去溶栓治疗机会、临床未显示有自发再通情况，静脉滴注肝素治疗是否有利并无充分证据。

使用肝素期间应监测血小板计数，及时发现肝素诱导的血小板减少症。

（2）低分子量肝素：使用方便，不需监测凝血时间，有条件尽量替代普通肝素。

（3）磺达肝癸钠：是间接 Xa 因子抑制剂，接受溶栓或未行再灌注治疗的患者，磺达肝癸钠有利于降低死亡和再梗死而不增加出血并发症。无严重肾功能不全的患者，初始静脉注射 2.5 mg，以后每天皮下注射 2.5 mg，最长 8 天。在用于直接 PCI 时，应与普通肝素联合应用，以减少导管内血栓的风险。

（4）比伐卢定：在直接 PCI 时，可以使用比伐卢定。先静脉推注 0.75 mg/min，再静脉滴注 1.75 mg/（kg·min），不需监测 ACT，操作结束时停止使用。不需要同时使用替罗非班，降低出血发生率。

（三）再灌注疗法

起病 3~6h，最多在 12h 内，使闭塞的冠状动脉再通，心肌得到再灌注，濒临坏死的心肌可能得以存活或使坏死范围缩小，减轻梗死后心肌重塑，改善预后，是一种积极的治疗措施。

1. 介入治疗（PCI）

（1）直接 PCI：直接 PCI 适应证包括：①症状发作小于 12 h 的 STEMI 或伴有新出现的左束支传导阻滞。②在发病 36h 内发生心源性休克，或休克发生 18 h 以内者。③如果患者在发病 12～24 h 内具备以下 1 个或多个条件时可行直接 PCI 治疗：a. 严重心力衰竭；b. 血流动力学或心电不稳定；c. 持续缺血的证据。

（2）转运 PCI：高危 STEMI 患者就诊于无直接 PCI 条件的医院，尤其是有溶栓禁忌证或虽无溶栓禁忌证但已发病大于 3 h 的患者，可在抗栓（抗血小板，如口服阿司匹林、氯吡格雷或肝素抗凝）治疗同时，尽快转运患者至有条件实施急诊 PCI 的医院进行治疗。

（3）溶栓后紧急 PCI：接受溶栓治疗的患者无论临床判断是否再通，都应进行冠状动脉造影检查及可能的 PCI 治疗：①溶栓未再通者：尽早实施冠状动脉造影。②溶栓再通者：溶栓后 3～24 h 内行冠状动脉造影检查。

2. 溶栓治疗

无条件施行介入治疗或因转送患者到可施行介入治疗的单位超过 3 h，如无禁忌证应在接诊患者后 30 min 内对患者实施静脉溶栓治疗。

（1）适应证：①发病 12 h 以内 STEMI 患者，无溶栓禁忌证，不具备急诊 PCI 治疗条件，转诊行 PCI 的时间大于 3 h。②对发病 12～24 h 仍有进行性缺血性疼痛和至少 2 个胸导联或肢体导联 ST 段抬高大于 0.1 mV 的患者，若无急诊 PCI 条件，对经过选择的患者也可进行溶栓治疗。③对再梗死患者，如果不能立即（症状发作后 60 min 内）进行冠状动脉造影和 PCI，可给予溶栓治疗。

（2）禁忌证：①既往任何时间脑出血病史；②脑血管结构异常（如动静脉畸形）；③颅内恶性肿瘤（原发或转移）；④6 个月内缺血性卒中或短暂性脑缺血史（不包括 3h 内的缺血性卒中）；⑤可疑主动脉夹层；⑥活动性出血或者出血体质（不包括月经来潮）；⑦3 个月内的严重头部闭合性创伤或面部创伤；⑧慢性、严重、没有得到良好控制的高血压或目前血压严重控制不良（收缩压≥180 mmHg 或者舒张压≥110 mmHg）；⑨痴呆或已知的其他颅内病变；⑩创伤（3 周内）或者持续>10 min 的心肺复苏，或者 3 周内进行过大手术；⑪近期（4 周内）内脏出血；⑫近期（2 周内）不能压迫止血部位的大血管穿刺；⑬感染性心内膜炎；⑭5 天至 2 年内曾应用过链激酶，或者既往有此类药物过敏史（不能重复使用链激酶）；⑮妊娠；⑯活动性消化性溃疡；⑰目前正在应用口服抗凝治疗

〔国际标准化比值（INR）水平越高，出血风险越大〕。

（3）溶栓药物的选择：以纤维蛋白溶酶原激活剂激活血栓中纤维蛋白溶酶原，使之转变为纤维蛋白溶酶而溶解冠状动脉内的血栓。国内常用：①尿激酶（UK）：30 min 内静脉滴注 150~200 万单位；②链激酶（SK）或重组链激酶（rSK）：以 150 万单位静脉滴注，在 60 min 内滴完，用链激酶时，应注意寒战、发热等过敏反应；③重组组织型纤维蛋白溶酶原激活剂（rt-PA）：100 mg 在 90 min 内静脉给予，先静脉注入 15 mg，继而 30 min 内静脉滴注 50 mg，其后 60 min 内再滴注 35 mg。用 rt-PA 前先用肝素 5 000 U 静脉注射，用药后继续以肝素每小时 700~1 000U 持续静脉滴注共 48h，以后改为皮下注射 7 500 U 每12h 一次，连用 3~5 天（也可用低分子量肝素）。

（4）溶栓成功的判断：可以根据冠状动脉造影直接判断，或根据以下条件间接判断：①心电图抬高最为明显的导联的 ST 段于 2 h 内回降>50%；②胸痛 2 h 内基本消失；③2 h 内出现再灌注性心律失常；④血清 CK-MB 酶峰值提前出现（14 h 内）。

🔒 第十三章 心律失常

心律失常是临床常见病症。在我国，心血管疾病的发生呈不断增长的趋势。从地域上来看，南方心血管疾病的发生率要低于北方发生率；从年龄角度来看，老年群体的心房纤颤、室性期前收缩、窦性心动过缓等发生率要高于非老年群体。目前我国心律失常的发病特点为：发病率高，危害大，合并器质性心脏病后，易出现恶性心律失常而导致猝死的发生，而目前人们对心律失常的认识不足，就诊率较低，出现恶性心律失常后成功救治率低，因此关于心律失常的诊断及治疗已经逐渐受到人们的重视。

第一节　快速性心律失常

一、期前收缩

期前收缩是指起源于窦房结以外的任何部位的冲动提前出现，简称期前收缩。正常人与各种心脏病患者均可发生，可有心悸，与频发程度不直接相关，通常无须治疗。

（一）房性期前收缩

房性期前收缩冲动起源于心房的任何部位。正常成年人进行 24 h 心电检测，大约 60% 有房性期前收缩发生。各种器质性心脏病患者均可发生房性期前收缩，并可能是快速性房性心律失常的先兆。心电图 P 波提前发生，与窦性 P 波形态不同，可无 QRS 波发生（被称为阻滞的或未下传的房性期前收缩）或缓慢传导（下传的 PR 间期延长）现象。房性期前收缩下传的 QRS 波群形态通常正常，亦可出现宽大畸形的 QRS 波群，称为室内差异性传导。房性期前收缩常使窦房结提前发生除极，因而包括期前收缩在内前、后两个窦性 P 波的间期，短于窦性 PP 间期的 2 倍，称为不完全性代偿间歇。通常无须治疗。当有明显症状或因房性期前收缩触发室上性心动过速时，应给予治疗。吸烟，饮酒与喝咖啡均

— 265 —

可诱发房性期前收缩，应劝导患者戒除或减量。治疗药物包括普罗帕酮、莫雷西嗪或 β 受体阻滞药。

（二）房室交界性期前收缩

房室交界性期前收缩简称交界性期前收缩。冲动起源于房室交界区，可前向和逆向传导，分别产生提前发生的 QRS 波群与逆行 P 波。逆行 P 波可位于 QRS 波群之前（PR 间期<0.12 s），之中或之后（PR 间期<0.20 s）。QRS 波群形态正常，当发生室内差异性传导，QRS 波群形态可有变化。治疗同房性期前收缩。

（三）室性期前收缩

室性期前收缩是一种最常见的心律失常。正常人与各种心脏病患者均可发生室性期前收缩。正常人发生室性期前收缩的概率随年龄的增长而增加。常见于高血压、冠心病、心肌病、风湿性心脏病与二尖瓣脱垂患者。心肌炎、缺血、缺氧、麻醉和手术均可发生室性期前收缩。洋地黄、奎尼丁、三环类抗抑郁药中毒发生严重心律失常之前常先有室性期前收缩出现。电解质紊乱（低钾、低镁等），精神不安，过量烟、酒、咖啡亦能诱发。室性期前收缩常无与之直接相关的症状；每一患者是否有症状或症状的轻重程度与期前收缩的频发程度不直接相关。患者可感到心悸，类似电梯快速升降的失重感或代偿间歇后有力的心脏搏动。听诊时，室性期前收缩后出现较长的停歇，室性期前收缩之第二心音强度减弱，仅能听到第一心音。桡动脉搏动减弱或消失。颈静脉可见正常或巨大的 a 波。心电图的特征为提前发生的宽大畸形 QRS 波群，时限通常超过 0.12 s，ST 段与 T 波的方向与 QRS 主波方向相反。室性期前收缩与其前面的窦性搏动之间期（称为配对间期）恒定，之后出现完全性代偿间歇。如果室性期前收缩恰巧插入两个窦性搏动之间，称为间位性室性期前收缩。室性期前收缩可孤立或规律出现。二联律是指每个窦性搏动后跟随一个室性期前收缩；三联律是每两个正常搏动后出现一个室性期前收缩；以此类推。连续发生两个室性期前收缩称成对室性期前收缩。连续 3 个或以上室性期前收缩称室性心动过速。同一导联内，室性期前收缩形态相同者，为单形性室性期前收缩；形态不同者称多形性或多源性室性期前收缩。

室性并行心律，心室的异位起搏点规律地自行发放冲动，并能防止窦房结冲动入侵。其心电图表现为：①异位室性搏动与窦性搏动的配对间期不恒定；②长的两个异位搏动的间距，是最短的两个异位搏动间期的整倍数；③当主导心律（如窦性心律）的冲动下传与心室异位起搏点的冲动几乎同时抵达心室，可产生室性融合波，其形态介于以上两种 QRS 波群形态之间。

首先应对患者室性期前收缩的类型、症状及其原有心脏病变做全面了解；然后，根据不同的临床状况决定是否给予治疗，采取何种方法治疗以及确定治疗的终点。

无器质性心脏病时，室性期前收缩不会增加此类患者发生心脏性死亡的危险性，如无明显症状，不必使用药物治疗。如患者症状明显，治疗以消除症状为目的。应特别注意对患者做好耐心解释，说明这种情况的良性预后，减轻患者的焦虑与不安。避免诱发因素，如吸烟、咖啡、应激等。药物宜选用 β 受体阻滞药、美西律、普罗帕酮、莫雷西嗪等。如有急性心肌缺血，尤其在急性心肌梗死发病开始的 24h 内，患者有很高的原发性心室颤动的发生率。自从开展冠心病加强监护病房处理急性心肌梗死患者后，尤其近年来成功开展溶栓或直接经皮介入干预，早期开通梗死相关血管的实现，使原发性心室颤动发生率大大下降。近年研究发现，原发性心室颤动与室性期前收缩的发生并无必然联系。目前不主张预防性应用抗心律失常药物。若急性心肌梗死发生窦性心动过速与室性期前收缩，早期应用 β 受体阻滞药可能减少心室颤动的危险。急性肺水肿或严重心力衰竭并发室性期前收缩，治疗应针对改善血流动力学障碍，同时注意有无洋地黄中毒或电解质紊乱（低钾，低镁）。研究表明，应用 I a 类抗心律失常药物能有效减少室性期前收缩，但本身具有致心律失常作用，总病死率和猝死的风险反而增加，因此应当避免应用 I 类药物治疗心肌梗死后室性期前收缩。β 受体阻滞药对室性期前收缩的疗效不显著，但能降低心肌梗死后猝死发生率、再梗死率和总病死率。

二、心动过速

（一）窦性心动过速

成年人窦性心率的频率超过 100 次/d，为窦性心动过速。通常逐渐开始和终止。刺激迷走神经可使其频率逐渐减慢，停止刺激后又加速至原先水平。心电图显示窦性心率的 P 波在 I、II、aVF 导联直立，aVR 倒置，PR 间期 0.12~0.20 s，频率大多在 100~150 次/min，偶有高达 200 次/分。可见于健康人吸烟，饮茶或咖啡、饮酒、体力活动及情绪激动时。某些病理状态，如发热、甲状腺功能亢进、贫血、休克、心肌缺血、充血性心力衰竭以及应用肾上腺素，阿托品等药物亦可引起窦性心动过速。治疗应针对病因和去除诱发因素。必要时 β 受体阻滞药或非二氢吡啶类钙通道阻滞药（如地尔硫䓬）可用于减慢心率。

（二）室上性心动过速

起源于心房或房室交接部的心动过速，统称为室上性心动过速。其病因、临床表现相似，治疗原则，预防及其预后也基本一致，便于临床治疗。室上性心动过速常见于无器质性心脏病者，器质性疾病病因最常见为预激综合征，房室结双通道占30%，其他包括冠心病，原发性心肌病、甲状腺功能亢进，洋地黄中毒等。室上性阵发性心动过速常伴有各种器质性心脏病、冠心病、急性心肌梗死、二尖瓣脱垂、艾勃斯坦畸形心脏手术以及 Q-T 间期延长综合征。诱因包括运动过度、疲劳、情绪激动、妊娠、饮酒或吸烟过多等。通常能自行消失，压迫颈动脉窦，压迫眼球或做瓦氏动作、米勒动作等可达到刺激迷走神经，减慢心率的目的，简便易行，但疗效较低。假如患者耐受性良好，仅需密切观察和治疗原发疾病，已用洋地黄者应立即停药，亦不应施行电复律。洋地黄中毒引起者，可给予钾盐，利多卡因或 β 受体阻滞药治疗。其他患者可选用Ⅰa、Ⅰc与Ⅲ类（胺碘酮）药物，或腺苷或维拉帕米静脉注射。非药物治疗包括直流电复律，置入型心脏复律除颤器，经导管消融，外科手术等。室上性心动过速主要包括阵发性室上性心动过速、自律性房性心动过速和非阵发性交界性心动过速。

1. 阵发性室上性心动过速

阵发性室上性心动过速（paroxysmal supraventricular tachycardia，PSVT）是一种阵发性快速而规则的异位心律。大部分室上性心动过速由折返机制引起，折返可发生在窦房结、房室结与心房，分别称为窦房结折返性心动过速，房室结内折返性心动过速与心房折返性心动过速。此外，利用隐匿性房室旁路逆行传导的房室折返性心动过速习惯上亦归属室上性心动过速的范畴，但折返回路并不局限于房室交界区。其特点是突然发作，突然停止，心率常在 160~250 次/min，心律绝对规则，持续数秒、数分钟或数小时、数日。患者通常无器质性心脏病表现，不同性别与年龄均可发生。心悸可能是唯一的表现，但如果有冠心病或其他心脏病史，就可能出现头晕，乏力，呼吸困难，心绞痛，晕厥，心电图检查有缺血的改变。刺激迷走神经的机械方法和药物对室上性心动过速者常可奏效。体检心尖区第一心音强度恒定，心律绝对规则。心电图表现为：①心率 150~250 次/min，节律规则；②QRS波群形态与时限均正常，但发生室内差异性传导或原有束支传导阻滞时，QRS 波群形态异常；③P 波为逆行性（Ⅱ、Ⅲ、aVF 导联倒置），常埋藏于 QRS 波群内或位于其终末部分，P 波与 QRS 波群保持固定关系；④起始突然，通常由一个房性期前收缩触发，其下传的 PR 间期显著延长，随之引起心动过速发作。电生理检查在大多数患者能证实存在房室结双径路。

2. 自律性房性心动过速

自律性房性心动过速大多数伴有房室传导阻滞的阵发性房性心动过速，因自律性增高引起。心肌梗死，慢性肺部疾病，大量饮酒以及各种代谢障碍均可为致病原因。洋地黄中毒特别在低血清钾时易发生这种心律失常。发作短暂，间歇或持续发生。当房室传导比率发生变动时，听诊心律不恒定，第一心音强度变化。颈静脉见到 a 波数目超过听诊心搏次数。心电图表现包括：①心率通常为 150~200 次/min；②P 波形态与窦性者不同，在 Ⅱ、Ⅲ、aVF 导联通常直立；③常出现二度Ⅰ型或Ⅱ型房室传导阻滞，呈现 2∶1 房室传导者亦属常见，但心动过速不受影响；④P 波之间的等电线仍存在（与心房扑动时等电线消失不同）；⑤刺激迷走神经不能终止心动过速，仅加重房室传导阻滞；⑥发作开始时心率逐渐加速。

3. 非阵发性房室交界性心动过速

非阵发性房室交界性心动过速的发生机制与房室交界区组织自律性增高或触发活动有关。最常见为洋地黄中毒，其他为下壁心肌梗死、心肌炎、急性湿热或心瓣膜手术后，亦偶见于正常人。心动过速发作起始与终止时心率逐渐变化，心率 70~150 次/min 或更快，心律通常规则。QRS 波群正常。自主神经系统张力变化可影响心率快慢。如心房活动由窦房结或异位心房起搏点控制，可发生房室分离。洋地黄过量者，常合并房室交界区文氏型传导阻滞，使心室率变得不规则。

上述 3 种室上性心动过速通常能自行消失，如患者耐受性良好，仅需密切观察和治疗原发疾病，如有血流动力学变化，参见预激综合征治疗。

4. 预激综合征

预激综合征又称 Wolff-Parkinson-White 综合征（WPW 综合征），是指心电图呈预激表现，临床上有心动过速发作。心电图的预激是指心房冲动经房室旁路或 Kent 束，提前激动心室的一部分或全体。除 Kent 束以外，尚有 3 种较少见的旁路：①希氏束；②结室纤维；③分支室纤维。

这些解剖联系构成不尽相同的心电图表现。患者大多无其他心脏异常征象。可见于任何年龄，以男性居多。预激本身不引起症状，其中大约 80% 心动过速发作为房室折返性心动过速，15%~30% 为心房颤动，5% 为心房扑动。频率过于快速的心动过速（特别是持续发作心房颤动），可恶化为心室颤动或导致充血性心力衰竭、低血压。

典型心电图表现为：①窦性心搏的 PR 间期短于 0.12 s；②某些导联之 QRS 波群超过

0.12 s，QRS 波群起始部分粗钝（称 delta 波），终末部分正常；③ST-T 波呈继发性改变，与 QRS 波群主波方向相反。预激综合征发作房室折返性心动过速，最常见的类型是通过房室结前向传导，经旁路逆向传导，称正向房室折返性心动过速。此型心电图表现与利用"隐匿性"房室旁路逆行传导的房室折返性心动过速相同，QRS 波群形态与时限正常，但可伴有室内差异传导，而出现宽 QRS 波群。大约 5% 的患者，折返路径恰巧相反，经旁路前向传导，房室结逆向传导，产生逆向房室折返性心动过速。发生心动过速时，QRS 波群增宽、畸形，此型极易与室性心动过速混淆，应注意鉴别。

预激综合征患者遇下列情况应接受心电生理检查：①协助确定诊断；②确定旁路位置与数目；③确定旁路在心动过速发作时，直接参与构成折返回路的一部分或仅作为"旁观者"；④了解发作心房颤动或心房扑动时最高的心室率；⑤对药物、导管消融与外科手术等治疗效果做出评价。

治疗及预防：若患者从无心动过速发作或偶有发作但症状轻微，无须给予治疗。如心动过速发作频繁伴有明显症状，应给予治疗。治疗方法包括药物治疗和导管消融术。

预激综合征患者发作正向房室折返性心动过速，可参照房室结内折返性心动过速处理。如迷走神经刺激无效，首选药物为腺苷或维拉帕米静脉注射，也可选普罗帕酮。预激综合征患者发作心房扑动与心房颤动时禁忌使用洋地黄，利多卡因与维拉帕米，宜选择延长房室旁路不应期的药物，如普鲁卡因胺或普罗帕酮，伴有晕厥或低血压，应立即电复律。

经导管消融旁路，提供了一个治愈预激综合征室上性心动过速发作的途径，应列为首选，其适应证是：①心动过速发作频繁者；②心房颤动或心房扑动经旁路快速前向传导，心室率极快，旁路的前向传导不应期短于 250 ms 者；③药物治疗未能显著减慢心动过速时的心室率者。射频消融治疗可考虑在早期应用，可取代大多数药物治疗或手术治疗。当尚无条件行消融治疗者，为了有效预防心动过速的复发，可选用 β 受体阻滞药、维拉帕米、普罗帕酮或胺碘酮。

第二节　缓慢性心律失常

冲动在心脏传导系统的任何部位的传导均可发生减慢或阻滞。如发生在窦房结与心房之间，称窦房传导阻滞。在心房与心室之间，称房室传导阻滞。位于心房内，称房内阻滞。位于心室内，称为室内阻滞。

按照传导阻滞的严重程度，通常可将其分为三度。第一度传导阻滞的传导时间延长，全部冲动仍能传导。第二度传导阻滞，分为两型：莫氏Ⅰ型和Ⅱ型。Ⅰ型阻滞表现为传导时间进行性延长，直至一次冲动不能传导；Ⅱ型阻滞表现为间歇出现的传导阻滞。第三度又称完全性传导阻滞，此时全部冲动不能被传导。

一、窦性缓慢性心律失常

（一）窦性心动过缓

成年人窦性心率的频率低于 60 次/min，称为窦性心动过缓。窦性心动过缓常同时伴有窦性心律失常（不同 PP 间期的差异大于 0.12s）。常见于健康的青年人、运动员与睡眠状态。其他原因包括颅内疾患、严重缺氧、低温、甲状腺功能减退、阻塞性黄疸，以及应用拟胆碱药物、胺碘酮、β受体阻滞药、非二氢吡啶类的钙通道阻滞药或洋地黄等药物。窦房结病变和急性下壁心肌梗死亦常发生窦性心动过缓。

无症状的窦性心动过缓通常无须治疗。如因心率过慢，出现心排血量不足症状，可应用阿托品，麻黄碱或异丙肾上腺素等药物，但长期应用往往效果不确定，易发生严重不良反应，故应考虑心脏起搏治疗。

（二）窦性停搏或窦性静止

窦性停搏或窦性静止是指窦房结不能产生冲动。心电图表现为在较正常 PP 间期显著长的间期内无 P 波发生或 P 波与 QRS 波群均不出现，长的 PP 间期与基本的窦性 PP 间期无倍数关系。长时间的窦性停搏后，下位的潜在起搏点，如房室交界处或心室，可发出单个逸搏或逸搏性心律控制心室。过长时间的窦性停搏，并且无逸搏发生时，患者可出现黑蒙，短暂意识障碍或晕厥，严重者可发生 Adams-Stokes 综合征，甚至死亡。

迷走神经张力增高或颈动脉窦过敏均可发生窦性停搏。此外，急性下壁心肌梗死、窦房结变性与纤维化、脑血管意外等病变，应用洋地黄类药物、乙酰胆碱等药物亦可引起窦性停搏。治疗可参照病态窦房结综合征。

（三）窦房传导阻滞

窦房传导阻滞指窦房结冲动传导至心房时发生延缓或阻滞。理论上 SAB 亦可分为三度。由于体表心电图不能显示窦房结电活动，因而无法确立第一度窦房传导阻滞的诊断。第三度窦房传导阻滞与窦性停搏鉴别困难，特别当发生窦性心律失常时。第二度窦房传导阻滞分为两型：莫氏Ⅰ型即文氏阻滞，表现为 PP 间期进行性缩短，直至出现一次长 PP 间期，该长 PP 间期短于基本 PP 间期的 2 倍，此型窦房传导阻滞应与窦性心律失常鉴别；莫氏Ⅱ型阻滞时，长 PP 间期为基本 PP 间期的整倍数。窦房传导阻滞后可出现逸搏心律。

窦房传导阻滞的病因及治疗参见窦性停搏。

（四）病态窦房结综合征

病态窦房结综合征（Sick Sinus Syndrome，SSS）是由窦房结病变导致功能减退，产生多种心律失常的综合表现。患者可在不同时间出现一种以上的心律失常。病态窦房结综合征经常同时合并心房自律性异常，部分患者同时有房室传导功能障碍。

窦房结周围神经和心房肌的病变，窦房结动脉供血减少是病态窦房结综合征的病因。其他如淀粉样变性，甲状腺功能减退，某些感染（布氏杆菌病、伤寒），纤维化与脂肪浸润，硬化与退行性变等，均可损害窦房结，导致窦房结起搏与窦房传导功能障碍；迷走神经张力增高，某些抗心律失常药物抑制窦房结功能，亦可导致窦房结功能障碍。

患者出现与心动过缓有关的心、脑等脏器供血不足的症状，如发作性头晕，黑蒙、乏力等，严重者可发生晕厥。如有心动过速发作，则可出现心悸、心绞痛等症状。心电图主要表现包括：①持续而显著的窦性心动过缓（50 次/min 以下），且并非由于药物引起；②窦性停搏与窦房传导阻滞；③窦房传导阻滞与房室传导阻滞同时并存；④心动过缓-心动过速综合征，这是指心动过缓与房性快速性心律失常（心房扑动，心房颤动或房性心动过速）交替发作。病态窦房结综合征的其他心电图改变为：①在没有应用抗心律失常药物下，心房颤动的心室率缓慢或其发作前后有窦性心动过缓和（或）第一度房室传导阻滞；②房室交界区性逸搏心律等。

根据心电图的典型表现，以及临床症状与心电图改变存在明确的相关性，便可确定诊断。为确定症状与心电图改变的关系，可做单次或多次动态心电图或事件记录器检查，如在晕厥等症状发作的同时记录到显著的心动过缓，即可提供有力佐证。对于可疑为病态窦房结综合征的患者，经上述检查仍未能确定诊断，下列试验将有助于诊断：病态窦房结综合征患者的固有心率低于正常值，可应用心内电生理检查技术或食管心房电刺激方法，若患者无心动过缓有关的症状，不必治疗，仅定期随诊观察。对于有症状的病态窦房结综合征患者，应接受起搏器治疗。

心动过缓-心动过速综合征患者发作心动过速，单独应用抗心律失常药物治疗，可能加重心动过缓。应用起搏器治疗后，患者仍有心动过速发作，可同时应用抗心律失常药物。

二、房室交界区性缓慢性心律失常

(一)房室交界区性逸搏

房室交界区性逸搏频率通常为 40~60 次/min。心电图表现为在长于正常 PP 间期的间歇后出现一个正常的 QRS 波群，P 波缺失或逆行 P 波位于 QRS 波之前或之后。此外，亦可见到未下传至心室的窦性 P 波。

房室交界区组织在正常情况下不表现出自律性，称为潜在起搏点。下列情况时，潜在起搏点可成为主导起搏点：由于窦房结发放冲动频率减慢，低于上述潜在起搏点的固有频率；由于传导障碍，窦房结冲动不能抵达潜在起搏点部位，潜在起搏点除极产生逸搏。

房室交界区性心律指房室交界区性逸搏连续发生形成的节律。心电图显示正常下传的 QRS 波群，频率为 40~60 次/min。可有逆行 P 波或存在独立的缓慢的心房活动，从而形成房室分离。此时，心室率超过心房率。房室交界区性逸搏或心律的出现，与迷走神经张力增高，显著的窦性心动过缓或房室传导阻滞有关，并作为防止心室停搏的生理保护机制。查体时颈静脉搏动可出现大的 α 波，第一心音强度变化不定。一般无须治疗。必要时可起搏治疗。

(二)房室传导阻滞

房室传导阻滞又称房室阻滞，是指房室交界区脱离了生理不应期后，心房冲动传导延迟或不能传导到心室。房室阻滞可以发生在房室结、希氏束以及束支等不同的部位。

正常人或运动员可发生文氏型房室阻滞（莫氏 I 型），与迷走神经张力增高有关，常发生于夜间。其他导致房室阻滞的病变有：急性心肌梗死、冠状动脉痉挛、病毒性心肌炎、心内膜炎、心肌病、急性风湿热、钙化性主动脉瓣狭窄、心脏肿瘤（特别是心包间皮瘤）、先天性心血管病、原发性高血压、心脏手术、电解质紊乱、药物中毒、Lyme 病（螺旋体感染，可致心肌炎）及传导系统本身的原发性硬化变性疾病可能是成年人孤立性慢性心脏传导阻滞最常见的病因。

第一度房室阻滞患者通常无症状。第二度房室阻滞可引起心搏脱漏，可有心悸症状，也可无症状。第三度房室阻滞的症状取决于心室率的快慢与伴随病变，症状包括疲倦、乏力、头晕晕厥、心绞痛、心力衰竭。如合并室性心律失常，患者可感到心悸不适。当第一、二度房室阻滞突然进展为完全性房室阻滞，因心室率过慢导致脑缺血，患者可出现暂时性意识丧失，甚至抽搐，称为 Adams-Strokes 综合征，严重者可致猝死。

第一度房室阻滞听诊时，因 PR 间期延长，第一心音强度减弱。第二度 I 型房室阻滞的第一心音强度逐渐减弱并有心搏脱漏。第二度 II 型房室阻滞亦有间歇性心搏脱漏，但第一心音强度恒定。第三度房室阻滞的第一心音强度经常变化，第二心音可呈正常或反常分裂，间或听到响亮亢进的第一心音。凡遇心房与心室收缩同时发生，颈静脉出现巨大的 a 波（大炮）。

第一度房室阻滞每个心房冲动都能传导至心室，但 PR 间期超过 0.20s。QRS 波群形态与时限可正常或呈现束支传导阻滞图形。

通常将第二度房室阻滞分为 I 型和 II 型。I 型又称文氏阻滞，是最常见的第二度房室阻滞类型。表现为：①PR 间期进行性延长，直至 1 个 P 波受阻不能下传心室。②相邻 RR 间期进行性缩短，直至 1 个 P 波不能下传心室。③包含受阻 P 波在内的 RR 间期小于正常窦性 PP 间期的 2 倍。最常见的房室传导比率为 3∶2 和 5∶4。在大多数情况下，阻滞位于房室结，QRS 波群正常，极少数可位于希氏束下部，QRS 波群呈束支传导阻滞图形。很少发展为第三度房室阻滞。II 型房室传导阻滞心房冲动传导突然阻滞，但 PR 间期恒定不变。下传搏动的 PR 间期大多正常。当 QRS 波群增宽，形态异常时，阻滞位于希氏束-浦肯野系统。若 QRS 波群正常，阻滞可能位于房室结构。

第三度（完全性）房室传导阻滞全部心房冲动均不能传导至心室。其特征为：①心房与心室活动各自独立、互不相关；②心房率快于心室率，心房冲动来自窦房结或异位心房节律（房性心动过速，心房扑动或心房颤动）；③心室起搏点通常在阻滞部位稍下方如位于希氏束及其近邻，心室率 40~60 次/min，QRS 波群正常，心律亦较稳定；如位于室内传导系统的远端，心室率可低至 40 次/min 以下，QRS 波群增宽，心室律亦常不稳定。

应针对不同的病因进行治疗。第一度房室阻滞与第二度 I 型房室阻滞心室率不太慢者，无须特殊治疗。第二度 II 型与第三度房室阻滞如心室率显著缓慢，伴有明显症状或血流动力学障碍，甚至 Adams-Stroke。对于综合征发作者，应及早给予临时性或永久性起搏治疗。

阿托品（0.5~2.0 mg，静脉注射）可提高房室阻滞的心率，适用于阻滞位于房室结的患者。异丙肾上腺素〔1~4/（μg·min）静脉滴注〕适用于任何部位的房室传导阻滞，但应用于急性心肌梗死时应十分慎重，因可能导致严重室性心律失常。以上药物使用超过数天，往往效果不佳且易发生严重的不良反应，仅适用于无心脏起搏条件的应急情况。

第三节　猝死

一、心脏性猝死

心脏性猝死是指急性症状发作后 1h 内发生的以意识突然丧失为特征的、由心脏原因引起的自然死亡。心搏骤停常是心脏性猝死的直接原因。

心搏骤停是指心脏射血功能的突然终止。脑血流突然中断，10s 左右患者即可出现意识丧失，经及时救治可存活，否则将发生生物学死亡，罕见自发逆转者。导致心搏骤停的病理生理机制最常见为快速型室性心律失常（心室颤动和室性心动过速），其次为缓慢性心律失常或心室停顿，较少见的为无脉性电活动（Pulseless Electrical Activity，PEA）。

绝大多数心脏性猝死发生在有器质性心脏病的患者。约 80% 由冠心病及其并发症引起，5%~15% 由各种心肌病引起，如肥厚梗阻型心肌病、致心律失常型右心室心肌病。此外还有离子通道病，如长 QT 综合征、Brugada 综合征等。

心脏性猝死的临床经过可分为 4 个时期，即前驱期、终末事件期，心搏骤停与生物学死亡。不同患者各期表现有明显差异。

前驱期：在猝死前数天至数月，有些患者可出现胸痛、气促，疲乏、心悸等非特异性症状。但亦可无前驱表现，瞬即发生心搏骤停。

终末事件期：是指心血管状态出现急剧变化到心搏骤停发生前的一段时间，自瞬间至持续 1h 不等。典型的表现包括严重胸痛、急性呼吸困难、突发心悸或眩晕等。若心搏骤停瞬间发生，事先无预兆，则绝大部分是心源性。另有少部分患者以循环衰竭发病。

心搏骤停：心搏骤停后脑血流量急剧减少，可导致意识突然丧失，伴有局部或全身性抽搐。呼吸断续，呈叹息样或短促痉挛性呼吸，随后呼吸停止。皮肤苍白或发绀，瞳孔散大，由于尿道括约肌和肛门括约肌松弛，可出现大小便失禁。

生物学死亡：从心搏骤停至发生生物学死亡时间的长短取决于原发病的性质，以及心搏骤停至复苏开始的时间。心搏骤停发生后，大部分患者将在 4~6 min 开始发生不可逆脑损害，随后经数分钟过渡到生物学死亡。心搏骤停的生存率很低（为 5%~60%）。

二、心肺复苏

心搏骤停发生后立即实施心肺复苏（Cardiopulmonary Resuscitation，CPR）和尽早除颤复律治疗，是避免发生生物学死亡的关键。

（一）识别心搏骤停

首先拍打或摇动患者，并大声问"你还好吗"判断意识，观察皮肤颜色，有无呼吸运动，并 10s 内完成触诊颈动脉或股动脉等大动脉，判断有无脉搏。如判断患者无反应时，应立即开始初级心肺复苏。

（二）呼救

在不延缓实施心肺复苏的同时，应设法（打电话或呼叫他人打电话）通知急救医疗系统。

（三）初级心肺复苏

初级心肺复苏，即基础生命活动的支持（Basic Life Support，BLS），一旦确立心搏骤停的诊断，应立即进行。首先使患者仰卧在坚固的平面（木板或地板）上，在患者的一侧进行复苏。

1. 开通气道

可采用仰头抬颏法开放气道。应清除患者口中的异物和呕吐物，义齿松动应取下。

2. 人工呼吸

10s 内判定患者的口鼻无气息、胸部无起伏动作、无气流呼出的声音，应立即实施人工呼吸：气管内插管或口对口、口对鼻或口对通气防护装置呼吸。按压和通气的比例为 30∶2，交替进行。

3. 胸外按压

通过胸外按压可以使胸内压力升高和直接按压心脏而维持一定的血液流动，配合人工呼吸可为心脏和脑等重要器官提供一定含氧的血流，为进一步复苏创造条件。

部位是胸骨下半部、双乳头之间。保证手掌根部横轴与胸骨长轴方向一致，不要按压剑突。按压时肘关节伸直，幅度 3~5 cm，按压和放松的时间大致相等。频率为 100 次/min，持续进行，减少中断，如有中断尽量不超过 10 s。

并发症有肋骨骨折、心包积血或心脏压塞、气胸、血胸、肺挫伤、肝脾撕裂伤和脂肪栓塞等。

4. 除颤

除颤越早越好，如果具备 AED 自动电除颤仪（非专业人员也可以操作），应该联合应用 CPR 和 AED。

（四）高级心肺复苏

高级心肺复苏即高级生命支持（Advanced Life Support，ALS），是在基础生命支持的基础上，持续监测生命体征、血氧饱和度、动脉血气分析、动脉压、中心动脉压、肺动脉压等。

1. 通气与供氧

尽早气管插管，纠正低氧血症，吸入氧浓度100%。院外患者通常用面罩、简易球囊维持通气，医院内常用呼吸机。

2. 电除颤、复律与起搏治疗

心搏骤停时最常见的心律失常是心室颤动。及时的胸外按压和人工呼吸虽可部分维持心脑功能，但极少能将心室颤动转为正常心律，而迅速恢复有效的心律是复苏成功至关重要的一步。终止心室颤动最有效的方法是非同步直流电复律，时间是治疗心室颤动的关键。右侧电极板放在患者右锁骨下方，左电极板放在与左乳头齐平的左胸下外侧部，首选功率双向波可 150~200 J，如为单向波则应 360 J。一次电击无效应继续胸外按压和人工呼吸，5 个周期的 CRP 后（约 2 min）再次分析心律，必要时再次除颤。

心脏停搏与无脉电活动电除颤均无益，需起搏治疗。如果患者对经皮起搏没有反应，则需要进行经静脉起搏治疗。

3. 开通静脉通道和药物治疗

在心肺复苏时应尽早进行，周围静脉通常选用肘前静脉或颈外静脉，中心静脉可选用颈内静脉、锁骨下静脉和股静脉。如果静脉穿刺无法完成，某些复苏药物可经气管给予。

肾上腺素是 CPR 的首选药物，可重复使用。血管升压素只推荐使用 1 次（40 U 静脉注射）。严重低血压可以给予去甲肾上腺素、多巴胺、多巴酚丁胺。心搏骤停或复苏时间过长者，或早已存在代谢性酸中毒、高钾血症患者可适当补充碳酸氢钠。

给予 2~3 次除颤加 CPR 及肾上腺素之后仍然是心室颤动或无脉室性心动过速，考虑给予抗心律失常药。常用胺碘酮，也可考虑用利多卡因。

缓慢性心律失常心室停顿的处理不同于心室颤动。给予基础生命支持后，常用肾上腺素及阿托品稳定自主心律或设法起搏心脏。同时应积极去除可逆性病因，如低血容量、低氧血症、张力性气胸、药物过量、低体温及高钾血症等，并给予相应治疗。

（五）心肺复苏后的处理

心肺复苏后的处理，包括维持有效的循环和呼吸功能，特别是脑灌注，预防再次心搏骤停，维持水、电解质和酸碱平衡，防治脑水肿、急性肾衰竭和继发感染等。

心脏复苏成功后死亡的最常见原因是中枢神经系统的损伤，其他常见原因有继发感染，低心排血量及心律失常复发等。

心脏性猝死的预防，很关键的一步是识别出高危人群。鉴于大多数心脏性猝死发生于冠心病患者，减轻心肌缺血、预防心肌梗死或缩小梗死范围等措施应能减少心脏性猝死的发生率。

第四节　晕厥

晕厥是指各种原因引起的短暂意识丧失。

一、发病机制

根据病理生理学，晕厥又可细分为以下方面：

1. 神经调节性（神经反射性）晕厥

神经调节性晕厥指当一个反射反应触发时，产生血管舒张和心动过缓。如血管迷走神经性晕厥、颈动脉窦性晕厥、情境性晕厥（急性出血、排尿、咳嗽、排便、运动后、膳食后、吹奏铜管乐器、超重状态等）、舌咽神经痛等。

2. 直立性低血压性晕厥

直立性低血压性晕厥指站立位导致动脉低血压的晕厥。最常见的是从坐位或卧位变为站立位，如单纯自主神经功能不全、多系统萎缩症、伴有自主神经功能不全的帕金森病、糖尿病性神经病变、淀粉样变神经病变、运动后、膳食后药物和乙醇诱发的直立位晕厥等。另一个主要原因是血容量的丧失，如出血、腹泻、艾迪生病，这种情况下自主神经系统本身并没有损害，但是由于循环血量的减少使它不能维持血压。

3. 心律失常

心律失常经常能导致与循环需求无关的心排血量的减少。如窦房结功能不全（包括心动过缓-心动过速综合征）、房室传导系统疾病、阵发性室上性和室性心动过速、遗传性综合征（如长 QT 综合征、Brugada 综合征）、置入装置（起搏器、ICD）故障、药物引起的前心律失常（新的心律失常或原有心律失常加重）等。

4. 器质性心脏或心肺疾病

当循环需求超过心脏被削弱的增加排血量的能力时器质性心脏病就可能导致晕厥。如阻塞性心脏瓣膜病急性心肌梗死或缺血、梗阻性心肌病、心房黏液瘤、急性动脉夹层、心包疾病或心脏压塞、肺栓塞或肺高压、脑血管病变。动脉盗血综合征指在一条血管同时供应大脑和一侧手臂时，可发生晕厥。

二、临床表现

1. 晕厥发作前有心悸，与体位无关，更可能是心源性的。相反，如有急性出血、排尿、咳嗽等情境，舌咽神经痛等易患因素、促发事件和伴随症状，而且数年来反复发作，更可能是神经介导的晕厥。

2. 发作前即刻的环境、体位、活动、餐后、促发事件（恐惧、紧张、颈部活动等）。

3. 发作开始的伴随症状：恶心、呕吐、腹部不适、颈或肩痛、视物模糊、皮肤颜色变化。同时要观察意识丧失持续时间，有无抽搐，有无摔倒，有无咬舌。

4. 发作结束的问题：精神错乱、肌痛、皮肤颜色变化、损伤、胸痛、心悸、大小便失禁。

5. 背景问题：猝死，先天性或晕厥家族史，心脏病史（阻塞性心脏瓣膜病、急性心肌梗死、梗阻性心肌病等），肺栓塞或肺高压，神经病史，代谢性疾病，药物。

6. 反复发作者的复发信息，如首次发作时间，发作次数等。

三、体格检查

卧位和立位血压测量有助于发现心血管和神经系统体征以及直立性低血压。如有心脏杂音和呼吸困难，则提示心源性晕厥。与眩晕、发音困难、复视有关，提示短暂脑干缺血发作。上肢运动时发作或两上肢血压脉搏有差别，则提示锁骨下盗血或主动脉夹层。

四、辅助检查

1. 基线心电图：晕厥患者初次心电图大多正常。如有心电图任何异常，可能提示与晕厥相关或该异常心电图是心律失常和晕厥的易患因素，需要下一步检查证实。

2. 全程心电图监测、负荷试验，电生理检查和置入圈式记录仪在心脏性原因的检查中是很有用的。

3. 倾斜试验、颈动脉窦按摩和置入圈式记录仪在神经调节性病因检查中很有诊断价值。

4. 精神病学的评估，对频繁周期性发作晕厥并有许多躯体性主诉和初始评估引起紧张、焦虑及可能的精神病学的紊乱的患者，推荐进行。

（5）基础实验室检验可检出循环容量的丢失或代谢原因。

五、诊断

详细的病史包括直立位血压的体格检查和标准心电图，可能得出肯定的或可疑的诊断或否定的诊断（这里也称作不明原因的晕厥）。

（一）肯定的诊断

基于临床症状、体征和 ECG 发现的初步评估可得出肯定的诊断。在这种情况下，没必要做进一步的对疾病的评估，如果有某种特殊的治疗，可以实施。

（二）晕厥的类型

常见类型如神经调节性、直立性低血压，首位原因是心律失常、器质性心脏或心肺疾病，脑血管性、情境性晕厥等。然而，神经调节性晕厥经常是以一个非典型形式发生，这些形式通过次要临床标准，排除晕厥的其他原因（无器质性心脏病）和倾斜试验或颈动脉窦按摩阳性而诊断。非典型血管迷走性晕厥的例子包括没有明确触发事件或先兆症状的情形。

（三）怀疑性诊断（不明原因的晕厥）

一般情况下，或更普通的情况下，初始评估导致一个怀疑性诊断，这需要针对性的试验来证实。如果通过特异试验诊断能够确立，就可以开始治疗。另一方面，如果诊断不能确立，那么患者被认为有不明原因的晕厥，并进行重新评估。

一旦以上所概括的评估完成而晕厥的原因不能确定，即使细微的发现或新的病史信息可能导致完全不同的诊断，检查的重新评估也是必需的。重新评估除了回顾整个检查外，还应该包括获得详细的病史资料和对患者进行重新体检。如果不能获得可能是心脏和神经系统疾病的明显线索，应该进一步对心脏和神经系统进行评估。在这些情况下，向适当的专业机构咨询是必要的。另外的一个考虑是精神病，对周期性频繁发作的晕厥并有许多其他躯体性主诉和初始评估引起紧张、焦虑及其他精神紊乱的患者，进行精神病的评估是应该被推荐的。

六、鉴别诊断

1. 癫痫、严重的代谢紊乱（包括低氧血症和低血糖）和醉酒等，意识真的丧失，但其机制不是大脑血流的低灌注。

2. 精神性的假性晕厥、觉醒猝倒和击倒，意识只是似乎丧失了。

七、治疗

对于那些只发生一次晕厥和没有发生晕厥的处于"高危"职业的患者，可不治疗，充分教育和解释使患者放心。

晕厥发作频繁，改变了生活质量。晕厥反复发作和不可预测（缺少有预兆的症状）时，以及患者处在有外伤可能的高危险情况下或在高危险性活动中（如驾驶、机器操作、飞行、竞争性运动等），需要避免引发因素，如注意体位，调整或停止降压治疗。在有心脏抑制和混合性的颈动脉窦综合征时，进行起搏治疗，ICD置入或导管消融心律失常。血管迷走性晕厥患者可进行倾斜训练和等长的腿和臂交叉压迫操作。体位相关的晕厥患者，应锻炼或在睡觉时头抬高 $10°$ 以上。

没有证据支持晕厥时 β 受体阻滞药的效果，在一些心脏抑制的患者，β 受体阻滞药可能会加重心动过缓。

第五节　心律失常的合理用药

临床上，心律失常分为快速性与缓慢性心律失常。缓慢性心律失常的药物治疗限于短期过渡性治疗，长期主要依赖起搏器治疗。本节主要讨论快速性心律失常的药物治疗。

抗心律失常药物治疗一直是防治快速心律失常的主要手段。20 世纪 90 年代初，心律失常抑制试验（Cardiac Arrhythmia Suppression Trial，CAST）结果的公布，人们注意到在心肌梗死后伴室性早搏的患者中，应用 Ⅰ 类药物虽可使室性期前收缩减少，但总死亡率上升。由此引起了人们对抗心律失常药物治疗的效益与风险关系的关注。随射频导管消融及植入式心脏复律除颤器（Implantable Cardioverter Defibrillator，ICD）的广泛使用，抗心律失常药物的使用逐渐减少。

在处理心律失常时，必须对患者进行全面评价，而不仅限于心律失常本身。除非是急诊，心律失常的治疗首先要消除或矫正诱发因素，从而尽可能减少抗心律失常药物的使用。此外，并非所有的心律失常都需要药物治疗，要记住药物的疗效有限，且可发生不良反应，这在考虑长期治疗时尤其重要。

一、心律失常的诊断

心律失常的诊断应始于仔细的病史询问及体格检查，辅助检查的选择原则上应从简单到复杂，从安全、创伤性小的检查到危险、创伤性大的检查，从便宜、能在门诊完成的检查到昂贵、需住院完成的检查。心电图对心律失常的诊断具有重要的价值，通常需要记录显示 P 波最清楚的 Ⅱ、Ⅲ、aVF 导联，有时可选 V_1，aVR 导联。

对心律失常发作明确的患者，QRS 时程对心律失常的鉴别诊断具有重要的意义：窄 QRS 波群（小于 0.12s）多为室上性心动过速（Supraventricular Tachycardia，SVT），宽 QRS 波群（大于等于 0.12s）常为室性心动过速（Ventricular Tachycardia，VT），但有部分重叠。

（一）窄 QRS 波心动过速

规则的窄 QRS 波心动过速几乎都是室上性起源的，病因可以是心房扑动或室上性心动过速，包括房速、交界区心动过速、典型或非典型房室结折返性心动过速或顺向性房室折返性心动过速。

1. 节律规则

（1）心室率 100~140 次/min

①窦性心动过速：P 波形态与窦性心律相同，临床特点为非阵发性，渐发渐止。应与不适当的窦性心动过速相鉴别。所谓不适当的窦性心动过速是指与体力活动、情绪、病

理、药物的刺激水平不相关的静息条件下的心率持续增快。诊断标准为：白天持续为窦性心动过速，活动后心率过度增快，夜间心率恢复正常；心动过速及其症状非阵发性；P 波形态与窦性心律相同；除外继发性疾病，如甲状腺功能亢进、嗜铬细胞瘤等。

②窦房折返性心动过速（占室上速的 5%~10%）：突发突止，起搏可诱发与终止，有别于窦性心动过速。

③房性心动过速伴房室传导阻滞：P 波常埋在前一 T 波中。

（2）心室率 140~240 次/min

①房室结折返性心动过速（Atrioventricular Nodal Reentrant Tachycardia，AVNRT）。逆行 P 波常埋在 QRS 波中或位于 QRS 终末部，R-P 间期短，在 Ⅱ 、Ⅲ 、aVF 导联呈假性 S 波及在 V₁导联呈假性 r波，拟似 RSr′。

②房室折返性心动过速（Atrioventricular Reciprocating Tachycardia，AVRT）。

③心房扑动（Atrial Flutter，AFL）。

④房性心动过速（Atrial Tachycardia，AT）。

2. 不规则节律

（1）心房颤动（Atrial Fibrillation，AF）。

（2）心房扑动（不规则房室传导时）。

（3）多源性房性心动过速，同一导联出现 3 个或 3 个以上不同形态的 P 波，PP 间期不规则，心房率 130~200 次/min。

（二）宽 QRS 波心动过速

宽 QRS 波心动过速可以是室性的，也可以是室上性的。宽 QRS 波心动过速包括：室性心动过速，旁路前传型房室折返性心动过速，室上性心动过速伴功能性或频率依赖性束支阻滞，窦性心律时已经存在的束支阻滞。

1. 节律规则

支持 VT 的心电图特点有：

（1）室房分离。

（2）心室夺获、室性融合波。

（3）QRS>140 ms（RBBB）或 QRS>160 ms（LBBB）。

（4）胸前 V₁~V₆导联 QRS 波的同向性。

（5）QRS 波电轴-60°- 180°。

（6）QRS 波形态：右束支阻滞时，V₁呈单相 R 波、R（大于 30 ms）+任何 S 波、qR 波。V₆呈 RS（R<S）、QS、Qrs、QR 或单相 R 波。左束支阻滞时，V₁呈 rS（宽 r>30 ms）、S 波切迹延迟、QS≥70 ms，RT 比 RS 高；V₆呈 QR、QS、QrS、qR、Rr′。

2. 不规则节律

心室律不规则的宽 QRS 波心动过速主要见于预激合并心房颤动，此时，常伴极快心室率，或心房颤动伴室内差异性传导。

最常用的宽 QRS 波心动过速鉴别方法是 Brugada 法则。这个法则对鉴别 VT 与 SVT 并差异性传导非常准确，特异性为 97%，敏感性为 99%。

第二个法则（Brugada 标准Ⅱ）帮助鉴别 VT 和预激引起的 SVT，敏感性 75%，特异性 100%。

二、室上性心律失常的治疗

（一）窦性心动过速

病因治疗。对不适当窦性心动过速，可用 β 受体阻滞剂或钙拮抗剂控制心率。无效病例考虑射频消融改良窦房结。

（二）窦房折返性心动过速

刺激迷走神经或腺苷静脉注射可终止窦房结折返性心动过速。快速心房起搏可诱发或终止这种心律失常。β 受体阻滞剂、钙拮抗剂、洋地黄有助于预防复发。极少需要窦房结消融或改良。

（三）室上性心动过速

室上性心动过速主要包括房室结折返性心动过速（AVNRT）、房室折返性心动过速（AVRT）等。

1. AVNRT 发作的急性治疗

（1）刺激迷走神经：许多患者可用刺激迷走神经的手法终止发作，如咽喉刺激、颈动脉窦按摩、屏气等。

（2）药物治疗：首选腺苷与非二氢吡啶类钙拮抗剂。

（3）食管超速起搏终止心动过速。

（4）血流动力学不稳定的心动过速应立即行直流电复律（10~50 J）。在治疗过程中应监测和记录心电图，观察心律失常的终止和心律反应有助于心律失常的鉴别诊断。

2. AVNRT 的长期治疗

反复长时间或频繁发作的患者应行射频消融治疗。药物治疗主要用于不愿意或无条件进行射频消融治疗的患者。

（1）改变房室结传导的药物：地高辛、β 受体阻滞剂、维拉帕米、地尔硫　。

（2）减慢旁路传导及房室结传导的药物：Ⅰ 类（普罗帕酮、氟卡尼）、Ⅲ 类（索他洛尔、胺碘酮）等。

3. AVRT 的急性治疗

（1）血流动力学不稳定的患者应立即行直流电复律。

（2）旁路逆传型 AVRT（窄 QRS 波）：治疗同 AVNRT。

（3）旁路顺传型 AVRT（宽 QRS 波）：选用抑制旁路传导的药物，不能用房室结阻滞剂。腺苷应慎用，因 15% 患者诱发心房颤动伴快速心室率。

4. AVRT 的长期治疗

首选射频消融。药物治疗主要用于不愿意或无条件进行射频消融治疗的患者。可选用可减慢旁路与房室结传导的 Ⅰ 类（普罗帕酮、氟卡尼）、Ⅲ 类（索他洛尔、胺碘酮）抗心律失常药。

（四）多源性房性心动过速

病因治疗，抗心律失常药物作用很小。如心室律过快，可使用非二氢吡啶类钙拮抗剂，必要时用胺碘酮。维持电解质平衡，特别是血钾、血镁，有助于抑制多源性房性心动过速。

（五）房性心动过速

房性心动过速分为房内折返性 AT、自律性 AT 及触发活动引起的 AT。有多种治疗选择，药物治疗效果不理想。

1. 急性发作的治疗

（1）药物治疗：①静脉注射腺苷，可终止大多数 AT，部分病例不终止，但出现房室阻滞。②静脉注射钙拮抗剂、β 受体阻滞剂：少部分终止，可控制心室率。③Ⅰa、Ⅰc 及

Ⅲ类抗心律失常药物。

（2）心房起搏及电复律：对自律性 AT，心房起搏可使心动过速频率减慢，但不能终止。药物治疗无效者也可直流电复律。

2. 长期治疗

（1）首选 β 受体阻滞剂或钙拮抗剂。

（2）Ⅰa、Ⅰc 类药物（普罗帕酮、氟卡尼）与房室结阻滞剂合用，或使用Ⅲ类抗心律失常药物（索他洛尔、胺碘酮）。

（3）射频消融治疗：为持续性尤其是无休止房速的首选治疗方法。

（六）房性早搏

房性早搏（Atrial Premature Contractions，APCs）应治疗潜在病因及诱因，避免刺激因素如咖啡因、茶碱、尼古丁及酒精。对于无严重器质性心脏病患者，安慰极为重要。β 受体阻滞剂可缓解症状，也可试用洋地黄及维拉帕米。

第十四章 主动脉、颈动脉及外周血管疾病

遗传性主动脉疾病通常以常染色体显性遗传方式遗传，发病形式既有散发病例，也有家族聚集病例，以出现主动脉扩张、主动脉瘤或主动脉夹层为特征。外周动脉疾病是中老年人常见的血管外科疾病之一，主要由于动脉粥样硬化造成血管狭窄或闭塞，表现为间歇性跛行、静息痛、下肢溃疡甚至坏疽，严重者导致患者截肢甚至死亡。

第一节　主动脉瘤

当主动脉扩张时会出现主动脉瘤，与邻近部分正常参考直径相比至少在 1.5 倍以上。这种扩张可能涉及主动脉壁整个周缘（纺锤形）或者是部分主动脉壁的区域性凸起（囊状的）。瘤样扩张小于正常参考直径的 1.5 倍。

一、胸主动脉瘤

（一）病因

胸主动脉瘤（TAA）的发病率每年约 5.9/10 万。主要致病原因包括：①先天的二叶式主动脉瓣；②马方综合征；③特发性主动脉环扩张；④家族性胸部动脉瘤样扩张；⑤主动脉炎；⑥继发于高龄和高血压；⑦梅毒和创伤。

（二）临床表现

胸降主动脉瘤可能延伸到远端并可累及腹主动脉进而形成胸腹式动脉瘤。起病时患者往往没有症状，常常是在验证其他临床现象的显像时被诊断出来。体检一般也不易被发现。扩张的主动脉会挤压附近的结构，例如上腔静脉、脊柱、食管和喉返神经，这可能分别导致上腔静脉综合征、喘鸣、吞咽不利和声音嘶哑。

主动脉根部扩张会导致主动脉瓣关闭不全，这可能导致充血性心力衰竭症状。主动脉窦的扩大会导致冠状动脉口狭窄，这会导致心肌缺血甚至梗死。主动脉瘤内血液的流动减速，易导致血栓的形成和远端栓塞。

（三）影像学检查及诊断

TAA 通常在胸部 X 线检查时，因纵隔扩大或明显的主动脉球突出被无意中发现。经胸超声心动图是最初诊断和监测主动脉根扩张最常用的检查。CT 扫描和 MRA 是精确界定整个胸部主动脉及其分支血管的较好的检查，可以精确测出 TAA。

（四）治疗

1. 药物治疗

对于马方综合征患者，β 肾上腺素阻断可以延缓胸主动脉瘤的扩散速度，提高存活率。对于那些非马方综合征的 TAA 患者采取药物治疗时推荐这一方法可能是合理的。后期连续的评价和影像检查是必需的。

患有马方综合征的妇女在妊娠期间患主动脉夹层的风险更高，特别是在第 3 个月。在妊娠期间，当主动脉根的直径大于 4.0 cm 或出现主动脉根部的快速扩张现象时，发生夹层的危险更大。

如果在分娩前未采取外科修复，那么在妊娠期间应注射 β 肾上腺素阻滞药。当主动脉根的直径大于 4.0 cm 或主动脉扩张的速度很明显，就应考虑反复的超声心动图检查和剖宫产手术。

2. 手术治疗的指征

夹层和破裂是 TAA 可怕的并发症，它们是选择进行主动脉外科修复的指征。瘤体大小是夹层和破裂最危险的因素。有研究显示，TAA 直径小于 5 cm 时夹层或破裂的年发生率是 2%，TAA 直径在 5.0~5.9 cm 时是 3%，TAA 直径大于 6 cm 时是 7%。因此，在 TAA 直径达到威胁主动脉稳定性的程度之前，应慎重考虑采用预防性的外科干预。

尽管采取预防性外科干预的最佳时间并不确定，通常建议在升主动脉 TAA 直径达到 5.5~6.0 cm 和降主动脉 TAA 直径达到 6.0~6.5 cm 时采取外科修复手术。患有马方综合征、二叶式主动脉瓣，或是有早期主动脉不稳定家族病史的患者应该考虑采取早期修复（升主动脉约在 5.0 cm 时，降主动脉在 5.5~6.0 cm 时）。

主动脉快速地扩张（每年 0.5~1.0 cm）或是症状加重，同样也会被认为是采取外科修复手术的指征。在决定采取外科修复手术时当然必须考虑患者的内科并发症、风险和成功率，应根据个体来确定。那些有较低的医疗风险的患者可以考虑在 TAA 较小的直径时就采取外科干预。

二、腹主动脉瘤

腹主动脉瘤（AAA）的发生率是每年 36.5/10 万人。AAA 是最常见的动脉瘤。

（一）病因

绝大多数 AAA 的患病部位在肾以下水平（75%）。动脉粥样硬化是形成 AAA 最主要的危险因素。其他与 AAA 有关的危险因素包括男性（AAA 在男性发病的概率是女性的 4~5 倍）、年龄、吸烟史和高血压。

AAA 有明确的家族遗传倾向，AAA 患者家属的发病风险概率提高 30%。

（二）临床表现

无症状 AAA 通常在体检腹部触诊时被诊断出来。最明显的特征是疼痛，而且通常是稳定的。这种疼痛可能是局限性腹部疼痛，或辐射到背部、肋部或腹股沟。突发腹部或背部的剧烈疼痛通常提示血管破裂，须要紧急外科手术。发生血管破裂的患者近 1/3 会出现疼痛、搏动的腹部肿块和高血压 3 种症状。动脉粥样硬化栓塞可能是 AAA 的第一个症状，

（三）影像学检查及诊断

在 AAA 初期诊断、测量大小和监测 AAA 变化时，超声波检查、CT 扫描、动脉造影和 MRA 均可被运用。超声波检查是最实用的筛选和监测的方法，而 CT 扫描和 MRA 仍然是精确处理 AAA 形态和范围的首选方法。

在初诊阶段，扩张的速率无法确定，因此接下来的一系列研究应该在 6 个月内进行。大体来说，AAA 直径小于 4.0 cm 时，推荐每年摄片监测；AAA 直径在 4.0~5.0 cm 时，每 6~12 个月摄片监测；AAA 直径大于 5.0 cm 时，每 3~6 个月摄片监测。

AAA 的基线直径是主动脉扩张概率的最好预测手段。大的动脉瘤扩张的速度快于小动脉瘤。

（四）治疗

1. 药物治疗

β肾上腺素阻滞和严格控制高血压被认为能有效地控制 AAA 的扩张。患者应该戒烟，因为吸烟者发生血管破裂的危险性更高。

2. 手术治疗的指征

AAA 的病死率首先与血管破裂有关。对于胸主动脉瘤，持续增长的体积是发生破裂的先兆。小于 4 cm 瘤体在两年内发生破裂的概率是 0~2%，而那些大于 5 cm 的瘤体在两年内发生破裂的概率是 22%，同时大于 6 cm 时表现出更惊人的发病概率。同样，5.0~5.5 cm 的主动脉瘤直径是无症状 AAA 患者进行预防性外科手术的指征。尽管 AAA 在妇女身上并不常见，一旦出现就会有很高的破裂风险，但其直径小于男性。因此，建议针对 AAA 女性患者的预防性外科手术在瘤体直径 4.5~5.0 cm 时进行。

动脉瘤以很快的速度发展时（每年在 0.5~1.0 cm），会使破裂的风险增加，因此也是选择进行外科修复手术的因素指征。

在大于 10% 的病例中会出现炎症性动脉瘤。这些病例有家族性发病趋势，而且通常在吸烟者身上出现。除了常有的疼痛症状，这些患者会表现出体重减轻和红细胞沉降率的升高。CT 扫描或 MRA 可以确定炎症部位。治疗方法是大动脉外科手术。

3. 血管内的支架成形修复

最新的 AAA 治疗方法是经皮血管内支架移植物。血管内支架移植物放置在主动脉的动脉瘤段内，连接正常的动脉段并且隔绝动脉瘤。然而，仅有约 50% 的 AAA 患者解剖学上适合采用血管内支架移植物置入。血管内支架移植物长期疗效的数据还未得出，现在通常只限用于那些药物治疗有严重并发症而进行外科手术有很高风险的患者。

（五）注意事项

1. 主动脉扩张至正常直径的 1.5 倍以上时即出现主动脉瘤。
2. 胸降主动脉瘤常在验证其他临床现象的显像时被诊断出来。
3. 患有马方综合征的妇女在妊娠期间患主动脉夹层的风险更高，特别是在第 3 个月。
4. 夹层和破裂是胸主动脉瘤可怕的并发症，它们是选择进行主动脉外科修复的指征。
5. 腹主动脉瘤是最常见的动脉瘤。
6. 无症状腹主动脉瘤通常在体检腹部触诊时被诊断出来。最明显的特征是疼痛，而且通常是稳定的。

7. β 肾上腺素阻滞和严格控制高血压被认为能有效地控制腹主动脉瘤的扩张。患者应该戒烟，因为吸烟者发生瘤体破裂的危险性更高。

8. 动脉瘤以很快的速度发展时（每年在 0.5~1.0 cm），会使得破裂的风险增加，因此也是选择进行外科修复手术的指征。

9. 最新的腹主动脉瘤治疗方法是经皮血管内支架移植物。

第二节　主动脉夹层

主动脉夹层是最严重的急性大动脉综合征（也称为急性胸部疼痛综合征）之一，其中包括穿透动脉壁的动脉夹层、壁内血肿以及有症状的动脉瘤。结构组成有撕裂的主动脉壁，伴随着真腔同时有假腔形成。

一、病因及发病机制

主动脉夹层的标志是内膜的撕裂，它允许搏动的高压血液进入主动脉中膜，使其与内膜层分开。典型的，所谓内膜瓣通常是内-中膜瓣。主动脉夹层最初可能是在内膜上形成一个撕裂。或者是滋养血管的最初断裂导致壁内血肿，它进而导致内膜撕裂，血液顺着内壁流出。不管初始的事件如何，血液流动的张力使夹层（少有逆向的）扩展一段距离，通常沿中膜的外 1/3 裂解主动脉壁。主动脉夹层最主要的预测因子是高龄、男性、高血压、马方综合征及先天性主动脉瓣畸形（双瓣或单瓣畸形）。妊娠期间出现的主动脉夹层常发生于孕程的后 1/3。医源性主动脉夹层可发生于心脏手术及心脏介入性造影检查时。

二、分类

按照它们原本产生的位置和它们在主动脉里延伸的距离远近对夹层加以分类。有两种重要的分类体系：DeBakey 分型和 Stanford（斯坦福）分型。动脉夹层还以持续时间的长短加以分类。急性主动脉夹层是那些症状出现持续不足 2 周的病患；慢性主动脉夹层是指那种持续超过 2 周的病患。

（一）DeBakey 分型

Ⅰ型：内膜破口于升主动脉，扩展范围达到降主动脉。

Ⅱ型：局限于升主动脉。

Ⅲa型：局限于降主动脉。

Ⅲb型，包括降主动脉，累及腹主动脉。

（二）Stanford 分型

Ⅰ型：包括升主动脉。

Ⅱ型：局限于降主动脉。

三、临床表现

主动脉夹层通常出现在 50~70 岁人群中，男性居多。患者通常表现出急性疼痛症状。发病的症状通常是剧烈的疼痛，被描述为"撕裂""拆裂"或"刺痛"的感觉，可以用"坐立不安，辗转反侧"来形容。通常疼痛是可转移的，这是反映夹层扩展的重要表现。升主动脉夹层导致前胸和颈部疼痛，胸部降主动脉夹层导致肩胛间和肩胛下疼痛，腹主动脉夹层导致腰背部和左腰部疼痛。

起病时高血压经常同时存在，尤其好发于远端夹层。尽管在并发症发生时也会引起低血压，特别是在内膜夹层的情况下。动脉夹层随着血液的流动会危及主要血管，然后导致脉搏短缺（随着撕裂瓣的漂移不定，这种现象可能是短暂的）的出现。如果整个上臂血管系统受累，测得的血压可能并不升高（假高压）。

如果夹层牵涉主动脉根部，受到牵连的主动脉瓣可能导致主动脉瓣闭锁不全。扩展到主动脉根部和主动脉环，除了叶片的介入，仍然可能导致主动脉瓣闭锁不全。在这些情形下，舒张期杂音可以证明这一点。夹层可能会累及冠状动脉口，导致急性的心肌缺血和梗死（2%~3%的发生率）。右冠状动脉口比左主干更容易受到影响。夹层会延伸到近侧的心包腔，导致心包腔积液和心脏压塞，这是主动脉夹层患者出现昏厥和低血压症状的通常机制。心包摩擦音可以作为判断心包积血出现的线索。断裂组织进入心包腔是发生主动脉夹层的患者最常见的死亡原因。在降主动脉夹层时会发生急性的下肢、肾或肠系膜局部缺血。大血管受累后可能出现局灶性神经受损。危及脊髓动脉灌注时可能导致下肢瘫痪。

尽管胸部疼痛和脉搏消失是通常所描述的症状，但是必须承认只有不足20%的患者有这些症状。因此，对于主动脉夹层最重要的是临床上要有高度的警觉性。

四、影像学检查及诊断

胸部 X 线片很容易被识别出的是纵隔扩大，大约出现在60%的病例中。胸腔积液或心影扩大（后者在慢性主动脉瓣关闭不全的情况下也可能出现）表明断裂组织已进入胸膜腔或心包腔。心电图通常会表现出非特异性的 ST-T 波形改变。牵涉冠状动脉口，就可能导致 ST 段升高，反映了急性心肌损伤的出现。经胸超声心动图有时可以确认近端甚至是远端的撕裂瓣。即使没有看到撕裂瓣、主动脉扩张、主动脉瓣关闭不全和（或）无法解释的心包积液的出现，也可以作为诊断一个有胸部疼痛患者的重要考虑线索。

更确切的诊断方式是通过 TEE（经食管超声心动图）、CT 和 MRA。TEE 优点包括便携、安全、准确及快速性，可应用于血流动力学不稳定患者及手术过程中；缺点是在降主动脉，位于气管与食管交叉水平存在"盲点"，对血管壁内血肿的诊断存在困难。螺旋 CT 和 MRA 可精确评估大血管和分支血管，但不够便携。血管造影在主动脉夹层的早期诊断中不作为常规检查方法。对于绝大多数患者来说，至少需要 1 种以上的检查。如果临床上有很高的怀疑度而最初的检查是否定的或是模棱两可的，这时候就应该考虑采取另一种检查来验证。

五、治疗

对那些高血压的患者，首选静脉注射 β 受体阻滞药和硝普钠。β 受体阻滞药应先于硝普钠使用，以避免单独使用血管扩张药带来的心肌收缩性的升高和 dp/dt 降低。在没有出现高血压的情况下，β 受体阻滞药可以单独使用。对于升主动脉夹层的患者，这些治疗药物是在确定手术治疗前的暂时方法。对于降主动脉夹层的患者，这些治疗药物是在口服长效药物治疗前的第一线用药。对于那些不能耐受 β 受体阻滞药的患者，可以选择静脉非二氢吡啶类钙离子拮抗药，如维拉帕米和地尔硫　。

发生在升主动脉的夹层（近端，A 型）须要紧急手术治疗，因为它有很高的早期病死率（在发病后的 24~48h 有 1%~2% 的病死率）。对于那些因近端夹层引起的心包积液或心脏压塞的患者不应该采取经皮心包穿刺，除非确实需紧急处理。通过这种方式排出心包积血会导致主动脉破裂增加病死率，排除积液之后可能会导致夹层的延伸和（或）碎片使血压和 dp/dt 升高。处理过程需在手术室建立体外循环后进入心包。

降主动脉夹层（远端，B 型）的患者首先应该用药物治疗。这是因为急诊主动脉手术通常有较高病死率和下肢瘫痪率（如果不能恰当保护脊柱动脉）。在如下情况下应该考虑做手术：①累及分支血管导致器官缺血出现；②动脉瘤形成，特别是囊状的；③持续的疼痛；④近端分支的逆行撕裂。马方综合征的患者在远端夹层（B 型）时，通常会预后不良，因此推荐实施早期大动脉手术。

六、特殊类型的主动脉夹层

(一) 年轻患者的主动脉夹层

年轻患者（小于 40 岁）出现主动脉夹层通常合并有结缔组织疾病，如马方综合征、先天性两叶型主动脉瓣、有主动脉手术史的患者或是围生期的妇女等。在怀孕后期，通常认为激素的改变和结缔组织基质的疏松会增加夹层发生的危险性。

(二) 慢性主动脉夹层形成

慢性主动脉夹层的患者（持续超过 2 周）从病死率最高的阶段存活下来，即使是 I 型夹层，这类患者也可以采取药物治疗法，但由于动脉夹层造成主动脉壁变薄，这些主动脉通常会扩张而且较易形成动脉瘤。

对于慢性主动脉夹层可根据特殊并发症选择外科治疗方法：①反复性的疼痛；②形成动脉瘤，特别是囊状的；③近端夹层的逆行撕裂延伸。在最初的短时间间隔内，复查影像（通常是 CT 或 MRA），对于这些主动脉壁薄弱的患者十分重要。

(三) 医源性的主动脉夹层

应该特别关注医源性的主动脉夹层形成。血管造影导管和导丝会破坏内膜，进而导致任何主动脉节段发生夹层。这些通常会导致逆行撕裂和在假腔内自发形成血栓。除非夹层已经很广泛，通常可以采用药物方法治疗。

在心脏外科手术时，插入套管或使用血管夹时也会形成夹层。这类夹层通常在手术进行中诊断并采取紧急而安全的措施加以处理。

(四) 壁内血肿和主动脉透壁性溃疡

壁内血肿和主动脉穿透性溃疡是主动脉夹层的两种变异，不同于传统夹层，它们没有内膜瓣的存在。

1. 壁内血肿。

2. 主动脉透壁性溃疡。

(五) 壁内血肿

壁内血肿是由大动脉壁内一些不与外界相通的血液组成。不同于真正的夹层，它没有内膜连续性的缺失，没有撕裂入口，因此没有内膜瓣。它的发病大概与大动脉滋养血管的破裂有关。

经食管超声心动图检查，壁内血肿的特点是没有撕裂瓣、区域性增厚的半月状主动脉壁，通常大于 0.7 cm，并有向心性钙化。有时候可以看到代表不流动的新鲜血液的内膜超声光区。将壁内血肿与严重的动脉粥样硬化、形成血栓的假腔或是附壁血栓形成的动脉瘤区分开是比较困难的。在判断血肿时血管造影的精确度比较低，因为它无法显示主动脉壁。CT 和 MRI 是较为精确的显像方式，在确诊血肿的最初和后续性研究中被经常使用。

壁内血肿能与外膜连通，导致破裂或形成带有内膜撕裂的显著夹层。如通过药物治疗或者控制血压，壁内血肿会慢慢消失。

（六）主动脉穿透性溃疡

主动脉穿透性溃疡发生在粥样斑块侵蚀进入大动脉中膜的情况下。严重的动脉粥样硬化疾病阻止了类似传统夹层在血管内纵向延伸的侵蚀。在显像方式上可以清晰地看到溃疡，类似溃疡口或造影剂充填的凸出。取决于动脉粥样硬化斑块对于主动脉壁的侵蚀有多深，还可能形成壁内血肿、囊状动脉瘤、假性动脉瘤，或者更甚者形成完全的主动脉破裂。

主动脉综合征的患者通常会表现出与典型夹层一样的胸部和（或）背部疼痛。与典型夹层不同的是患者不会出现脉搏消失、神经系统症状体征和急性心脏病变（主动脉瓣关闭不全、心肌梗死、心包积液），它们发生破裂的可能性较典型夹层更高。与壁内血肿不同的是，主动脉穿透性溃疡的患者通常更年老并且多患有动脉粥样硬化。孤立的壁内血肿更倾向于发生在升主动脉，而与主动脉穿透性溃疡相关联的壁内血肿则更倾向于出现在降主动脉，这里也是动脉粥样硬化的好发区。

主动脉穿透性溃疡的治疗与主动脉夹层类似，累及升主动脉者进行外科手术治疗，累及降主动脉者先行药物治疗。对于那些采取药物治疗的患者，反复影像检查可以帮助评估主动脉扩张的进程或发展，以确定是否考虑进行外科修复手术或是支架置入。

七、注意事项

1. 主动脉夹层是最严重的急性大动脉综合征（也称为急性胸部疼痛综合征）之一。

2. 主动脉夹层的标志是内膜的撕裂，它允许搏动的高压血液进入主动脉中膜，使其与内膜层分开。

3. 患者通常表现出急性疼痛症状。起病时高血压经常同时存在，尤其好发于远端夹层。

4. 如果夹层牵涉主动脉根部，受到牵连的主动脉瓣可能导致主动脉瓣闭锁不全。

5. 更确切的诊断方式是通过 TEE、CT 和 MRA。

6. 对那些主动脉夹层合并高血压的患者，首选静脉注射 β 受体阻滞药和硝普钠。β 受体阻滞药应先于硝普钠使用。

7. 升主动脉的夹层（近端，A 型）须要紧急手术治疗，降主动脉夹层（远端，B 型）的患者应先用药物治疗。

8. 诊断时应与壁内血肿和主动脉穿透性溃疡相鉴别。

第三节　其他主动脉疾病

一、主动脉动脉粥样硬化疾病

主动脉内的动脉粥样硬化斑块会引起大脑和外周的栓塞事件。可自发出现，也可发生于药物治疗后（华法林或溶栓治疗），或继发于造影或手术操作后。

动脉粥样硬化性栓塞的特征是网状青斑、足趾发青、可触及脉搏搏动、高血压、肾功能不全、血沉加快和一过性嗜酸性粒细胞增多。

TEE 是判断这些斑块存在和扩散的重要检查手段。

厚度大于 4 mm 的斑块或者不稳定血栓，与栓塞的出现有很强的关联。对于这类有斑块的患者建议应用调脂疗法和抗凝治疗，华法林对部分患者有效。早期的有关华法林和脂肪栓塞综合征有潜在关联的报道，因此须要将来进一步研究。动脉置换或去除粥样硬化在治疗主动脉疾病中的价值仍有待研究。

心脏外科医师在冠状动脉搭桥术前越来越普遍地开始评估主动脉。显著的斑块的出现可能会改变血管夹摆放位置，或者行动脉内膜剥除术或在外科手术同时行主动脉置换术。

二、炎症性主动脉炎

（一）巨细胞动脉炎

巨细胞动脉炎是影响颞动脉的炎症疾病，导致局部触痛和头痛。患者通常大于 55 岁，女性患病率是男性的 2 倍。

巨细胞动脉炎最具破坏性的后果是导致失明。尽管颞动脉受累是这一疾病的特点，但它也可能会影响胸主动脉和大血管。这可能导致分支血管堵塞，形成动脉瘤，甚至导致主动脉夹层。

皮质类激素治疗是此类疾病的主要治疗方法。随着对大动脉研究的深入，外科手术治疗也可以尝试。

（二）大动脉炎

大动脉炎是大、中动脉炎症性疾病，主要影响 40 岁以下的女性。它的发病率在亚洲和非洲人群中比欧洲和北美洲高。

亚急性的炎症疾病期以全身症状表现为主。随后大动脉和分支血管出现炎症闭塞，在局部出现血管狭窄。大动脉功能不全的症状也会出现，这取决于所累及的血管。继发性血管狭窄的出现导致高血压，同样也能形成动脉瘤。

治疗方法是糖皮质激素。对于闭塞性病变，不要使用激素治疗，外科搭桥术更可靠。

（三）梅毒性主动脉炎

梅毒性主动脉炎是三期梅毒出现的表征，它可能在最初感染后的 10~30 年出现。这种炎症导致血管壁薄弱，并可能促使动脉瘤的形成，特别是囊状动脉瘤。

梅毒性主动脉炎主要出现在升主动脉，因此可能导致主动脉瓣关闭不全。主动脉弓也能被感染，在降主动脉出现该炎症的可能性较低。

（四）其他炎症性主动脉炎

主动脉炎也可能出现在其他全身炎症性疾病中，例如反应性关节炎、强直性脊柱炎、类风湿动脉炎、Wegner 肉芽肿和肠病性关节病。

这类疾病通常的遗传基因是 HLA-B27 基因型，在单纯的主动脉回流、升主动脉扩张和传导系统疾病的病例中应加以考虑。

这类疾病的治疗方法包括发现潜在的疾病，对于大动脉瘤和主动脉瓣并发症，外科手术治疗是必需的。

三、细菌性动脉瘤

细菌（通过心内膜炎、创伤、滥用静脉注射药物）会导致在弱化的瘤样动脉壁内感染。在刺激性治疗后持续的高热会加剧动脉瘤的感染。

细菌性动脉瘤通常在腹主动脉发病。粥样斑块同样会被感染（细菌性动脉瘤），根据被感染病灶的形式需要长时间的抗生素治疗。

第四节　颈动脉狭窄

一、病因和发病机制

卒中的发生是由颈动脉的狭窄程度、患者症状情况、特殊病变区特点决定的。有症状患者（即6个月内发生脑血管事件）相对于无症状人群有更高的发生卒中的风险，这一点是被广泛认同的。在北美症状性颈动脉内膜切除术试验（NASCET）的研究中，用药物治疗的有症状的严重颈动脉狭窄（70%~99%）患者在2年时有26%再次发生同侧卒中，而中度颈动脉狭窄（50%~69%）的患者在5年时有26%再次发生同侧卒中。与之相比，在ACAS试验（无症状颈动脉手术试验）中用药物治疗的无症状的患者5年时仅有很低的11%再次发生同侧卒中，而且在无症状颈动脉狭窄患者中严重颈动脉狭窄的卒中发生率更高，超声检查狭窄小于75%的年卒中发生率在1%左右，狭窄大于75%的年卒中发生率在3%~5%。有研究应用高分辨超声可以辨别出特殊粥样硬化病变特征，如低回声和溃疡样病变，并且证实这些病变可能和高卒中的风险性相关。

二、病理解剖及病理生理

对主动脉及脑血管解剖结构全面地了解是进行颈动脉支架手术的必备条件。主动脉弓依据大血管的起始部与主动脉弓最顶部的距离来分类，左颈总动脉的最宽部位的直径作为参考值。在Ⅰ型主动脉弓，所有从主动脉弓起始大血管的起始部与弓顶部的距离小于1倍左颈总动脉的直径；在Ⅱ型所有从主动脉弓起始大血管的起始部与弓顶部的距离小于2倍左颈总动脉的直径；在Ⅲ型主动脉弓，所有从主动脉弓起始大血管的起始部与弓顶部的距离大于2倍左颈总动脉的直径。Ⅱ型与Ⅲ型在合并严重动脉硬化疾病的老年人中比较常见，它们给脑动脉造影和颈动脉支架造成了一定的难度。对于合并严重颈外动脉狭窄的高危人群，颈动脉支架术（CAS）作为替代颈动脉内膜剥脱术（CEA）的治疗近期已经被接受。

三、临床表现

颈动脉狭窄可有耳鸣、眩晕、黑蒙、视物模糊、头痛、失眠、记忆力减退、嗜睡、多梦等症状。眼部缺血表现为视力下降、偏盲、复视等，肢体感觉上表现为障碍、偏瘫、失语、脑神经损伤，严重者出现昏迷等。动脉粥样硬化所致的颈动脉狭窄多见于中、老年人，常伴存着多种心血管危险因素。头臂型大动脉炎造成的颈动脉狭窄多见于青少年，尤其是青年女性。损伤或放射引起的颈动脉狭窄，发病前有相应的损伤或接受放射照射的病史。临床上依据颈动脉狭窄是否产生脑缺血症状，一般分为有症状性和无症状性两大类。

（一）有症状性颈动脉狭窄

1. 脑部缺血症状

可有耳鸣、眩晕、黑蒙、视物模糊、头痛、失眠、记忆力减退、嗜睡、多梦等症状。眼部缺血表现为视力下降、偏盲、复视等。

2. 短暂性脑缺血发作

局部的神经功能一过性丧失，临床表现为一侧肢体感觉或运动功能短暂障碍，一过性单眼失明或失语等，一般仅持续数分钟，发病后 24 h 内完全恢复。影像学检查无局灶性病变。

3. 缺血性脑卒中

依栓子脱落的大小和栓子进入颅内血管次数的多少而不同，缺血性脑卒中可分为以下几种：

（1）短暂性脑缺血发作：实质局灶性神经功能缺失，一过性脑缺血的症状，如疲劳、头晕、一过性意识丧失、半身不能动，一般在 24 h 内能够恢复。约70%的患者10~15 min就能缓解，恢复后不留任何症状。

（2）可逆性脑缺血发作：是指局灶性神经功能缺失 24 h 以上，在 1 周内完全缓解。据统计，此类患者占2.5%。

（3）脑血管意外，是指由于局部脑组织血液供应不足，引起脑的功能完全性或永久性丧失。

（二）无症状性颈动脉狭窄

许多颈动脉狭窄患者临床上尢任何神经系统的症状和体征。有时仅在体格检查时发现颈动脉搏动减弱或消失，颈动脉行经处闻及血管杂音。无症状性颈动脉狭窄，尤其是重度狭窄或斑块溃疡被公认为"高危病变"，越来越受到重视。

1. 脑血管循环的影像诊断

（1）多普勒超声检查

多普勒超声是评估颈外动脉狭窄最常用到的无创影像诊断方式。它可以评价狭窄的严重程度和病变的特点。收缩期流速的峰值、舒张末期流速、颈内动脉与颈总动脉流速的比值被用作间接评估血管直径减少的指标。这些指标的测量值在回顾分析中与造影测量狭窄的数值相关，因而作为预测指标。在各个实验室这些流速域值或比例是不同的，越来越多的外科医师仅以超声估测的狭窄为依据决定是否行 CEA 手术。然而，多普勒超声检查的准确性十分依赖于超声技师水平和高质量的仪器，而且多普勒超声可能在有扭曲血管或者有严重对侧颈动脉狭窄的时候给出高流速的假阳性结果。因此，虽然多普勒超声是一个很好的无创性的筛查手段，它还不能单独用作血管重塑前的影像检查，专家建议联合另外一项无创检查来确认，或者行传统的血管造影检查。

（2）核磁成像检查

核磁成像（MRA）和对比增强核磁成像是一种无创检查，现在越来越多地作为对多普勒超声检查的补充。新型 MRA 可以提供从胸主动脉到颈动脉和颅内循环的更清晰的脑血管影像，然而，MRA 有一些局限性，比如依赖于流量、易于出现运动造成的假象、被金属器械干扰。湍流可以导致假狭窄的出现，包括由远处到局部的长狭窄病变的假阳性结果。用钆改进的 MRA 可以评估溃疡病变，降低流量相关的假象，缩短影像时间（约可以在 30s 内使从主动脉弓到威利斯环成像）。MRA 相比多普勒超声有更好的排除性。其他研究表明，联合应用多普勒超声和 MRA 可以提高诊断颈外动脉狭窄的敏感性（96%）和特异性（80%~85%）。因此，联合应用这两种影像检查十分有用，可能会减少 CEA 手术前造影检查的应用。

（3）常规血管造影检查

诊断性血管造影检查被认为是评估颈动脉狭窄的金标准。虽然它仅提供了一个管腔的二维情况，但相对无创影像它有一些优势：①使病变的特点可视化，比如不规则病变、溃疡、长度、钙化、出现血栓；②对整个脑血管循环精确的评估，可以从主动脉弓到颅内血管；③区分临界狭窄和完全闭塞，查看侧支循环的特点。然而血管造影确实可能产生一些潜在并发症的风险，如栓塞、夹层、卒中等。

在行颈动脉支架前，一个全面的诊断性造影是十分必要的，因为它可以让医师全面了解病变的解剖结构，从而制定介入治疗的策略，预测潜在的困难。

2. 治疗

颈动脉支架是治疗颈动脉狭窄的最有效措施。

第五节　外周血管疾病

一、自然病程

外周动脉阻塞性疾病常与冠状动脉和颈动脉粥样硬化同时发生，因此病死率很高。间歇性跛行的 5 年病死率约为 29%，5 年的下肢高位截肢率约为 4%。超过 50% 的患者此后症状稳定或有所改进。继续吸烟会使截肢率增加 10 倍，病死率增加 2 倍。近 25 年来，糖尿病所致膝以下截肢的发生率上升 12 倍，使高位截肢的累计风险增加了 11%，因此糖尿病对于间歇性跛行的影响值得投入更多关注。其他可增加截肢危险的临床表现包括静息性缺血性疼痛、缺血性溃疡和坏疽。

动脉闭塞性病变的部位也对预后有影响。以主-髂动脉病变为主者，5 年生存率（73%）低于股动脉病变为主者（80%）。病死率升高的原因主要为合并有冠心病。糖尿病合并股动脉病变时，会使生存率进一步下降，并增加高位截肢率。当患者伴随糖尿病尤其是非胰岛素依赖型糖尿病，在下肢动脉具有不同的症状以及动脉粥样硬化的特点。与非糖尿病患者比较，糖尿病患者较少累及主-髂动脉部分，股浅动脉部分的病变二者相当，但小腿动脉（胫、腓动脉）受到更多的影响。

其他部位的动脉闭塞型病变也同样重要（如锁骨下动脉），特别是对拟行冠状动脉旁路移植术（CABG）患者或内乳动脉-冠状动脉前降支旁路术后心绞痛复发的患者。锁骨下动脉内支架置入可改善内乳动脉-冠状动脉前降支旁路术后患者的心肌灌注，并纠正锁骨下动脉近端狭窄引起的血流受限，如冠状动脉盗血。

二、临床表现

（一）症状

下肢动脉闭塞疾病患者，包括一些无症状的患者或不典型的患者，临床表现具有多样性，间歇性跛行、肢体缺血症状（静息痛、溃疡、坏疽），患者功能受限程度取决于动脉阻塞的程度、侧支循环、运动量及并发症情况。间歇性跛行的不适（疼痛、痉挛或发紧）常被活动所诱发，持续行走一段时间后症状可出现于一侧下肢或双侧下肢，站立不动可使症状缓解。如疼痛出现于臀部、股部提示狭窄病变在主-髂动脉。临床上最多见的是股-腘动脉狭窄所致的腓肠肌性间歇性跛行。病情进一步发展，动脉严重狭窄以致闭塞时，肢体在静息状态下也可出现疼痛等症状，称为静息痛。多见于夜间肢体处于平放状态时，可能与丧失了重力性血液灌注作用有关，若将肢体下垂可使症状减轻。更严重时肢体下垂也不能缓解症状，患者丧失行走能力，并可出现缺血性溃疡。吸烟、糖尿病和肢体严重缺血（缺血性静息痛、溃疡、坏疽）均会增加间歇性跛行患者的截肢危险。

假性跛行由腰椎管狭窄所致，是最易与间歇性跛行混淆的疾病。假性跛行通常被描述为发生于站立和行走（各种距离）时的"感觉性异常"。症状多为双侧性，坐位和（或）前倾位可以缓解，患者常有慢性背痛或腰骶手术史。依据运动前后踝臂指数（ABI）正常或轻度异常和腰椎管计算机断层扫描、磁共振、肌电图（E mg）检查的典型性表现，可得出腰椎管狭窄的诊断。

（二）体征

主要体征为狭窄远端动脉搏动减弱或消失，血管狭窄部位可闻及杂音，单纯收缩期杂音提示血管狭窄，如出现连续性杂音则表明狭窄的远端舒张压很低，侧支循环形成不良。肢体缺血的体征包括肌肉萎缩，皮肤变薄、苍白、发亮，汗毛脱落，皮温降低，趾甲变厚。当肢体下垂时，可因继发性充血而发红。从肢体高位移向下垂位，到出现发红和静脉充盈所需时间与动脉狭窄程度和侧支循环状态有关。从肢体下垂到肢体转红时间大于10 s，表浅静脉充盈时间大于15 s，即提示有动脉狭窄。相反，如将肢体上抬成60°，在小于等于60 s时间内即出现明显的肢体苍白，也提示有动脉狭窄。严重缺血时因患者经常被迫使肢体处于下垂位而可出现水肿。缺血性神经炎可导致肢体麻木和腱反射减弱，晚期在骨凸出易磨损部位可见缺血性溃疡。

三、辅助检查

（一）踝臂指数（ABI）

即踝、臂血压比值，是踝部动脉（胫后动脉或足背动脉）与上臂动脉的收缩压比值，采用 Doppler 装置检查压力。正常情况下，各节段血压不应有压力阶差，且上、下肢压力基本相等，踝部血压略高于肱动脉压。如果下肢动脉有明显狭窄，可使下肢血压明显下降。静息 ABI 可以进一步定量诊断患者下肢动脉闭塞的严重程度：正常 1.0~1.4，轻度 0.8~0.9，中度 0.5~0.8，严重小于 0.5。ABI 指数降低与脑卒中发生率、心血管病死率、总病死率的升高密切相关。

（二）活动平板负荷试验

以患者出现肢体缺血症状为观察终点的负荷量来客观评价患肢的功能状态，由于有量化指标，适用于患者的随访观察。

（三）脉搏容积描记

一般做两侧肢体的比较记录，估测每一次脉搏搏入肢体的血量，如有动脉狭窄则搏入血量减少，与健侧肢体比较有明显差别。

（四）Doppler 血流速率曲线分析

随着动脉狭窄程度的加重，血流速率曲线进行性趋于平坦，如采用二维超声图像检查结果更可靠。

（五）动脉造影检查

可直观显示动脉闭塞的确切部位、程度以及侧支循环形成的情况。目前此项检查在国内已相当普及，适应证为：①手术前确定血管的解剖情况；②评估治疗效果；③记录病变（法医学）。当怀疑有"少见型"血管疾病时，也可行动脉造影。

（六）其他

磁共振血管造影和计算机断层扫描血管造影可以替代常规血管造影，磁共振血管造影也适用于有血管造影禁忌证（如肾功能不全、造影剂过敏）的患者的术前造影。

四、诊断与鉴别诊断

根据临床表现伴有肢体脉搏减弱或消失，结合性别、年龄及一些危险因素，即可对间歇性跛行做出诊断并通过 ABI 进行确诊，无须进行外周动脉造影。

本病主要应与多发性大动脉炎累及腹主动脉、髂动脉者及血栓闭塞性脉管炎（Buerger病）相鉴别。后者主要见于 30 岁以下青年男性重度吸烟者，累及中、小动脉且上肢动脉亦经常同时受累，病程长，发展慢，常有浅表静脉炎和雷诺（Raynaud）现象病史。

下肢缺血性溃疡应与神经病变或下肢静脉曲张所致溃疡相鉴别，主要的鉴别点是缺血性者伴有肢体及溃疡局部剧烈疼痛，而后两者常无明显疼痛。

五、治疗

治疗包括降低风险因素、加强运动、药物治疗和血管重建。另外，减轻体重（如肥胖）、戒烟、避免应用缩血管药物也有积极的作用。足部护理和保护对于糖尿病伴外周血管疾病患者非常重要。糖尿病患者并发外周神经病变、小血管疾病和（或）外周动脉病变会使足部产生难愈合的伤口或溃疡。对已有静息痛的患者，可采用抬高床头的斜坡床，以增加下肢血流灌注，减少肢痛发作。

加强运动有助于间歇性跛行的治疗。制订有规律的行走计划（平地，行走至跛行，停步缓解，每次重复 45~60 min，1 周进行多于 4d，坚持 6 个月）可以明显改善跛行患者的初始跛行距离。其他如骑自行车或游泳等也是较好的运动。

所有外周血管疾病患者都应给予抗血小板治疗。阿司匹林（81~325 m/d）可以降低截肢的危险性并减少外科血管再通手术，也可以减少心脑血管事件的发生。氯吡格雷（75 mg/d）的疗效则更加优越，可以有效预防主要血管的动脉硬化事件。对于那些对行走计划没有积极回应的患者，西洛他唑就显得非常有用。西洛他唑，磷酸二酯酶Ⅲ抑制药，与安慰剂和己酮可可碱相比较，对于步行能力的改善有很好的效果（几乎可以加倍初始和绝对的步行距离）。他汀类药物也可以改善外周血管疾病患者的跛行症状并且降低其心脑血管事件发生的概率。血管紧张素转化酶抑制药在发挥其对糖尿病合并外周血管病变患者肾保护作用的同时，也可以减少心血管缺血事件的发生。血管扩张药等药物临床上已证明对缺血性肢痛无效。抗凝药肝素和华法林对慢性闭塞性肢体动脉粥样硬化无效。同样，尿激酶、链激酶等也只能对急性血栓性血管闭塞有效，对慢性闭塞无效。

外周血管闭塞时，行血管重建的适应证是：①残疾（生活受限）；②症状加重的糖尿病患者；③严重的肢体缺血（静息痛、缺血溃疡或坏疽）。

对于非糖尿病性的间歇性跛行患者，血管重建应选择性实施，因为：①它不能减少心脑血管症状、死亡的主要病因以及影响长期生存指数；②由于充足的远端血供支持，严重下肢缺血发生率相对较低。

静息肢体疼痛、缺血性溃疡或加重的糖尿病患者是血管重建的适应证：①如果不进行血管再通术，则截肢的可能性增大；②手术可使截肢的部位低一些；③手术的风险通常比截肢的风险要小。

对于部分闭塞且远端血液供应较好的短小病变，经皮腔内血管成形术（Percutaneous Transluminal Angioplasty，PTA）能有效地替代外科血管再通术。PTA 的"理想"病变适应证是<5 cm 的髂动脉狭窄或<10 cm 的股-腘动脉闭塞性，或狭窄性病变（累及浅表股动脉开口及腘动脉最远端 2 cm 处的病变除外）。与外科手术相比，PTA 的优势是：病死率低、康复时间短、费用低，并可保留大隐静脉以备今后应用。腹股沟下入路的主动脉或髂动脉PTA 术，围术期风险较开腹式主动脉手术的风险要低。手术治疗，即血管旁路移植，并发症有急性心肌梗死、脑血管意外、人工血管移植处感染、远端动脉栓塞及由于盆腔自主神经的离断而造成性功能障碍等。

🔒 第十五章 心血管疾病常见症状护理

心血管疾病是我国第一大慢性疾病，具有较高的死亡率。此外，心血管疾病会表现出一些症状，这在较大程度上会对患者生活质量产生较大影响，这就需要采取有效措施进行针对性治疗，并且在此基础上还应通过优质的护理方法对心血管疾病进行全面治疗，以此为患者生活质量的全面提升奠定良好的基础。

第一节　心源性呼吸困难与水肿

一、心源性呼吸困难

心源性呼吸困难主要由左心衰竭和（或）右心衰竭引起，二者发生机制不同。左心衰竭时呼吸困难更为严重。左心衰竭引起呼吸困难的主要原因包括：①肺瘀血，使气体弥散功能降低；②肺泡张力增高，通过迷走神经反射兴奋呼吸中枢；③肺泡弹性减退，使肺活量减少；④肺循环压力增高，导致反射性呼吸中枢兴奋性增高。右心衰竭严重时，也可引起呼吸困难，但程度较左心衰竭轻，主要原因为体循环瘀血所致。

（一）临床表现及护理

左心衰竭引起的呼吸困难多见于高血压性心脏病、冠心病、风湿性心瓣膜病、心肌炎及心肌病等。特点是活动时出现或加重，休息时减轻或缓解，仰卧加重，坐位减轻，典型者表现为端坐呼吸。急性左心衰竭多在夜间睡眠中发生，或称夜间阵发性呼吸困难，表现为夜间睡眠中突感胸闷气急，被迫坐起，惊恐不安。轻者数分钟至数十分钟后症状逐渐减轻、消失；重者可见端坐呼吸、面色发绀、大汗、有哮鸣音、咳浆液性粉红色泡沫痰，两肺底有较多湿性啰音，心率加快，可有奔马律。此种呼吸困难称"心源性哮喘"。其发生机制为：①睡眠时，迷走神经兴奋性增高，冠状动脉收缩，心肌供血减少，心功能降低；

②小支气管收缩，肺泡通气减少；③仰卧位时肺活量减少，下半身静脉回心血量增多，致肺瘀血加重；④呼吸中枢敏感性降低，对肺瘀血引起的轻度缺氧反应迟钝，当瘀血程度加重、缺氧明显时，才刺激呼吸中枢做出应答反应。

右心衰竭引起的呼吸困难临床上主要见于慢性肺心病、渗出性或缩窄性心包炎、心包积液等。主要原因是体循环瘀血所致。其发生机制为：①右心房与上腔静脉压升高，刺激压力感受器反射性地兴奋呼吸中枢；②血氧含量减少，乳酸、丙酮酸等酸性代谢产物增多，刺激呼吸中枢；③瘀血性肝大、腹水和胸腔积液。使呼吸运动受限，肺受压气体交换面积减少。

（二）辅助检查

1. 血常规、尿常规、肾功能、电解质、血气分析。

2. 胸部 X 线。

3. 血糖、尿酮体及二氧化碳结合力。

4. 心电图。

5. 胸部 CT 或头颅 CT 检查。

6. 纤维支气管镜检查。

7. 肺血管造影及肺放射性核素扫描。

（三）护理评估

1. 病史评估

询问呼吸困难发生的时间和特点，评估呼吸困难的类型，了解引起呼吸困难的体力活动类型，有无咳嗽、咳痰等伴随症状，咳嗽特点，痰液的性状和量。既往有无类似发作，有无其他疾病。

2. 身心状况

包括生命体征及意识状况，特别是呼吸的频率、节律及深度，皮肤黏膜有无水肿、发绀，颈静脉充盈程度，体位、营养状况等。注意有无三凹征及哮鸣音。心脏检查注意心率、心律、心音的改变，有无奔马律。注意观察患者面色及表情，评估患者是否有恐惧或焦虑心理。

3. 辅助检查

无创血氧饱和度监测可动态评估患者的缺氧程度；血气分析能更准确评估缺氧程度及酸碱平衡状况；胸部 X 线检查有利于判断肺瘀血或肺水肿的严重程度。

（四）护理措施

1. 嘱患者停止活动，卧床休息，协助患者取半卧位或端坐位，注意体位的舒适与安全。

2. 保持呼吸道通畅。穿宽松衣服，协助患者保持舒适体位，给予氧气吸入，根据病情调节氧流量，急性肺水肿时湿化瓶内加入适量乙醇。

3. 保持环境安静，定时通风，保持室内空气新鲜，但要防止患者着凉。

4. 遵医嘱及时给予药物治疗并注意观察药物疗效及副作用。

5. 密切观察病情变化，评估呼吸困难、缺氧的程度及其改善情况。

6. 做好患者及家属的安抚工作，以消除其紧张心理。

7. 与患者及家属一起制订活动目标和计划，循序渐进增加活动量，逐步提高患者的活动耐力。

8. 患者卧床期间加强基础护理及生活护理，进行床上主动或被动的肢体活动，定时翻身、按摩、拍背，防止下肢静脉血栓形成、压疮及肺部感染等并发症。

9. 做好健康宣传教育，使患者了解自己的病情及应对措施，积极配合治疗及护理。

二、心源性水肿

水肿是指组织间隙的水分过多。心源性水肿主要是右心衰竭的表现。是由于心脏功能减退而使每搏输出量不足，致有效循环血量减少，肾血流量减少，肾小球滤过率降低，继发性醛固酮增多，肾小管重吸收钠增加，引起钠水潴留以及静脉压增高，导致毛细血管静水压增高，组织液回收减少。

（一）临床表现

水肿首先出现于身体下垂部分，常伴有右心衰竭的其他表现，如颈静脉曲张、肝大、静脉压升高，严重时可出现胸腔积液、腹水。

（二）辅助检查

1. 血常规、尿常规、肝肾功能、血浆蛋白。

2. 查血找微丝蚴。

3. 心电图、胸片。

4. 腹部 B 超（包括肾脏）。

5. 肢体血管多普勒超声检查。

6. 内分泌相关指标测定（甲状腺功能测定、血浆皮质醇、醛固酮水平等）。

7. 免疫学检测（抗核抗体、抗双股 DNA、抗 ENA 抗体等）。

8. 立卧位水试验。方法：嘱患者清晨空腹排尿后，于 20 分钟内饮水 1 000 mL，然后每小时排尿 1 次，连续 4 次，测量总尿量。第 1 天取卧位（不用枕头）；第 2 天用同样方法重复一次，但取直立位（即活动或工作）。阳性者为立位时尿量低于卧位尿量 50% 以上。

（三）护理评估

1. 病史评估

了解患者水肿出现的时间、部位、发展速度、程度及水肿与体位、饮食、活动的关系；了解患者的饮食情况、饮水量、摄盐量、尿量等，评估导致水肿的原因。

2. 身心状况

检查水肿的程度、范围，心源性水肿与饮食、体位有关，重者伴有颈静脉充盈、胸腔积液征和腹水征或伴有呼吸困难、发绀。评估患者是否因水肿影响日常生活及引起躯体不适而产生焦虑、烦躁等不良心理。

3. 辅助检查

血液生化检验了解有无低蛋白血症及电解质紊乱。

（四）护理措施

1. 水肿严重时，嘱患者卧床休息。伴胸腔积液或腹水的患者宜采取半卧位；以卜肢水肿为主者，间歇抬高下肢，利于静脉回流，以减轻肢体的肿胀不适。

2. 给予低钠、高蛋白、易消化饮食。做好饮食指导，说明钠盐与水肿的关系，告诉患者及家属不宜食用的高钠食物品种，强调限钠及加强营养的重要性。

3. 定期测量体重，遵医嘱记录 24 小时出入水量。根据心力衰竭和水肿的严重程度限制液体摄入量。

4. 遵医嘱及时准确给予利尿剂，观察用药后疗效及副作用，尤其注意观察尿量，及时补充电解质，防止出现电解质紊乱。

5. 协助患者经常更换体位，保持床单干燥、平整无皱褶，防止翻身或使用便器时擦破皮肤。使用气圈或气垫床预防压疮发生。

6. 保持皮肤清洁，着柔软、宽松的衣服，避免过冷或过热的刺激。使用热水袋保暖时水温不宜过高，防止烫伤。

7. 定期观察水肿部位和皮肤受压部位的情况，发现异常情况及时处理。

第二节 心悸与胸痛

一、心悸

心悸是指自觉心跳或心慌的一种不适症状。患者感到心悸时，心率可能增快，也可能减慢或正常，节律可能规则或不规则。心悸按有无器质性病变可分为器质性心悸和功能性心悸。心脏收缩力增强引起的心悸可分为生理性和病理性。造成心悸的生理性因素包括剧烈运动，精神过度紧张，饮用酒、浓茶或咖啡后，应用某些药物如肾上腺素、阿托品等。病理性因素常见于心脏疾病、甲状腺功能亢进、贫血、发热、低血糖等。由自主神经功能紊乱所引起的心悸，多见于青年女性，其心脏本身并无器质性病变。

（一）辅助检查

1. 血常规、血沉、血糖、电解质、甲状腺功能测定。

2. 心肌酶谱、抗 "O" 试验、C-反应蛋白、病毒抗体。

3. 血浆儿茶酚胺测定。

4. 心电图、常规胸片。

5. 超声心动图、动态心电图、运动试验。

6. 临床电生理检查。

（二）护理评估

1. 病史评估

对心悸发作的患者，应评估下列情况：①发作时间，是初发还是复发；②发作性质，是阵发性还是持续性，持续时间长短；发作时心率快慢，节律是否整齐；③是否有呼吸困难、心绞痛、意识障碍、血压波动等伴随症状及体征；④是否与体力活动、情绪激动及烟酒等刺激性食物有关；⑤是否应用肾上腺素、阿托品等药物。了解患者既往健康状况及生活习惯。

2. 身心状况

主要评估患者的生命体征及意识状况，特别是心律、心率、脉搏情况，了解患者有无焦虑心理。

3. 辅助检查

常规心电图检查或 24 小时动态心电图监测可帮助确定产生心悸的心律失常类型。

（三）护理措施

1. 症状明显时，嘱患者卧床休息，以减少组织耗氧，减轻心脏负担。

2. 协助患者生活起居，保证患者充分休息。

3. 应对症处理，发热引起的心率增快，应积极给予物理降温措施；室上性心动过速引起的心悸，可用刺激迷走神经的方法终止发作。

4. 做好健康宣教，使患者了解心悸产生的原因并积极应对。

5. 积极治疗原发病，避免各种诱因。

二、胸痛

胸痛是多种循环系统疾病引起。因个体痛阈差异性大，所以，胸痛的程度与原发疾病的病情轻重不完全一致。

（一）临床表现

1. 发病年龄

青壮年胸痛多考虑结核性胸膜炎、自发性气胸、心肌炎、心肌病、风湿性心瓣膜病，40岁以上则需注意心绞痛、心肌梗死和支气管肺癌。

2. 胸痛性质

胸痛的程度可呈剧烈、轻微和隐痛。胸痛的性质可有多种多样。例如带状疱疹呈刀割样或灼热样剧痛；食管炎多呈烧灼痛；肋间神经痛为阵发性灼痛或刺痛；心绞痛呈绞榨样痛并有重压窒息感，心肌梗死则疼痛更为剧烈并有恐惧、濒死感；气胸在发病初期有撕裂样疼痛；胸膜炎常呈隐痛、钝痛和刺痛；夹层动脉瘤常突然发生胸背部撕裂样剧痛或锥痛；肺梗死亦可突然发生胸部剧痛或绞痛，常伴呼吸困难与发绀。

3. 胸痛部位

大部分疾病引起的胸痛常有一定部位。例如胸壁疾病所致的胸痛常固定在病变部位，且局部有压痛，若为胸壁皮肤的炎症性病变，局部可有红、肿、热、痛表现；带状疱疹所致胸痛，可见成簇的水疱沿一侧肋间神经分布伴剧痛，且疱疹不超过体表中线；肋软骨炎引起胸痛，常在第1、第2肋软骨处见单个或多个隆起，局部有压痛、但无红肿表现；心绞痛及心肌梗死的疼痛多在胸骨后方和心前区或剑突下，可向左肩和左臂内侧放射，甚至达环指与小指，也可放射于左颈或面颊部，误认为牙痛；夹层动脉瘤引起疼痛多位于胸背部，向下放射至下腹、腰部与两侧腹股沟和下肢；胸膜炎引起的疼痛多在胸侧部；食管及纵隔病变引起的胸痛多在胸骨后；肝胆疾病及膈下脓肿引起的胸痛多在右下胸，侵犯膈肌中心部时疼痛放射至右肩部；肺尖部肺癌（肺上沟癌或称Pancoast癌）引起疼痛多以肩部、腋下为主，向上肢内侧放射。

4. 疼痛持续时间

平滑肌痉挛或血管狭窄缺血所致的疼痛为阵发性，炎症、肿瘤、栓塞或梗死所致疼痛呈持续性。如心绞痛发作时间短暂（持续1~5分钟），而心肌梗死疼痛持续时间很长（数小时或更长）且不易缓解。

5. 影响疼痛因素

主要为疼痛发生的诱因、加重与缓解的因素。例如心绞痛发作可在劳力或精神紧张时诱发，休息后或含服硝酸甘油或硝酸异山梨酯后于 1~2 分钟内缓解，而对心肌梗死所致疼痛则服上药无效。食管疾病多在进食时发作或加剧，服用抗酸剂和促动力药物可减轻或消失。胸膜炎及心包炎的胸痛可因咳嗽或用力呼吸而加剧。

（二）辅助检查

1. 血常规、血沉、胸部 X 线检查、心电图。
2. 血清心肌酶谱、肌钙蛋白 T 或肌钙蛋白 I 检查。
3. D-二聚体测定。
4. 肿瘤标志物检测。
5. 胸部 CT、B 超或 MRI 检查。
6. 肺通气、灌注放射性核素扫描或肺动脉造影检查。
7. 心电图运动试验，如平板试验或二阶梯试验。
8. 超声心动图检查。
9. 必要时冠状动脉造影检查。
10. 消化道钡餐或胃镜检查。

（三）护理评估

1. 病史评估

详细询问患者疼痛的部位、性质、程度、发作时间及持续时间，是否放射至其他部位，是首次发作还是经常发作，此次发作与以往发作有无差异，发作前有无过度劳累或情绪激动等诱发因素，有无伴随症状；了解患者以往健康情况，是否有高血压、冠心病、风湿性心脏病等疾病史。

（2）身心状况

注意生命体征、意识及精神状况，有无血压升高或下降、面色苍白、大汗淋漓等伴随症状及体征，了解疼痛程度是否随呼吸或咳嗽而改变，有无心脏杂音及心包摩擦音。患者是否因剧烈疼痛而感到恐惧。

（3）辅助检查

常规心电图或动态心电图、心脏三位片、心脏超声检查、血液生化检查。

（四）护理措施

1. 胸痛发作时，嘱患者立即停止活动，卧床休息，协助患者取舒适体位。

2. 密切观察胸痛情况，注意其部位、性质及伴随症状。

3. 严密观察生命体征和意识状况，及时发现病情变化。

4. 遵医嘱及时给予吸氧、镇痛等处理措施。

5. 关心安慰患者，稳定患者情绪。

第三节　咳嗽与咳痰

咳嗽是一种保护性反射动作。通过咳嗽反射能有效清除呼吸道内的分泌物或进入气道内的异物。但长期、频繁、剧烈的咳嗽，会影响工作、休息，引起呼吸肌疼痛，则属病理现象。痰是气管、支气管的分泌物或肺泡内的渗出液。借助咳嗽将痰排出称为咳痰，是一种病态表现。

一、辅助检查

1. 血常规、肝肾功能、血气分析。

2. 痰的细菌学、细胞学及寄生虫病检查。

3. 胸部 X 线、CT。

4. 胸部 MRI。

5. 肺功能测定。

6. 咽喉镜检查、纤维支气管镜检查。

7. 气道激发试验、皮肤抗原过敏试验和免疫球蛋白测定。

8. 心电图、超声心动图检查。

二、临床表现

（一）咳嗽的性质

咳嗽无痰或痰量极少，称为干性咳嗽。干咳或刺激性咳嗽常见于急性或慢性咽喉炎、喉癌、急性支气管炎初期、气管受压、支气管异物、支气管肿瘤、胸膜疾病、原发性肺动脉高压以及二尖瓣狭窄等。咳嗽伴有咳痰称为湿性咳嗽，常见于慢性支气管炎、支气管扩张、肺炎、肺脓肿和空洞型肺结核等。

（二）咳嗽的时间与规律

突发性咳嗽常由于吸入刺激性气体或异物、淋巴结或肿瘤压迫气管或支气管分叉处所引起。发作性咳嗽可见于百日咳、支气管内膜结核以及以咳嗽为主要症状的支气管哮喘（变异性哮喘）等。长期慢性咳嗽，多见于慢性支气管炎、支气管扩张、肺脓肿及肺结核。夜间咳嗽常见于左心衰竭和肺结核患者，引起夜间咳嗽的原因，可能与夜间肺瘀血加重及迷走神经兴奋性增高有关。

（三）咳嗽的音色

指咳嗽声音的特点。如：①咳嗽声音嘶哑，多为声带的炎症或肿瘤压迫喉返神经所致；②鸡鸣样咳嗽，表现为连续阵发性剧咳伴有高调吸气回声，多见于百日咳及会厌、喉部疾患或气管受压；③金属音咳嗽，常见于因纵隔肿瘤、主动脉瘤或支气管癌直接压迫气管所致的咳嗽；④咳嗽声音低微或无力，见于严重肺气肿、声带麻痹及极度衰弱者。

（四）痰的性质和痰量

痰的性质可分为黏液性、浆液性、脓性和血性等。黏液性痰多见于急性支气管炎、支气管哮喘及大叶性肺炎的初期，也可见于慢性支气管炎、肺结核等。浆液性痰见于肺水肿。脓性痰见于化脓性细菌性下呼吸道感染。血性痰是由于呼吸道黏膜受侵害、损害毛细血管或血液渗入肺泡所致。上述各种痰液均可带血。健康人很少有痰，急性呼吸道炎症时痰量较少，痰量增多常见于支气管扩张、肺脓肿和支气管胸膜瘘，且排痰与体位有关，痰量多时静置后可出现分层现象：上层为泡沫，中层为浆液或浆液脓性，下层为坏死物质。恶臭痰提示有厌氧菌感染。铁锈色痰为典型肺炎球菌肺炎的特征；黄绿色或翠绿色痰，提示铜绿假单胞菌感染；痰白黏稠且牵拉成丝难以咳出，提示有真菌感染；大量稀薄浆液性痰中含粉皮样物，提示棘球蚴病（包虫病）；粉红色泡沫痰是肺水肿的特征。日咳数百至上千毫升浆液泡沫痰还需考虑肺泡癌的可能。

三、护理措施

1. 协助患者采取舒适体位，如半坐卧位或坐位。

2. 避免食刺激性食物，如辛辣或产气食物。

3. 保持室内空气新鲜、无烟，限制探视人员，以除去呼吸道刺激因素。保持适当的温度、湿度，温度以 20~24 ℃为宜，湿度一般为 40%~50%。

4. 保持口腔清洁，以免因咳痰导致口腔异味而影响食欲。

5. 嘱患者喝少量温开水，湿润呼吸道，减少呼吸道刺激，缓解因咳嗽导致的不适。

6. 施行有效性咳嗽，先进行 5~6 次深呼吸，再深吸气后保持张口，然后浅咳至咽部，再迅速将痰咳出；或者缓缓吸气，同时上身前倾，咳嗽时腹肌收缩，腹壁内缩，1 次吸气，连续咳 3 声。

7. 对痰量较多又无力咳出的患者，要防止发生呼吸道阻塞与窒息，定时协助其翻身、拍背。

第四节　发绀与晕厥

一、发绀

发绀是指血液中还原血红蛋白增多，使皮肤、黏膜呈青紫色的现象，也可称紫绀。这种改变常发生在皮肤较薄、色素较少和毛细血管较丰富的部位，如口唇、甲床。

（一）临床表现

1. 中心性发绀

中心性发绀是由于动脉血氧饱和度降低引起，发绀的特点是全身性的，除四肢和面颊外，也见于黏膜（包括舌和口腔黏膜）与躯干的皮肤，但皮肤温暖。常见于各种严重的呼吸系统疾病，如肺栓塞、急性呼吸窘迫综合征等，以及先天性心脏病，如法洛四联症、Eisenmenger（右向左分流）综合征等。

2. 周围性发绀

周围性发绀是由于周围循环血流障碍所致，发绀的特点是常见于肢体的末端和下垂的部位，如肢端、耳垂与鼻尖，这些部位的皮肤发凉，若按摩或加温使之温暖，发绀即可消失。常见于右心衰竭、缩窄性心包炎、血栓性静脉炎、心源性休克等。

3. 混合性发绀

即中心性发绀和周围性发绀并存，可见于心力衰竭，因肺瘀血使血液在肺内氧合不足以及周围血流缓慢，毛细血管内脱氧过多所致。

（二）辅助检查

1. 血常规、尿常规、动脉血气。
2. 常规胸片、心电图。
3. 胸部 CT 或 MRI 检查。
4. 肺通气、灌注放射性核素扫描或肺动脉造影检查。
5. 超声心动图及彩色多普勒超声检查。
6. 肢体血管多普勒超声检查。
7. 高铁血红蛋白、硫化血红蛋白、冷凝集素蛋白、冷凝素等检测。

（三）护理措施

1. 病情观察

定时评估及记录患者的生命体征和发绀情况，比较不同时间患者的变化情形，预期可能发生的改变并提供防范措施，以避免病情恶化。

2. 环境

布置舒适的环境，调节适当的温度、湿度，清洁空气，减少不适当的温度、湿度、尘埃所造成的呼吸不适。

3. 调整舒适卧位

使用床上桌、枕头、椅背等维持舒适的半卧位或坐位。

4. 合理安排休息

急性期应限制患者的活动并给予日常生活协助，维持氧消耗量于最低限度。

5. 吸氧

根据缺氧的情况选择合理的给氧浓度。

6. 心理护理

给予情绪安抚，保持镇静，鼓励患者说出自己的感受，培养有效的沟通方式；避免探视人员所造成的患者情绪激动，而增加氧的消耗；避免不必要的护理、检查及治疗所造成的焦虑，尽量集中护理。

7. 注意保暖

保暖可使血管扩张并促进血液循环。

8. 饮食调整

食用易消化、不发酵的食物，以减少肠内气体或便秘，避免膈肌上升，抑制呼吸运动。饮食宜少量多餐，以减少氧消耗量。

9. 禁烟

吸烟会刺激呼吸道黏膜，使分泌物增加，导致换气障碍。

二、晕厥

晕厥是短暂的意识丧失状态，是由于大脑一过性广泛性供血不足所致，一般为突然发作，迅速恢复，很少有后遗症。临床上以血管迷走性晕厥最常见，而心律失常所致的晕厥最为严重。

（一）临床表现

晕厥发作时表现为突然发生的、历时数秒至数分钟的短暂意识丧失状态，多无手足抽搐及大小便失禁。意识恢复后无特殊不适，或仅有短暂而轻微的头晕、乏力、肢软等症状。

心源性晕厥常在卧位时发作，多伴有呼吸困难、发绀、胸闷和胸痛、低血压等症状，并常有异常心音和（或）心律不齐；低血糖性晕厥常在空腹时发作，常伴有面色苍白、冷汗、手抖、恶心等自主神经功能障碍等症状；神经源性晕厥可有一时性偏瘫、肢体感觉异常、偏盲、语言障碍或病理反射阳性等表现。

（二）辅助检查

1. 血常规、尿常规、粪便常规、血糖、电解质、血气分析等。

2. 24 小时动态心电图、超声心动图检查、24 小时血压监测。

3. 脑电图、脑血流图、脑部 CT 和（或）MRI。

4. 脑血管造影。

5. 颈动脉窦压迫试验有助于诊断颈动脉窦综合征。方法：患者一般取仰卧位，检查者于患者两侧的颈动脉窦同时用拇指按摩，开始时轻用力，逐渐增加拇指的压力，一般持续 30 秒，同时严密观察患者情况、脑电图与心电图的改变。阳性反应者一般在 10~30 秒出现症状或脑电图慢波。检查过程中如发生下列情况之一，应中止按摩：①患者面色骤变苍白，或有意识障碍，或有抽搐；②脑电图出现慢波；③心率显著下降。

（6）倾斜试验。

（三）护理评估

1. 病史评估

由于晕厥可由多种病因引起，有心源性、血管神经性、药物性、代谢性和脑血管病等，而心源性晕厥又可由多种原因产生，如各种严重心律失常、神经性等，所以，询问病史时应全面、系统，并掌握各种晕厥的特点。

对心源性晕厥患者的评估应注意以下几点：①晕厥的特点为意识丧失时间短，多在 1~2 分钟内恢复；②了解发作前有无先兆症状及诱因；③了解既往有无类似发作，是否有心脏病或其他疾病。

2. 身心状况

观察生命体征及意识状况，注意发作时有无抽搐、口吐白沫、大小便失禁等情况；注意监测心律、心率、血压等变化。评估患者有无焦虑或恐惧心理。

3. 辅助检查

常规心电图或 24 小时动态心电图检查，发作频繁者进行持续心电监测可了解发作时的心电情况。血液生化检查测定血钾及血糖，可帮助寻找病因。

（四）护理措施

1. 协助患者平卧，解开衣领及领带，保持呼吸道通畅。

2. 伴抽搐者，将压舌板包纱布置入患者口腔中，防止舌咬伤；安装好床护栏，以免患者坠床。应有专人守护在患者身边。

3. 立即心电监护，并准备好抢救药品和器械。

4. 迅速建立静脉通道。

5. 严密观察患者生命体征及意识状况。

6. 做好患者及家属的安抚工作，以消除紧张恐惧心理。

7. 治疗原发疾病，消除诱因。

🔒 参考文献

[1] 韩晓庆，张盼盼，王玲. 睡眠呼吸疾病诊疗［M］. 哈尔滨：黑龙江科学技术出版社，2020.

[2] 杨晓东. 临床呼吸内科疾病诊疗新进展［M］. 开封：河南大学出版社，2020.

[3] 尉伟，郭晓萍，杨继林. 常见疾病诊疗与临床护理［M］. 广州：世界图书出版广东有限公司，2020.

[4] 王燕. 临床用药与儿科疾病诊疗［M］. 长春：吉林科学技术出版社，2020.

[5] 李欣吉，郭小庆，宋洁. 实用内科疾病诊疗常规［M］. 青岛：中国海洋大学出版社，2020.

[6] 卢健聪. 慢性气道疾病诊疗策略分析［M］. 西安：陕西科学技术出版社，2020.

[7] 何朝文. 新编呼吸内科常见病诊治与内镜应用［M］. 开封：河南大学出版社，2020.

[8] 程标. 老年合并心血管疾病的新型冠状病毒肺炎患者的诊治策略［M］. 成都：四川科学技术出版社，2020.

[9] 李巧春. 心血管疾病诊疗研究［M］. 乌鲁木齐：新疆人民卫生出版社，2020.

[10] 那荣妹，司晓云. 心血管疾病诊疗精要［M］. 贵阳：贵州科学技术出版社，2020.

[11] 宋涛. 现代心血管疾病诊疗精要［M］. 长春：吉林科学技术出版社，2020.

[12] 赵红，周艺，丁永兴. 新编心血管疾病诊疗与介入［M］. 长春：吉林科学技术出版社，2020.

[13] 叶林. 实用心血管疾病诊疗技术［M］. 北京：科学技术文献出版社，2020.

[14] 苟连平. 心血管健康与疾病诊疗技术创新［M］. 北京：北京工业大学出版社，2020.

[15] 王英英，高第，祝新凤. 实用呼吸内科疾病诊疗［M］. 北京：科学技术文献出版社，2019.

[16] 张莹莹. 儿童呼吸疾病诊疗护理实践［M］. 汕头：汕头大学出版社，2019.

[17] 李姗姗. 临床内科疾病诊疗［M］. 北京：科学技术文献出版社，2019.

[18] 杜秀华. 实用内科疾病诊疗［M］. 北京：科学技术文献出版社，2019.

［19］马菁华，卢艳丽，李玉平. 常见疾病诊疗与康复［M］. 长春：吉林科学技术出版社，2019.

［20］黄秋芳. 小儿呼吸系统疾病诊疗与护理［M］. 长春：吉林科学技术出版社，2019.

［21］隋红. 实用心血管疾病诊疗［M］. 北京：科学技术文献出版社，2019.

［22］刘玉庆. 临床内科与心血管疾病诊疗［M］. 北京：科学技术文献出版社，2019.

［23］潘慧. 临床心血管内科疾病诊疗新进展［M］. 福州：福建科学技术出版社，2019.

［24］亓志玲. 心胸外科疾病诊疗思维［M］. 长春：吉林科学技术出版社，2019.

［25］张晶，陈涛，林美萍. 中西医结合心血管病临床诊疗［M］. 长春：吉林科学技术出版社，2019.

［26］刘同赏，孙荣丽，唐炳俭. 呼吸内科疾病诊疗学［M］. 北京：科学技术文献出版社，2018.

［27］韩颖莉. 常见呼吸系统疾病诊疗策略［M］. 昆明：云南科技出版社，2018.

［28］沈斌，吕玲梅，刘琴. 内科疾病诊疗与新进展［M］. 南昌：江西科学技术出版社，2018.

［29］王季政. 呼吸内科临床诊疗［M］. 天津：天津科学技术出版社，2018.

［30］马珍荣. 呼吸危重病诊疗［M］. 哈尔滨：黑龙江科学技术出版社，2018.

［31］唐华平. 呼吸内科疾病诊治［M］. 北京：科学技术文献出版社，2018.

［32］樊恭春. 呼吸内科临床精要［M］. 哈尔滨：黑龙江科学技术出版社，2018.

［33］杨敬平. 呼吸重症疾病的诊断与治疗［M］. 北京：科学技术文献出版社，2018.

［34］孟玲. 实用临床呼吸病诊疗精要［M］. 上海：上海交通大学出版社，2018.

［35］杨国良. 临床心血管疾病诊疗学［M］. 天津：天津科学技术出版社，2018.

［36］宫鹏飞. 现代心血管病诊疗学［M］. 长春：吉林科学技术出版社，2018.

［37］赵建国. 现代心血管病诊疗学［M］. 北京：科学技术文献出版社，2018.

［38］杨天和. 实用心血管疾病诊疗手册［M］. 昆明：云南科技出版社，2018.

［39］郭三强. 心血管疾病诊疗与介入应用［M］. 北京：科学技术文献出版社，2018.

［40］赵水平. 心血管疾病规范化诊疗精要［M］. 长沙：湖南科学技术出版社，2018.

责任编辑：李　征
封面设计：金熙腾达

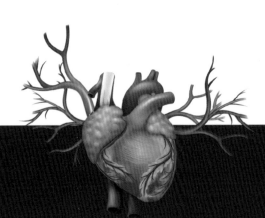

ISBN 978-7-5578-9469-6

9 787557 894696 >

定价：158.00元